Heidelberger Taschenbücher Band 119
Basistext Medizin

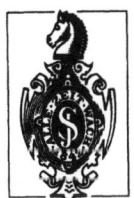

K.-H. Bäßler   W. L. Fekl   K. Lang

Grundbegriffe der Ernährungslehre

Vierte, überarbeitete Auflage

Mit 20 Abbildungen und 68 Tabellen

Springer-Verlag
Berlin Heidelberg New York
London Paris Tokyo

Professor Dr. Karl-Heinz Bäßler
Johannes Gutenberg-Universität, Physiologisch-Chemisches
Institut, Saarstraße 21, 6500 Mainz

Dr. Dr. h. c. Werner Lothar Fekl
Forschungsinstitut für experimentelle Ernährung e.V.,
Langemarckplatz 5½, 8520 Erlangen

Professor Dr. Dr. Konrad Lang †
Em. Professor für Physiologische Chemie der Universität Mainz

ISBN-13:978-3-540-17566-7   e-ISBN-13:978-3-642-83036-5
DOI: 10.1007/978-3-642-83036-5

CIP-Kurztitelaufnahme der Deutschen Bibliothek. Bässler, Karl-Heinz: Grundbegriffe der Ernährungslehre/K.-H. Bässler; W. L. Fekl; K. Lang.-4., überarb. Aufl.-
Berlin; Heidelberg; New York; London; Paris; Tokyo: Springer, 1987.
(Heidelberger Taschenbücher; Bd. 119: Basistext Medizin)
ISBN-13:978-3-540-17566-7 (Berlin ...)

NE: Fekl, Werner:; Lang, Konrad:; GT

Dieses Werk ist urheberrechtlich geschützt. Die dadurch begründeten Rechte, insbesondere die der Übersetzung, des Nachdrucks, des Vortrags, der Entnahme von Abbildungen und Tabellen, der Funksendung, der Mikroverfilmung oder der Vervielfältigung auf anderen Wegen und der Speicherung in Datenverarbeitungsanlagen, bleiben, auch bei nur auszugsweiser Verwertung, vorbehalten. Eine Vervielfältigung dieses Werkes oder von Teilen dieses Werkes ist auch im Einzelfall nur in den Grenzen der gesetzlichen Bestimmungen des Urheberrechtsgesetzes der Bundesrepublik Deutschland vom 9. September 1965 in der Fassung vom 24. Juni 1985 zulässig. Sie ist grundsätzlich vergütungspflichtig. Zuwiderhandlungen unterliegen den Strafbestimmungen des Urheberrechtsgesetzes.

© Springer-Verlag Berlin Heidelberg 1973, 1975, 1979, 1987

Die Wiedergabe von Gebrauchsnamen, Handelsnamen, Warenbezeichnungen usw. in diesem Werk berechtigt auch ohne besondere Kennzeichnung nicht zu der Annahme, daß solche Namen im Sinne der Markenschutz-Gesetzgebung als frei zu betrachten wären und daher von jedermann benutzt werden dürften.

Herstellung: Druckhaus Beltz, Hemsbach/Bergstr.
2124/3140-543210

Vorwort zur vierten Auflage

Die rapide Entwicklung der Biochemie in den letzten Jahren hat auch die Ernährungswissenschaft nicht unberührt gelassen, da diese letzten Endes auf Biochemie und Physiologie aufbaut.

So wurde für die vierte Auflage eine umfangreiche Überarbeitung mit zahlreichen Ergänzungen erforderlich. Das Kapitel über Lipide und Abschnitte wie Grundumsatz oder spezifisch-dynamische Wirkung mußten völlig neu geschrieben werden. Auf vielfachen Wunsch wurden nach jedem Kapitel einige wesentliche Literaturhinweise eingefügt, die ein weiterführendes Studium ermöglichen, ohne daß jedoch in irgendeiner Weise eine lückenlose Dokumentation angestrebt wurde. So konnten Umfang und Charakter des Buches beibehalten werden, das kein Handbuch und kein Rezeptbuch ersetzen will, sondern lediglich als Fundament für ein auf Biochemie und Physiologie aufbauendes Grundverständnis für ernährungsphysiologische Probleme legen möchte.

Wir danken allen Rezensenten für vielfältige Anregungen und konstruktive Kritik und dem Verlag für die verständnisvolle Zusammenarbeit.

Im Juli 1987   K.-H. Bäßler
                                            W. L. Fekl

Vorwort zur ersten Auflage

Die Ernährungswissenschaft spielt eine überragende Rolle in der prophylaktischen Medizin. Ihre Entwicklung hat in den letzten Jahren über die parenterale Ernährung und die Formula-Diäten therapeutische Möglichkeiten eröffnet, die früher undenkbar waren. Ernährungsprobleme gibt es in allen Teilen der Welt. Auf der einen Seite Probleme der Überernährung und Fehlernährung, auf der anderen Seite Probleme der Mangelernährung. Das explosionsartige Anwachsen der Menschheit läßt eine Erschöpfung unserer konventionellen Nahrungsquellen absehbar werden und zwingt zur Entwicklung neuer Methoden zur Produktion von Nahrung, insbesondere von Eiweiß.

Es ist naheliegend, daß Mediziner als Ärzte und als Berater staatlicher Stellen solide Grundkenntnisse auf dem Gebiet der Ernährungslehre benötigen. Die neue Approbationsordnung für Ärzte trägt dieser Erkenntnis Rechnung. In Mainz ist Ernährungslehre traditionsgemäß ein Bestandteil der physiologisch-chemischen Hauptvorlesung. Das Interesse der Studenten daran war immer groß, und regelmäßig wurde der Wunsch nach einem entsprechenden Lehrbuch laut. Der Rahmen eines konventionellen Lehrbuchs der physiologischen Chemie würde jedoch durch ausführliches Eingehen auf die Grundlagen der Ernährungslehre gesprengt. So haben wir uns zu dieser kleinen Monographie entschlossen, um Medizinstudenten die Möglichkeit zu geben, ebenso wie das auf vielen anderen Spezialgebieten bereits geschehen ist, ihr Lehrbuch im Baukastensystem zu erweitern.

Wir glauben, daß nicht nur der Student, sondern auch der Arzt daran interessiert sein könnte, sich über die in den vergangenen Jahren abgelaufene Entwicklung auf diesem Gebiet in Grundzügen zu informieren.

Kaum auf einem anderen Gebiet werden so viele unsachliche und gefühlsbetonte Meinungen in der Öffentlichkeit vertreten wie im Bereich der Ernährung. Wir wären glücklich, wenn dieses Büchlein einen Beitrag zur Versachlichung solcher Diskussionen liefern könnte.

Im Januar 1973
K.-H. Bäßler
W. L. Fekl
K. Lang

Inhaltsverzeichnis

1   Einführung   1

1.1   Energiegewinnung   1
1.1.1   Mechanische Arbeit   1
1.1.2   Osmotische Arbeit   2
1.1.3   Chemische Arbeit   2
1.2   Synthese und Ersatz von Körpersubstanz und Wirkstoffen   2

2   Verdauung und Resorption   5

2.1   Verdauung   5
2.1.1   Verdauung von Eiweiß   6
2.1.2   Verdauung von Kohlenhydraten   8
2.1.3   Verdauung von Fett   9
2.1.4   Verdauung von Phosphatiden   10
2.1.5   Verdauung von Cholesterinestern   10
2.1.6   Verdauung von Nucleinsäuren   10
2.1.7   Überblick über die Verdauungssekrete   11
2.1.8   Regulation der Sekretion   12
2.1.9   Menge und Zusammensetzung der Verdauungssekrete   12

2.2   Resorption   14
2.2.1   Resorption der Kohlenhydrate   18
2.2.2   Resorption der Aminosäuren und Peptide . . .   19
2.2.3   Resorption der Fette   22
2.2.4   Resorption von Cholesterin   24
2.2.5   Resorption von Wasser und Elektrolyten . . .   25
2.2.6   Lokalisation der Resorptionsprozesse   25
2.2.7   Malabsorption   26

3	**Quantitative Aspekte der Ernährung**	**28**
3.1	Energiebilanz	28
3.1.1	Grundumsatz	29
3.1.2	Leistungszuwachs	34
3.1.3	Brennwerte der Nährstoffe und Verwertung der Energie	37
3.1.4	Isodyname Mengen der Nährstoffe	41
3.1.5	Thermogener Effekt der Nahrungsaufnahme	43
4	**Qualitativer Aspekt der Nahrung**	**48**
4.1	Kohlenhydrate	49
4.1.1	Glucose	50
4.1.2	Stärke	50
4.1.3	Saccharose („Zucker")	51
4.1.4	Lactose	51
4.1.5	Zuckeraustauschstoffe	52
4.1.5.1	Fructose	54
4.1.5.2	Sorbit	54
4.1.5.3	Xylit	55
4.1.5.4	Disaccharidalkohole	55
4.1.6	Cellulose und andere unverwertbare Polysaccharide	56
4.2	Lipide	58
4.2.1	Fett	58
4.2.2	Cholesterin	67
4.3	Hydroxysäuren (Milchsäure und „Fruchtsäuren")	69
4.3.1	Milchsäure	69
4.3.2	Citronensäure	70
4.3.3	Äpfelsäure	70
4.3.4	Weinsäure	70
4.4	Eiweiß	71
4.4.1	Ernährungsphysiologische Aufgaben	71
4.4.2	Eiweißbedarf und biologische Wertigkeit	71
4.4.3	Die essentiellen Aminosäuren	77
4.4.4	Regulation des Proteinstoffwechsels	79
4.4.5	Die Ergänzung von Proteinen	80
4.4.6	Eiweißmangel	81
4.4.7	Neue Eiweißquellen	82

4.5	Wasser und Mineralstoffe	83
4.5.1	Wasser	86
4.5.2	Säure-Basen-Haushalt	88
4.5.3	Calcium	90
4.5.4	Phosphat	92
4.6	Spurenelemente	94
4.6.1	Eisen	96
4.6.2	Kupfer	98
4.6.3	Zink	99
4.6.4	Mangan	100
4.6.5	Molybdän	101
4.6.6	Selen	101
4.6.7	Chrom	102
4.6.8	Vanadium	102
4.6.9	Fluor	103
4.6.10	Jod	104
4.7	Vitamine	106
4.7.1	Vitamin A	109
4.7.2	Vitamin D	114
4.7.3	Tocopherole	116
4.7.4	Vitamin K	119
4.7.5	Ubichinone (Coenzyme Q)	121
4.7.6	Thiamin	122
4.7.7	Riboflavin	125
4.7.8	Nicotinsäure	126
4.7.9	Pantothensäure	127
4.7.10	Vitamin-B_6-Gruppe	128
4.7.11	Cholin	130
4.7.12	Biotin	132
4.7.13	Folsäure	133
4.7.14	Vitamin B_{12}	135
4.7.15	Ascorbinsäure	137
4.7.16	Megavitamintherapie	140
5	*Different wirkende natürliche Bestandteile der Nahrung und Zusatzstoffe*	142
5.1	„Toxische Proteine"	142
5.2	Pflanzenphenole	143
5.3	Oxalsäure	144
5.4	Cancerogene Substanzen	144

5.5	Anderweitige differente Nahrungsbestandteile	146
5.6	Lebensmittelzusatzstoffe	147

6 Veränderungen der Lebensmittel durch Zubereitung und Verarbeitung ... 150

7 Empfehlungen zu Menge und Zusammensetzung der Nahrung 154

8 Fehlernährung als Krankheitsursache ... 156

8.1	Überernährung	156
8.2	Falsche Nährstoffrelationen	156
8.3	Mangelernährung	157
8.4	Hauptsächliche Engpässe in der Ernährung	158
8.5	Ernährung und Therapie	158
8.6	Erfassung des Ernährungszustands	159

9 Diätetik und besondere Ernährungsformen 163

9.1	Bilanzierte Ernährung	164
9.2	Spezielle Formen der bilanzierten Ernährung	165
9.2.1	Definierte bilanzierte Diäten	166
9.2.1.1	Nährstoffdefinierte Diäten (NDD)	167
9.2.1.2	Chemisch definierte Diäten (CDD)	168
9.2.2	Parenterale Ernährung	170
9.3	Ernährungsformen für verschiedene Lebensphasen	174
9.3.1	Ernährung im Säuglingsalter	174
9.3.2	Ernährung des alten Menschen	175
9.3.3	Ernährung während der Schwangerschaft	177
9.4	Ernährungsformen für spezielle Leistungen	178
9.5	Diätformen bei verschiedenen Erkrankungen	180
9.5.1	Diabetes	181
9.5.2	Leberkrankheiten	181
9.5.3	Nierenkrankheiten	183

9.5.4	Übergewicht	184
9.5.5	Enzymbedingte Stoffwechselstörungen	187
9.5.6	Maldigestion und Malabsorption	190
9.5.7	Allgemeine Betrachtungen	192
10	*Physiologie und Pathophysiologie des Hungerstoffwechsels*	196
11	*Postaggressionsstoffwechsel*	201
12	*Probleme der Welternährung*	204
13	*Sachverzeichnis*	207

Verzeichnis der Abkürzungen

ADI	acceptable daily intake
ADP	Adenosindiphosphat
AEK-Diät	alkalisierende Eiweiß-Kohlenhydrat-Diät
AMP	Adenosin(mono)phosphat
As	Aminosäure
ATP	Adenosintriphosphat
ATPase	Adenosintriphosphatase
BSD	bilanzierte synthetische Diät
BMR	basal metabolic rate (Grundumsatz)
CDD	chemisch definierte Diät
CoA	Coenzym A
DDT	Dichlor-diphenyl-trichloräthan (Insecticid)
DGE	Deutsche Gesellschaft für Ernährung
DNS	Desoxyribonucleinsäure
DOPA	Dihydroxyphenylalanin
EEG	Elektroencephalogramm
E/T-ratio	(Essential/Total) = $\dfrac{\text{g essentielle Aminosäuren}}{\text{g Gesamt-N des Proteins}}$
FAD	Flavin-Adenin-Dinucleotid
FAO	Food and Agriculture Organization
FMN	Flavinmononucleotid
FFS	freie Fettsäuren
FS	Fettsäuren
FPC	Fischproteinkonzentrat
HMF	Hydroxymethylfurfural
HWZ	Halbwertszeit
IE	internationale Einheit
INCAP	Proteingemisch aus Mais + Sorghum + Reis + Baumwollsamenmehl + Sesammehl + Hefe
J	Joule
kJ	Kilojoule
kcal	Kilocalorie
LBM	lean body mass (fettfreie Körpermasse)

LCT	langkettige Triglyceride
LD_{50}	Letaldosis, die in einer bestimmten Zeit zum Tode von 50% der Versuchstiere führt
mÄq	Milliäquivalent = mval
MCT	mittelkettige Triglyceride
MG	Monoglycerid
mmol	Millimol (10^{-3} Mol)
NAD	Nicotinamid-Adenin-Dinucleotid
NADP	Nicotinamid-Adenin-Dinucleotid-Phosphat
PCO_2	Partialdruck an CO_2
ppb	parts per billion (Gewichtsteile einer Substanz in 10^9 Gewichtsteilen einer anderen Substanz, z. B. µg/kg)
ppm	parts per million (entspr. mg/kg)
RDA	recommended dietary allowances
RNS	Ribonucleinsäure
R.Q.	respiratorischer Quotient
SCP	single cell protein (Einzelprotein)
UDP	Uridindiphosphat
WHO	World Health Organization (Weltgesundheitsorganisation)
ZNS	Zentralnervensystem

1 Einführung

Welchen Zwecken dient die Ernährung?
Die Ernährung ist die energetische und stoffliche Basis des Stoffwechsels.
Sie dient

1. der Energiegewinnung,
2. der Synthese und dem Ersatz von Körpersubstanz und Wirkstoffen.

1.1 Energiegewinnung

Leben ist nur unter ständigem Verbrauch von Energie möglich. Die wichtigsten Arten von Arbeit, für die ein lebender Organismus ununterbrochen Energie aufbringen muß, sind

- mechanische Arbeit,
- osmotische Arbeit (Transportarbeit),
- chemische Arbeit (Biosynthesen).

Der Kraftstoff, dessen „Verbrennung" die Energie für diese Arbeitsleistungen zur Verfügung stellt, wird durch die Nahrung geliefert. Die Energie, die beim Abbau der Nährstoffe anfällt, wird in einer Form gespeichert, die für alle energieverbrauchenden Prozesse unmittelbar oder mittelbar verwertbar ist, das ist Adenosintriphosphat (ATP). Diese Umwandlung der chemischen Energie in den Nährstoffen in die chemische Energie in ATP geht, wie jede Energieumwandlung, nicht ohne Verlust vor sich. Unter Verlust ist derjenige Energiebetrag zu buchen, der als Wärme erscheint. Wärmeenergie kann im Organismus nicht mehr zu Arbeitsleistungen nutzbar gemacht werden.

1.1.1 Mechanische Arbeit

ist am augenfälligsten bei der Muskelkontraktion. Muskelkontraktion spielt nicht nur bei besonderer Arbeitsleistung eine Rolle, sondern findet auch im ruhenden Organismus permanent statt, bei der Herz- und Atmungstätigkeit und zur Erhaltung eines bestimmten Muskeltonus. Die großen Unterschiede im Energiebedarf verschiedener Menschen lassen sich auf das mit ihrer Lebensweise in Zusammenhang stehende unterschiedliche Ausmaß an Muskeltätigkeit zurückführen. Alle übrigen energieverbrauchenden Vorgänge schwanken im Vergleich dazu nur in geringem Umfang.

1.1.2 Osmotische Arbeit

oder Transportarbeit ist ein Stofftransport gegen ein Konzentrationsgefälle. Konzentrationsunterschiede sind ein Kennzeichen lebender Zellen. Nach dem Zelltod gleichen sich solche Unterschiede sofort aus. Beispielsweise ist die Konzentration an Kaliumionen intracellulär wesentlich höher als extracellulär. Mit den Natriumionen verhält es sich umgekehrt. Auch elektrische Arbeit ist eine Art osmotischer Arbeit. Sie besteht darin, daß geladene Ionen aktiv durch Zellmembranen transportiert werden, so daß eine ungleiche Verteilung der elektrischen Ladungen, also eine Potentialdifferenz, entseht. In Nerven und Muskelzellen werden solche Potentialdifferenzen genutzt, um die Zellen in einen Erregungszustand zu versetzen und Impulse zu leiten.

1.1.3 Chemische Arbeit

muß geleistet werden zur Biosynthese von Makromolekülen und komplizierten Verbindungen aus einfacheren, energieärmeren Bausteinen (s. Kap. 1.2). Auch diese Bausteine müssen mit der Nahrung zugeführt werden. Deshalb hat die Ernährung immer 2 Aspekte: Einen energetischen (Calorienzufuhr = Energiezufuhr) und einen stofflichen (Zufuhr von Bausteinen, insbesondere von essentiellen Nahrungsbestandteilen). Die Synthese komplizierter Verbindungen ist stark endergonisch und verlangt einen entsprechend hohen Energieeinsatz.

1.2 Synthese und Ersatz von Körpersubstanz und Wirkstoffen

Der Organismus muß ständig spezifische und komplizierte Körperbestandteile aus einfachen, unspezifischen, durch Resorption aufgenommenen Bausteinen aufbauen. Daneben muß er bestimmte Wirkstoffe synthetisieren, die für seine Funktionen unerläßlich sind, wie Hormone, Enzyme, Immunkörper u. a. Die Synthese von Körpersubstanz ist keineswegs auf den wachsenden Organismus beschränkt. Lebende Organismen befinden sich in einem dynamischen Gleichgewicht (Schoenheimer 1941) oder Fließgleichgewicht (Bertalanffy 1942). Alle Körperbestandteile sind zwangsläufig einem ständigen Abbau unterworfen, und dieser Abbau muß durch eine ständige Neusynthese aus einfachen Bausteinen im gleichen Ausmaß kompensiert werden, damit die Konstanz des Organismus gewährleistet ist. Da die Nahrung sowohl Bausteine als auch Energie für diese Syntheseprozesse liefern muß, führt Nahrungsmangel (oder Fehlen einzelner unentbehrlicher Nahrungsbestandteile) zu einer Abnahme des Körperbestands, Gewichtsverlust und durch Funktionsstörungen zu Erkrankungen und schließlich zum Tod. Die Geschwindigkeiten, mit denen die einzelnen Körperbestandteile umgesetzt werden, sind sehr unterschiedlich. Man gibt sie meist in „Halbwertszeit" an, das ist die Zeit, in der die Hälfte der betreffenden Substanz verschwunden ist (wenn sie nicht neu ersetzt wird). Die Elimination einer Substanz aus dem Organismus durch Einbau in andere Verbindungen, Umbau, Abbau und Ausscheidung folgt in der Regel einer einfachen Exponentialfunktion. Nur dann hat die Angabe der Halbwertszeit einen Sinn. Die Eliminationsgeschwindigkeit ist abhängig von der jeweils vorhandenen Konzentration und ändert sich mit ihr. Wenn die Hälfte einer Substanz in einem Tag abgebaut ist, heißt das nicht, daß die zweite Hälfte dann im Laufe des nächsten Tages abgebaut wird, sondern sie benötigt einen Tag, um ihrerseits wieder zur Hälfte abgebaut zu werden usw. Nach 10 Halbwertszeiten sind noch rund 0,1% der Ausgangsmenge vorhanden. Die Kenntnis der Halbwertszeit läßt wichtige Schlußfolgerungen zu. Kennt man z. B. die Halbwertszeit von Plasmaalbumin von etwa 20 Tagen, so kann man daraus sofort ableiten, daß sich Plasmaalbumin nicht zur parenteralen Ernährung eignet, weil dazu Aminosäuren als Eiweißbausteine sofort verfügbar sein müssen, infundiertes Albumin aber erst in 20 Tagen zur Hälfte abgebaut und verfügbar wird. Im Organismus mischen sich die endogen entstehenden Spaltprodukte der Körperbausteine mit den exogen durch die Nahrung beigebrachten gleichartigen Spaltprodukten in einem Stoffwechselpool (Reservoir). Aus diesem Pool bestreitet der Organismus seine Bedürfnisse. Die Moleküle eines Pools können für die verschiedensten Zwecke herangezogen werden. Sie können in andere Verbindungen umgebaut oder völlig abgebaut und ausgeschieden werden. Der Pool ist eine virtuelle Größe. Man denkt sich alle Moleküle einer Art zusammengefaßt. Der Gesamtkörperpool ist gedanklich zerlegbar in Organpools. Wenn ein Pool im dynamischen Gleichgewicht ist, fließen pro Zeiteinheit ebensoviele Moleküle in den Pool ein wie entnommen werden. Die Geschwindigkeit, mit der sie in diesem Zustand umgesetzt (d. h. entfernt und wieder ersetzt) werden, bezeichnet man als Umsatzgeschwindigkeit (absolute turnover rate, flux rate. Dimension = Masse/Zeit). Die relative Umsatzgeschwindigkeit (relative turnover rate oder fractional turnover rate. Dimension = Zeit^{-1}) ist der Bruchteil eines Pools, der pro Zeiteinheit erneuert wird. Umsatzzeit (turnover time) ist definiert als die Zeit, in der 63% der alten Moleküle eines Pools durch neue ersetzt werden. Man kann sie aus der Halbwertszeit berechnen: Umsatzzeit = $t_{1/2} \cdot 1{,}44$ (Dost 1968; Koblet 1964).

Der Organismus ist ein offenes System. Was auf der einen Seite als Nahrung zugeführt wird, wird auf der anderen Seite in Form von Ausscheidungsprodukten wieder eliminiert. Stationäre Zustände sind keine Gleichgewichte, sondern Fließgleichgewichte (dynamische Gleichgewichte). Die Homöostase, die Konstanz vieler Konzentrationen, ist nur möglich, weil Aufbau und Verbrauch der Substanzen sich die Waage halten. Regulative Einflüsse verschiedenster Art können auf beiden Seiten solcher Fließgleichgewichte ansetzen.

Während der Fetalentwicklung und im Wachstumsalter besteht ein zusätzlicher Bedarf an Baumaterial und Energie für das Wachstum. Die Synthese überwiegt also den Abbau. Wachstum ist dabei für das Überleben essentiell, weil es gleichbedeutend ist mit der Reifung und Entwicklung vitaler Strukturen. Unterernährung führt daher bei Kindern – je jünger sie sind um so mehr – zu Entwicklungsstörungen, insbesondere auch des Gehirns.

Literatur

Bertalanffy L v (1942) Theoretische Biologie, Bd II. Bornträger, Berlin
Dost FH (1968) Grundlagen der Pharmakokinetik. Thieme, Stuttgart
Koblet H (1964) Physikalische Begriffe in der Biochemie. Thieme, Stuttgart
Schoenheimer R (1941) The dynamic state of body constituents. Hafner, Cambridge/Mass

2 Verdauung und Resorption

2.1 Verdauung

Unter Verdauung versteht man die hydrolytische Aufspaltung von polymeren Nahrungsbestandteilen zu monomeren durch Enzyme im Magen-Darm-Trakt.

Die beiden Hauptaufgaben der Verdauung bestehen darin, den Organismus vor Makromolekülen mit Artspezifität zu schützen und hochmolekulare Nahrungsbestandteile durch Abbau zu kleinen, unspezifischen Bausteinen resorptionsfähig zu machen. Aus diesem Bausteinangebot kann der Organismus im Stoffwechsel diejenigen Verbindungen herstellen, die er benötigt.

Die Hauptmasse der Makromoleküle von Lebewesen hat einen artspezifischen Aufbau. So unterscheiden sich verschiedene Lebewesen chemisch voneinander. Für die Erhaltung dieser Spezifität spielt die Verdauung eine große Rolle.

Unsere Nahrung besteht zum überwiegenden Teil aus Lebensmitteln und nur zu einem geringen Anteil aus reinen Nährstoffen. Lebensmittel sind kompliziert zusammengesetzte Gemische aus vielen Substanzen.

Da Lebensmittel von Lebewesen erzeugt werden, tragen sie deren artspezifischen Stempel. So ist Getreideeiweiß anders zusammengesetzt als menschliches Eiweiß. Getreide enthält Stärke, aber kein Glykogen. Selbst die Zufuhr von intakten arteigenen Proteinen wäre nicht zweckmäßig, da ja nicht vorherzusehen ist, an welchen der vielen tausend spezifischen Proteinen im Augenblick ein Bedarf besteht. So wäre beispielsweise die Zufuhr von intaktem Serumalbumin unsinnig, wenn im Augenblick ein Bedarf an Kollagen und Myosin besteht. Werden dagegen den verschiedenen proteinsynthetisierenden Zellen die Eiweißbausteine in Form von Aminosäuren angeboten, so können sie daraus nach Bedarf jede Art von Protein herstellen.

Das Epithel des Magen-Darm-Trakts schützt den Organismus vor dem Eindringen von Makromolekülen. Erst nach Verdauung können die Bausteine resorbiert werden. Umgeht man diesen natürlichen Schutzwall durch parenterale Injektion artfremder Makromoleküle, so löst man Immunreaktionen aus, die im anaphylaktischen Schock zum Tode führen können.

Man findet bereits bei Mikroorganismen, die auf Makromolekülen wachsen (z. B. Stärke), daß sie Enzyme ins Medium sezernieren, die Makromoleküle spalten. Die Spaltprodukte werden dann in die Zelle aufgenommen. Mikroorganismen, die auf niedermolekularen Verbindungen wachsen (z. B. Glucose), behalten ihre Enzyme in der Zelle. Das Substrat diffundiert in die Zelle. Der erste Vorgang entspricht dem, was man bei der Verdauung beim Menschen und bei Tieren findet. Verdauungsenzyme werden in den Magen-Darm-Trakt sezerniert, Spaltprodukte werden resorbiert. Aber auch für den zweiten Fall gibt es Beispiele: Disaccharide und Nucleoside werden intracellulär (in den Epithelzellen der Darmschleimhaut) gespalten.

Enzyme, die Makromoleküle spalten, nennt man Depolymerasen. Darunter gibt es Exo- und Endoenzyme. Exoenzyme spalten einzelne Bausteine von den Enden des Makromoleküls her ab. Endoenzyme spalten im Inneren des Makromoleküls und erzeugen größere Bruchstücke. In vielen Fällen, besonders bei der Verdauung von Eiweiß, beobachtet man das Zusammenwirken von Endodepolymerasen und Exodepolymerasen. Dabei begünstigen die Endoenzyme die Wirksamkeit der Exoenzyme, weil sie die Substratkonzentration erhöhen.

2.1.1 Verdauung von Eiweiß

Enzyme, die Peptidbindungen im Eiweiß spalten, bezeichnet man als Peptidasen. Die Spezifität dieser Enzyme ist auf bestimmte Merkmale der Primärstruktur gerichtet. Es wird also von einer bestimmten Peptidase nicht jede Peptidbindung gespalten, sondern die der Peptidbindung benachbarten Aminosäurenreste haben einen Einfluß auf das Enzym.

Es gibt 3 Endopeptidasen in den Verdauungssekreten: Pepsin, Trypsin und Chymotrypsin. Pepsin spaltet bevorzugt die Peptidbindung zwischen der Aminogruppe einer aromatischen Aminosäure (Phenylalanin oder Tyrosin) und der Carboxylgruppe einer anderen Aminosäure. Chymotrypsin spaltet zwischen der Carboxylgruppe einer aromatischen Aminosäure und einer anderen Aminosäure mit Ausnahme von Glutaminsäure und Asparaginsäure. Trypsin spaltet zwischen der Carboxylgruppe von Lysin oder Arginin (positiv geladener Rest in der Seitenkette erforderlich) und der Aminogruppe einer anderen Aminosäure. Zur Übersicht s. Abb. 2.1.

Bei den Exopeptidasen gibt es 2 Möglichkeiten. Sie können vom Carboxylende oder vom Aminoende eines Proteinmoleküls her spalten und werden demnach als Carboxypeptidasen oder Aminopeptidasen bezeichnet. Schließlich gibt es Tripeptidasen und Dipeptidasen zur Aufspaltung von Tri- und Dipeptiden. Von den Carboxypeptidasen kennt man 2 Typen:

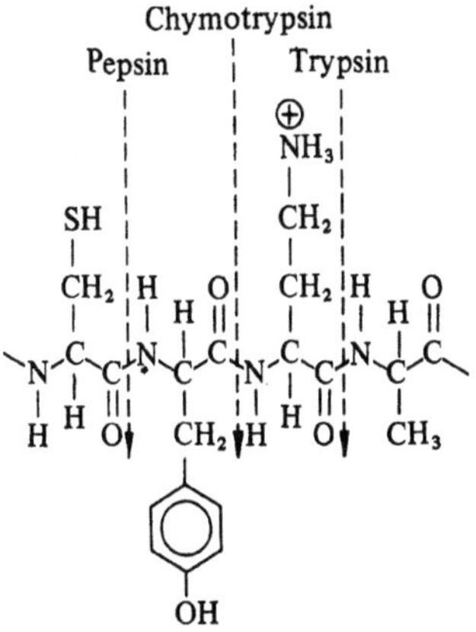

```
                    Chymotrypsin
        Pepsin    |    Trypsin
          |       |       |
          |       |      ⊕|
          |       |      NH₃|
          |       |       |
        SH|       |     CH₂|
          |       |       |
        CH₂|H  O | CH₂ |H   O
         | || ||   |   || ||
        ~N-C-C-N-C-C-N-C-C-N-C-C~
         | | ||| | | ||| | | |||
         H H O| CH₂|H  H O|  CH₃
                |
                ⬡
                |
                OH

              Tyrosin     Lysin
              oder        oder
Abb. 2.1      Phenylalanin Arginin
```

Carboxypeptidase A spaltet ohne große Substratspezifität Aminosäuren vom C-terminalen Ende von Peptiden ab.

Carboxypeptidase B spaltet basische Aminosäuren (Lysin und Arginin) ab.

Von den Aminopeptidasen, die vom N-terminalen Ende her Aminosäuren abspalten, gibt es wahrscheinlich eine ganze Reihe, von der nur die Leucinaminopeptidase ausführlicher untersucht worden ist.

Aminotripeptidase spaltet die N-terminale Aminosäure von Tripeptiden ab.

Unter den Dipeptidasen gibt es wieder verschiedene Enzyme, jeweils für bestimmte Aminosäurepaare. Manche Dipeptidasen sind mit dem Bürstensaum assoziiert, andere scheinen in den Mucosazellen vorzukommen.

Die Proteinverdauung beginnt im Magen mit der Einwirkung von Pepsin. Durch den Pankreassaft gelangen Trypsin, Chymotrypsin und die Carboxypeptidasen in den Dünndarm. Aminopeptidasen, Aminotripeptidase und die verschiedenen Dipeptidasen stammen aus den Mucosazellen der Dünndarmschleimhaut. Viele dieser Enzyme werden in einer inaktiven Form als Zymogen in den Verdauungstrakt sezerniert und erst dort in das aktive Enzym umgewandelt. Pepsin wird als inaktives Pepsinogen von den Funduszellen der Magenschleimhaut sezerniert. Unter der Einwirkung von Salzsäure und von schon vorhandenem Pepsin werden mehrere Peptidreste abgespalten unter Bildung von aktivem Pepsin. Trypsinogen wird vom Pankreas sezerniert und im Dünndarm durch eine aus Mucosazellen stammende Peptidase, Enteropeptidase (früher Enterokinase), durch Abspaltung eines Hexapeptids in das aktive Trypsin übergeführt. Sobald Trypsin entstanden ist, bewirkt es selbst die Umwandlung von Trypsinogen in Trypsin:

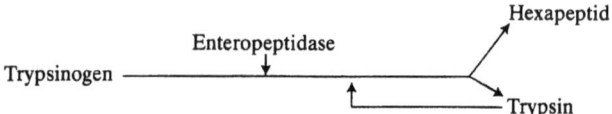

Die Aktivierung von Chymotrypsinogen wird durch Trypsin eingeleitet, das eine Peptidbindung spaltet, wodurch es zu einer Konformationsänderung des Chymotrypsinogenmoleküls kommt. Durch weitere Abspaltung von Dipeptiden entsteht über Zwischenprodukte das aktive α-Chymotrypsin (nach der neuen Nomenklatur Chymotrypsin A_4).

Auch Carboxypeptidase A wird als Zymogen sezerniert und im Dünndarm durch Trypsin aktiviert.

2.1.2 Verdauung von Kohlenhydraten

Enzyme, die Oligosaccharide und Polysaccharide hydrolytisch aufspalten, bezeichnet man als Glykosidasen. Die Spezifität dieser Enzyme richtet sich nach der sterischen Anordnung der Glykosidbindung (α- oder β-Glykosidasen), nach der Art des glykosidisch gebundenen Zuckers (z. B. Glucosidasen, Fructosidasen, Galaktosidasen) und nach der Art des Ringschlusses bei der Halbacetalbildung (Pyranose oder Furanose). Die Verdauung der Stärke beginnt im Mund durch die α-Amylase des Speichels. Sie setzt sich fort im Dünndarm durch die α-Amylase des Pankreassekrets sowie Oligo-1,6-Glucosidase und Maltase (α-1,4-Glucosidase) der Mucosazellen.

α-Amylase ist ein Endoenzym. Unter ihrer Einwirkung entstehen aus der Amylosefraktion der Stärke zunächst überwiegend Hexasaccharide. Man erklärt das aus der Spiralstruktur der Amylose, bei der eine Windung 6 Glucosereste enthält, unter der Annahme, daß α-Amylase diese Spirale auf einer Seite aufschlitzt. Diese Hexasaccharide werden nun weiter zu Trisacchariden und schließlich zu Maltose und Glucose aufgespalten. Maltose wird durch Maltase (α-Glucosidase) in den Mucosazellen oder im direkten Kontakt mit dem Bürstensaum dieser Zellen zu Glucose aufgespalten. Durch abgestoßene Schleimhautzellen gelangt α-Glucosidase auch ins Darmlumen. Aus dem verzweigten Anteil der Stärke, dem Amylopectin, ebenso wie aus Glykogen, entstehen unter der Einwirkung von Amylase zuerst kleine verzweigte Oligosaccharide. Der in 1,6-Bindung an der

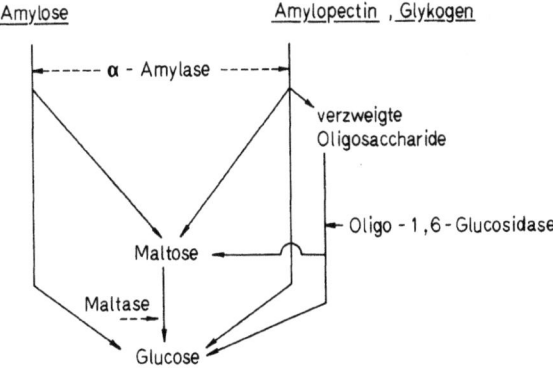

Abb. 2.2

Verzweigung stehende Glucoserest wird durch eine Oligo-1,6-α-Glucosidase der Mucosazellen des Dünndarms abgespalten und der weitere Abbau erfolgt wie bei Amylose.
Das Schema (Abb. 2.2) zeigt diese Zusammenhänge.
Disaccharide in der Nahrung werden durch Disaccharidasen im Bürstensaum der Darmschleimhaut gespalten (Kontaktverdauung). Rohrzucker (Saccharose, Sucrose) wird durch β-Fructosidase (auch Invertase, Saccharase oder Sucrase) hydrolysiert, Lactose durch β-Galaktosidase. Im Gegensatz zur α-Glucosidase findet man diese beiden Disaccharidasen in keinem anderen Gewebe, sondern ausschließlich in der Dünndarmschleimhaut. Deshalb sind parenteral beigebrachte Lactose oder Saccharose nicht verwertbar und werden unverändert im Harn ausgeschieden. Das gleiche gilt für Lactose, die während der Lactation oder beim Abstillen aus der Brustdrüse ins Blut gelangt.
Der menschliche Verdauungstrakt besitzt keine β-Glucosidase. Aus diesem Grund ist Cellulose unverdaulich.

2.1.3 Verdauung von Fett

Lipasen für die Hydrolyse von Triglyceriden findet man im Magensaft, im Pankreassekret und im Dünndarm. Über die quantitative Rolle der Magenlipase lassen sich noch keine genauen Angaben machen, sie ist aber sicher gering. In-vivo-Versuchen zufolge sollen etwa 10% der Fettverdauung auf das Konto der Magenlipase gehen. Bei diesen Versuchen kann jedoch ein gewisser Rückfluß von Pankreassekret in den Magen nicht sicher ausgeschlossen werden. Auch die Rolle der Dünndarmlipase, die vorwiegend Monoglyceride angreifen soll, ist noch nicht geklärt. Möglicherweise ist sie für den Anteil der Fettverdauung verantwortlich, den man auch bei Fehlen von Pankreaslipase beobachtet.

Pankreaslipase greift bevorzugt die äußeren Esterbindungen an C_1 und C_3 an. Pankreaslipase wirkt an Grenzflächen zwischen Öl- und Wasserphase. Ihre Wirkung ist daher in hohem Maß abhängig vom Emulsionsgrad. Gallensäuren fördern Verdauung und Resorption von Fett. Aufgrund ihrer Oberflächenaktivität führen sie zu einer feinen Emulsion der Nahrungsfette. Gallensäuren sind planare Moleküle, die polare Gruppen auf der einen und unpolare Gruppen auf der anderen Seite der Molekülebene tragen. Sie bilden mit Lipiden gemischte Micellen. Diese Micellenbildung scheint Voraussetzung für eine effiziente Verdauung und Resorption zu sein (s. S. 16).

Die Aufspaltung der Fette bei der Verdauung ist nicht quantitativ. Etwa 10–20% werden vollständig zu Fettsäuren und Glycerin aufgespalten. Der Rest besteht zum größten Teil aus Monoglyceriden, die selbst eine sehr stark emulgierende Wirkung haben, und zum kleineren Teil aus Diglyceriden und Triglyceriden.

Freie Fettsäuren und Monoglyceride überwiegen in der micellaren Phase. Di- und Triglyceride liegen überwiegend in Emulsion vor. Aus diesem Gemisch wird resorbiert.

2.1.4 Verdauung von Phosphatiden

Aus Phosphatiden wird durch Phosphatidase A zuerst die C_2-ständige Fettsäure abgespalten. Aus dem entstandenen Lysophosphatid wird durch Phosphatidase B die zweite Fettsäure entfernt. Beide Phosphatidasen stammen aus dem Pankreassekret. Die Phosphatidsäure wird durch Phosphodiesterase der Darmschleimhaut unter Abspaltung der Base in Glycerinphosphat übergeführt, das schließlich durch unspezifische Phosphatasen der Mucosazellen zu Glycerin und Phosphorsäure hydrolysiert wird.

2.1.5 Verdauung von Cholesterinestern

Cholesterinester werden vor der Resorption durch eine Esterase aus dem Pankreassekret hydrolysiert. Diese Cholesterinesterase wird durch Gallensäuren aktiviert.

2.1.6 Verdauung von Nucleinsäuren

Im Pankreassekret finden sich Ribonucleasen und Desoxyribonucleasen, die als Endonucleasen hauptsächlich Oligonucleotide produzieren. Phosphodiesterasen und Phosphatasen der Darmschleimhaut setzen die Verdauung fort. Die Phosphodiesterasen sind Exonucleasen, die vom Ende des Oligonucleotids her sukzessive Mononucleotide abspalten. Unspezifische Phosphatasen produzieren daraus anorganisches Phosphat und Nucleoside. Letztere werden nach Aufnahme in die Mucosazellen intracellulär durch Nucleosidphosphorylasen zu den freien Basen und zu Pentosephosphat zerlegt.

2.1.7 Überblick über die Verdauungssekrete

Sekret	Enzyme	Substrate
Speichel	α-Amylase	Stärke, Glykogen, Dextrine
Magen	Pepsin (Lipase)	Proteine (Triglyceride)
Pankreas	Trypsin	Proteine, Peptide
	Chymotrypsin	
	Carboxypeptidase A	
	Carboxypeptidase B	
	Lipase	Triglyceride
	Phosphatidase A	Phosphatide
	Phosphatidase B	Lysophosphatide
	Cholesterinesterase	Cholesterinester
	Ribonucleasen	Ribonucleinsäuren
	Desoxyribonucleasen	Desoxyribonucleinsäuren
	α-Amylase	Stärke, Glykogen, Dextrine
Dünndarm-schleimhaut	Aminopeptidasen	Peptide
	Aminotripeptidase	Tripeptide
	Verschiedene Dipeptidasen	Verschiedene Dipeptide
	Enteropeptidase	Trypsinogen
	Phosphodiesterasen	Phosphatidsäuren
	Phosphodiesterasen (Exonucleasen)	Oligonucleotide
	Phosphatasen	Nucleotide, Glycerinphosphat u. a. Phosphorsäureester
	Nucleosidphosphorylasen (intracellulär)	Nucleoside
	Oligo-1,6-Glucosidase	Verzweigte Oligosaccharide
	Disaccharasen (Bürstensaum)	Disaccharide

2.1.8 Regulation der Sekretion

Die Sekretion der Verdauungssäfte steht unter nervaler und hormonaler Regulation. Alle nervalen Reize, welche die Pankreassekretion steigern, sind cholinergischer Natur. Eine exakte Unterscheidung zwischen nervalen und hormonalen Wirkungen ist wegen des engen Zusammenwirkens nicht möglich.

Verschiedene Sekretionshormone werden unter nervalen Impulsen oder durch Reize von Nahrungsbestandteilen in den Blutstrom sezerniert, um an ihrem Erfolgsort die Abgabe von Secretin zu stimulieren. In allen Fällen handelt es sich um Peptidhormone.

Gastrin wird in den G-Zellen insbesondere im Antrum des Magens gebildet und wird unter dem Reiz einer Dehnung der Magenwand oder Alkalisierung des Mageninhalts sezerniert. Sein Haupteffekt ist die Stimulierung der Salzsäure- und Pepsinsekretion. Im Sinne einer Feedbackkontrolle wird die Gastrinproduktion eingestellt, wenn der pH-Wert im Pylorus unter 4 absinkt.

Secretin wird von den S-Zellen in Duodenum und Jejunum freigesetzt unter dem Reiz von Säure, Peptiden, Fettsäuren oder Ethylalkohol. Es stimuliert die Sekretion von Wasser und Bicarbonat durch das Pankreas und fördert den Gallenfluß.

Die gleichen Reize stimulieren die Freisetzung von *Cholecystokinin Pankreozymin (CCK/PZ)* aus I-Zellen von Duodenum und Jejunum. CCK/PZ bewirkt Kontraktionen der Gallenblase und Sekretion von Enyzmen durch die Acinuszellen des Pankreas.

In den letzten Jahren sind weitere Gastrointestinalhormone entdeckt worden: *gastric inhibitory polypeptide (GIP), vasoactive intestinal polypeptide (VIP)* und *Motilin*. GIP hemmt die Magensekretion, VIP fördert die intestinale Durchblutung und Motilin steigert die Magenmotilität.

Darüber hinaus werden etwa 20 weitere Gastrointestinalhormone vermutet, die jedoch noch nicht isoliert und identifiziert sind; darunter *Villikinin*, welches die Motilität der Mikrovilli beeinflußt, und *Enteroglucagon*, das auf den Reiz von Glucose ausgeschüttet wird und die Sekretion von Insulin stimuliert.

2.1.9 Menge und Zusammensetzung der Verdauungssekrete

Mit den Verdauungssekreten werden beträchtliche Mengen an Wasser und Mineralstoffen in den Verdauungstrakt sezerniert. In Tabelle 2.1 sind Durchschnittswerte für die tägliche Sekretion von Wasser, Natrium, Kalium und Chlorid zusammengestellt. Zum Vergleich ist die Gesamtmenge an

Tabelle 2.1. Tägliche Sekretion von Wasser und Mineralstoffen mit den Verdauungssekreten beim Menschen

Sekret	Wasser l/Tag	Mineralstoffe		mmol/Tag
		Na^+	K^+	Cl^-
Speichel	1,5	25	30	36
Magensaft	2,5	140	32	315
Galle	0,5	75	2	50
Dünndarmsaft	3,0	360	29	300
Pankreassaft	0,7	95	4	82
Summe	8,2	695	97	783
Gesamtbestand in der extracellulären Flüssigkeit	14,0	1890	70	1600

diesen Ionen im Extracellulärraum angegeben. Man sieht, daß die Sekretion einen erheblichen Anteil des Gesamtbestands ausmacht, bei Kalium den gesamten Extracellulärbestand sogar übertrifft.

Aus diesen Zahlen ergibt sich die Bedeutung des Dickdarms, in dem Wasser und Mineralstoffe zum größten Teil wieder resorbiert und so dem Organismus erhalten werden. Der tägliche Verlust mit den Faeces beträgt für Natrium 0,5–5,0 mmol, für Kalium 5–15 mmol und für Chlorid 0,5–5,0 mmol.

Bei Durchfällen ist die Darmpassage so sehr beschleunigt, daß diese Rückresorption im Dickdarm nur zu einem Bruchteil oder überhaupt nicht mehr erfolgen kann und gravierende Wasser- und Mineralverluste resultieren. Aus dieser Tatsache ergeben sich wesentliche Richtlinien für die Therapie.

Ursache der sog. „Reisediarrhö" ist eine gesteigerte Sekretion von Wasser und Elektrolyten durch Bindung von Bakterientoxinen an den Bürstensaum der Darmschleimhautzellen. Dieser toxinbedingte Wasser- und Elektrolytverlust erfolgt im wesentlichen aus den jungen Mucosazellen im Kryptenbereich, während die reifen Zellen an der Zottenspitze noch normal resorbieren können. Durch Steigerung dieser Resorption können die Sekretionsverluste kompensiert werden. Eine solche Steigerung kann durch eine von der WHO empfohlene Trinklösung erreicht werden, die auf dem Prinzip beruht, daß Glucose die Na^+-Resorption fördert, weil beide in einem gekoppelten Transport resorbiert werden, während Wasser passiv folgt. Die Zusammensetzung einer solchen Trinklösung ist in Tabelle 2.2

Tabelle 2.2. WHO-Trinklösung zur Behandlung der Reisediarrhö

90 mmol Na$^+$	½ Teelöffel NaCl
20 mmol K$^+$	¼ Teelöffel KCl
80 mmol Cl$^-$	
30 mmol HCO$_3^-$	¼ Teelöffel NaHCO$_3$
111 mmol Glucose	2 Eßlöffel Glucose
Wasser ad 1000 ml	

angegeben. Selbstverständlich gibt es auch fertig abgepackte Mischungen im Handel. In schwereren Fällen muß der Wasser- und Elektrolytverlust durch intravenöse Infusion ersetzt werden.

2.2 Resorption

Unter Resorption versteht man die Aufnahme der durch die Verdauung angefallenen Spaltprodukte der Nährstoffe ins Blut. Der Übertritt ins Blut kann direkt in die Blutcapillaren erfolgen oder auf dem Umweg über das Lymphsystem. In jedem Fall müssen die resorbierten Moleküle durch die Mucosazellen des Dünndarms hindurchtreten. Der Stoffwechsel der Darmschleimhaut ist daher eine wesentliche Voraussetzung für das Verständnis der Vorgänge bei der Resorption. Diese Zellen sind mit einem umfangreichen Stoffwechselapparat ausgerüstet. Sie synthetisieren Triglyceride und Chylomikronen bei der Fettresorption, produzieren das erforderliche Glycerinphosphat in ihrem Kohlenhydratstoffwechsel, sie setzen einen Teil der resorbierten Fructose um, katalysieren Transaminierungen bei der Resorption von Aminosäuren, besitzen Aminoxidasen und Glucuronyltransferase zur Entgiftung differenter Nahrungsbestandteile oder bakterieller Zersetzungsprodukte.

Der Umsatz der Dünndarmschleimhautzellen selbst ist außerordentlich hoch. Ihre Halbwertszeit beträgt beim Menschen etwa 1,8 Tage. Die täglich abgestoßene Zellmasse im Intestinaltrakt beträgt beim Menschen etwa 250 g. Das entspricht rund 25 g Protein. Dazu kommen durch die Verdauungssekrete noch rund 140 g Protein. Auch diese in den Intestinaltrakt ausgeschiedene Proteinmenge wird verdaut und zum größten Teil wieder resorbiert. Sie beträgt etwa das 2- bis 3fache der normalen täglichen Nahrungsaufnahme an Protein (Wannemacher 1975). So wird verständlich, daß die Aminosäurenzusammensetzung des Darminhalts nur geringfügig durch die Aminosäurenzusammensetzung der Nahrung beeinflußt wird. Das darf natürlich nicht so verstanden werden, als ob die Aminosäurenzusammensetzung der Nahrungsproteine keine Rolle spielte. Das endogen umgesetzte, sezernierte und wieder resorbierte Material ist eine konstante

Tabelle 2.3. Resorptionskapazität und tatsächliche Aufnahme von Nährstoffen beim Menschen

Substanz	Resorptionskapazität (g/Tag)	Durchschnittliche Aufnahme mit der Nahrung (g/Tag)
Glucose	2500–3500	200–500
Aminosäuren	400–600	70–100
Triglyceride	500–700	70–150

Größe. Entscheidend für die Aminosäurenversorgung des Organismus ist nur der von außen durch die Nahrung hinzugekommene Anteil.

Der Darmsaft, „succus entericus", früher als besonderes Sekret angesehen, besteht zum größten Teil aus desquamierten Epithelzellen, deren Enzyme dann im Darmlumen wirksam werden können. Es handelt sich also nicht um eine Sekretion wie bei Speicheldrüsen, Magen oder Pankreas. Die einzigen echten Drüsen des Dünndarms, die Brunner-Drüsen, produzieren ein alkalisches mucopolysaccharidreiches Sekret.

Begrenzender Faktor für die Nahrungsaufnahme ist in der Regel weder die Verdauung noch die Resorption. Beim gesunden Menschen übersteigt die Menge an Enzymen in den Verdauungssekreten den Bedarf um das 100- bis 1000fache. Auch die Resorptionskapazität ist für die wichtigsten Nährstoffe beim Menschen größer als der tatsächliche Umfang, wie aus Beispielen in Tabelle 2.3 zu sehen ist.

Dabei ist allerdings zu berücksichtigen, daß die über 24 h berechnete Resorptionskapazität nicht voll ausgenutzt werden kann, weil die Nahrung nicht kontinuierlich, sondern in Mahlzeiten aufgenommen wird.

Der begrenzende Faktor ist die räumliche Kapazität des Magen-Darm-Trakts, die es unmöglich macht, auf die Dauer mehr als 25100 kJ (6000 kcal) täglich aufzunehmen. Die große Resorptionskapazität läßt sich verstehen, wenn man die Oberflächenverhältnisse im Dünndarm betrachtet. Durch vielfache Faltung (*Kerkring*-Falten, Villi und Mikrovilli) wird die Oberfläche der Dünndarmschleimhaut gegenüber einem glatten Rohr erheblich vergrößert.

In den meisten Lehrbüchern werden als resorbierende Oberfläche im menschlichen Dünndarm 20–40 m^2 angegeben. Eine sorgfältige Schätzung von Wilson (1962) ergibt jedoch eine Oberfläche von etwa 200 m^2. Dabei wird die Länge des Dünndarms mit 280 cm und der Durchmesser mit 4 cm veranschlagt. Ferner wird angenommen, daß die Oberfläche dieses Rohrs durch die Kerkring-Falten um den Faktor 3, durch die Zotten nochmals um den Faktor 10 und durch die Mikrovilli darüber hinaus um den Faktor 20, insgesamt also um den Faktor 600, vergrößert wird.

Transportmechanismen:
Die Aufnahme von Stoffen in Zellen kann durch einfache Diffusion, erleichterte Diffusion, aktiven Transport oder Pinocytose geschehen.
Bei der einfachen Diffusion ist die Transportgeschwindigkeit proportional der Konzentrationsdifferenz. Der Transport kommt nach Konzentrationsausgleich zum Stillstand.
Aktiver Transport verläuft wesentlich rascher als passive Diffusion und kann gegen einen Konzentrationsgradienten erfolgen. Dazu ist ein Aufwand an Energie erforderlich, die im Stoffwechsel der Zelle produziert wird. Aktiver Transport wird deshalb beeinträchtigt, wenn man den Energiestoffwechsel der Zelle hemmt (Entkoppler, Elektronentransporthemmstoffe, Sauerstoffmangel u. a.). Am aktiven Transport sind Carriersysteme und enzymatische Reaktionen beteiligt. Deshalb findet man eine Abhängigkeit von der Substratkonzentration, Sättigungsphänomene wie bei Enzymreaktionen und kompetitive Hemmung durch ähnlich gebaute Moleküle.
Ein Sonderfall ist die erleichterte Diffusion, die manche Erscheinungen wie Sättigungsphänomene, Konkurrenzerscheinungen, Carriermechanismen mit dem aktiven Transport gemeinsam hat, aber nicht gegen einen Konzentrationsgradienten erfolgt.
Unter Pinocytose versteht man die Aufnahme von Tröpfchen in die Zelle durch Einstülpung und Abschnürung eines kleinen Bezirks der Plasmamembran.
Die Oberfläche des Darmepithels ist mit einer Flüssigkeitsschicht bedeckt, die als „unstirred water layer" bezeichnet wird. Sie bildet eine Barriere für die Diffusion hydrophober Partikel und vermag die Diffusionsgeschwindigkeit hydrophiler Moleküle durch ihre Dicke zu beeinflussen. Ihre Dicke ist variabel und hängt von der Perfusionsgeschwindigkeit des Darminhalts und der Darmmotilität ab. Produkte der Fettspaltung können sie als Micellen durchdringen.

Wege des Abtransports resorbierter Substanzen:
Zum Abtransport stehen Blut- und Lymphgefäßsystem zur Verfügung. Stoffe, die im Bereich des Dünndarms auf dem Blutweg resorbiert werden, gelangen in die Pfortader und passieren die Leber, bevor sie in den allgemeinen Kreislauf gelangen. Stoffe, die erst im Colon zur Resorption gelangen, kommen über die Plexus haemorrhoidalis direkt in den allgemeinen Kreislauf (z. B. Gallenfarbstoffe).
Große Moleküle, wie Triglyceride und Cholesterin, werden auf dem Lymphweg abtransportiert, kleinere Moleküle auf dem Blutweg. Am deutlichsten ist diese Abhängigkeit vom Molekulargewicht bei den Fettsäuren zu erkennen.
Tabelle 2.4 zeigt, daß Fettsäuren mit einer Kettenlänge über 14 C-

Tabelle 2.4. Weg des Abtransports resorbierter Fettsäuren

Kettenlänge	% der resorbierten Fettsäuren in der Lymphe
C_{18} (Stearinsäure)	84–95
C_{14} (Myristinsäure)	80–91
C_{12} (Laurinsäure)	15–55
C_{10} (Caprinsäure)	7–19

Atomen fast ausschließlich in die Lymphbahn gelangen. Unter 14 C-Atomen nimmt der auf dem Blutweg abtransportierte Anteil mit abnehmender Kettenlänge zu und erreicht bei Buttersäure 90–100%.

Der Grund für den selektiven Abtransport großer Moleküle durch die Lymphe hängt wohl mit der unterschiedlichen Struktur von Blut- und Lymphcapillaren zusammen. Große Moleküle können die Basalmembran der Blutcapillaren nicht durchdringen. Diese Membran fehlt dem Lymphcapillaren. Zudem öffnen sich durch die Pumpbewegungen der Zotten rhythmisch Spalten zwischen den Lymphendothelzellen, so daß große Moleküle eindringen können, und kleine Moleküle, die in die Lymph- und Blutcapillaren gleich gut eindringen können, werden dagegen fast ausschließlich auf dem Blutweg abtransportiert, weil die Durchflußrate des Blutes etwa 1000mal so groß ist wie die der Lymphe.

Enterohepatischer (auch enterobilärer) Kreislauf:
 Manche Stoffe, wie Gallensäuren oder Urobilinogen, machen einen enterohepatischen Kreislauf durch. Sie gelangen nach Resorption über die Pfortader in die Leber und werden wieder über die Galle in den Darm ausgeschieden. Cholesterin unterliegt einem enterolymphatischen Kreislauf.

Methoden zur Untersuchung der Resorption (Wilson 1962):
 In vivo: Bilanzuntersuchungen, in denen Nährstoffzufuhr und Ausscheidung im Kot verglichen werden, haben nur begrenzten Wert, weil sie durch die große Menge von den in den Darm ausgeschiedenen Substanzen und durch Produkte des Bakterienstoffwechsels verfälscht werden.
 Andere Methoden sind: Anlage von Darmfisteln, Untersuchung isolierter Darmschlingen, Kanülierung der Pfortader, der Mesenterialvenen oder des Lymphgangs. Eine von Cori eingeführte Methode besteht darin, daß Versuchstieren eine bestimmte Menge Substanz peroral verabreicht wird. Dann werden in verschiedenen Zeitintervallen Tiere getötet und die noch im Darmtrakt vorhandene Menge an Substanz bestimmt.
 Beim Menschen hat sich bei vielen Fragen die Technik der Doppelballonsonde bewährt: Eine Sonde wird durch den Magen bis in den Dünndarm

eingeführt. Dann werden 2 an der Sonde befindliche Ballons aufgeblasen. Durch diese beiden Ballons ist nun ein Darmabschnitt isoliert, in den durch die Sonde Substanzen eingebracht und aus dem Proben entnommen werden können.

In-vitro-Methoden: Die Perfusion isolierter Darmabschnitte. Die Methode des umgestülpten Sacks: Ein Darmabschnitt wird excidiert und umgestülpt, so daß die Mucosaseite nach außen kommt. Der Abschnitt wird an beiden Enden zugebunden, eine Kanüle reicht in das innere Lumen. Der Sack wird nun in eine Lösung gehängt, in der sich die zu resorbierende Substanz befindet. Man kann nun durch Entnahme von Proben aus dem Innern (Serosaseite) die Resorptionsgeschwindigkeit und ihre Beeinflußbarkeit durch verschiedene Maßnahmen untersuchen.

Gewebeakkumulationsmethode: Schmale Darmringe werden in Lösungen inkubiert. Anschließend wird die Akkumulation zu prüfender Substanzen im Gewebe bestimmt.

Weiterhin gehören zu den In-vitro-Methoden Untersuchungen an der Darmschleimhaut auf cellulärer, subcellulärer und enzymatischer Ebene.

Jede einzelne Methode liefert nur Erkenntnisse über Teilaspekte. Die heutigen Kenntnisse über die Resorption stammen aus der Kombination aller Methoden.

2.2.1 Resorption der Kohlenhydrate

Die Resorptionsgeschwindigkeit für die einzelnen Monosaccharide ist sehr unterschiedlich. Untersuchungen von Cori an Hamstern ergaben folgende Relationen (die Geschwindigkeit der Glucoseresorption wurde dabei gleich 100 gesetzt):

Galaktose : Glucose : Fructose : Mannose : Xylose : Arabinose
110 : 100 : 43 : 19 : 15 : 9

Beim Menschen sind die Relationen sehr ähnlich: Untersuchungen mit der Doppelballonsonde (Dehmel et al. 1969) ergaben nach einer Prüfzeit von 30 min folgende Werte:

Galaktose : Glucose : Fructose : Xylit : Sorbit = 110 : 100 : 70 : 36 : 29.

Es lassen sich also 3 Gruppen unterscheiden: Glucose und Galaktose mit der höchsten, Mannose, Pentosen und Polyalkohole mit der geringsten Geschwindigkeit. Fructose nimmt eine Mittelstellung ein.

Glucose und Galaktose werden aktiv transportiert. Der Transportmechanismus ist an bestimmte strukturelle Voraussetzungen gebunden. Pentosen und Polyalkohole werden durch einfache Diffusion resorbiert. Die Resorption der Fructose erfolgt rascher, als das durch einfache Diffusion möglich wäre.

Die Diffusion der Fructose wird dadurch erleichtert, daß sie in der Mucosazelle bereits teilweise zu Glucose und Lactat umgesetzt wird. Dadurch wird der Konzentrationsgradient günstiger gehalten. Der Anteil an Fructose, der intracellulär in Glucose umgewandelt wird, ist von Species zu Species sehr unterschiedlich. Während beim Meerschweinchen etwa 70% der Fructose als Glucose ins Portalblut gelangen, beträgt dieser Anteil beim Menschen nur 10–20%.

Zucker, die sehr langsam resorbiert werden, gelangen in tiefere Darmabschnitte und binden osmotisch Wasser. Sie haben daher eine abführende Wirkung und können bei Überdosierung osmotische Durchfälle hervorrufen, zu denen auch die Vergärung durch Darmbakterien beitragen kann.

Darauf beruht auch die laxierende Wirkung der Lactose, die sehr langsam gespalten und deshalb verzögert resorbiert wird. Von dieser Wirkung wird z. B. in der Kinderheilkunde Gebrauch gemacht.

Disaccharide können ungespalten kaum resorbiert werden. Fehlt daher ein disaccharidspaltendes Enzym in der Mucosa, so gelangt der entsprechende Zucker in tiefere Darmabschnitte und ins Colon und erzeugt osmotische Durchfälle. Durch bakterielle Zerlegung kommt es zu Gasbildung und zur Produktion von Säuren mit einer Reizung der Darmschleimhaut. Andererseits kann man nichtresorbierbare Zucker gezielt zur Beeinflussung der Darmflora einsetzen. So soll Lactulose (4-β-D-Galaktopyranosyl-D-fructofuranose) die Entwicklung der Bifidusflora begünstigen und fäulniserregende Keime zurückdrängen.

Disaccharidalkohole wie Palatinit oder Maltit, die als Zuckeraustauschstoffe Verwendung finden (s. S. 55), werden nur langsam gespalten und ihre Spaltprodukte teilweise nur langsam resorbiert. Deshalb gelangen sie auch in tiefere Darmabschnitte und können bei Überdosierung Diarrhöen verursachen.

2.2.2 Resorption der Aminosäuren und Peptide

Für die meisten L-Aminosäuren ist ein aktiver Transport nachgewiesen. Der Transport ist stereospezifisch. L-Aminosäuren werden wesentlich rascher transportiert als die entsprechenden D-Isomeren. Während L-Aminosäuren gegen einen Konzentrationsgradienten transportiert werden, ist das für die untersuchten D-Aminosäuren (mit Ausnahme von Methionin) nicht der Fall. Es ist aber möglich, daß die D-Aminosäuren dasselbe Transportsystem benutzen wie die entsprechenden L-Aminosäuren, letztere aber eine wesentlich höhere Affinität zum System besitzen. Dafür spricht die Tatsache, daß L-Aminosäuren die Resorption der D-Isomeren hemmen und umgekehrt in hohen Konzentrationen auch D-Aminosäuren den Transport von L-Aminosäuren beeinträchtigen können.

Man kann 4 Transportsysteme für Aminosäuren unterscheiden:
1. Ein System für neutrale Aminosäuren: Es setzt eine Carboxylgruppe voraus, eine L-α-Aminogruppe, einen α-Wasserstoff und eine ungeladene Seitenkette.
2. Ein System für basische Aminosäuren: Es ist spezifisch für Lysin, Arginin, Ornithin und Cystin.
3. Ein System für L-Prolin, L-Hydroxyprolin, Sarcosin, Glycin, Dimethylglycin und Betain.
4. Ein System für Aminodicarbonsäuren: Ein aktiver Transport für Glutaminsäure und Asparaginsäure konnte nicht nachgewiesen werden. Bei der Resorption finden aber in der Mucosazelle umfangreiche Transaminierungsprozesse statt. Für Glutaminsäure konnte nachgewiesen werden, daß der größte Teil als Alanin, ein gewisser Anteil als Glutathion und nur ein kleiner Teil als Glutaminsäure im Blut erscheint.

Außer den bereits im Darmlumen freigesetzten Aminosäuren können auch Oligopeptide (wahrscheinlich Di- bis Tetrapeptide, obere Grenze noch nicht gesichert) resorbiert werden. Sie werden dabei teils durch Peptidasen am Bürstensaum, teils in den Mucosazellen gespalten (s. Abb. 2.3).

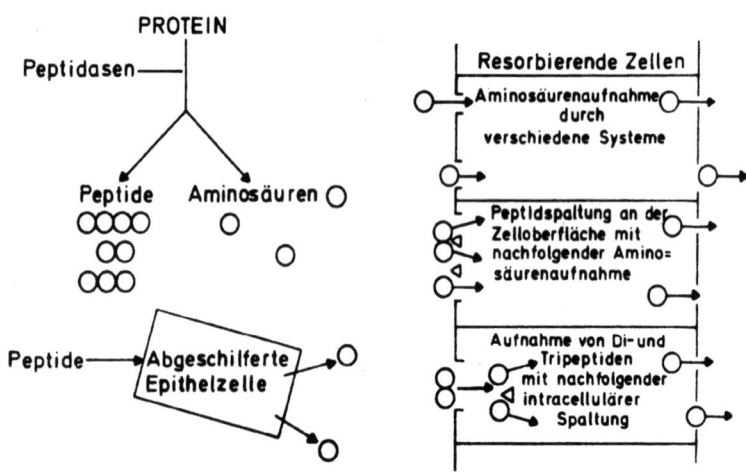

Abb. 2.3. Resorption von Aminosäuren und Oligopeptiden. (Nach Matthews 1971)

Bei den Dipeptiden überwiegt die Spaltung durch die intracellulären Peptidasen, Tripeptide werden etwa zu gleichen Anteilen am Bürstensaum und im Cytoplasma hydrolysiert; von Tetrapeptiden ab erfolgt die Spaltung ausschließlich an der Bürstensaummembran. Die Verdauung von Eiweiß erfolgt somit in 3 Phasen: In der luminalen Phase werden Proteine durch Peptidasen des Pankreassafts gespalten. Das Gemisch von freien Aminosäuren und Oligopeptiden kommt in Kontakt mit der Bürstensaummembran der Enterocyten. In dieser Bürstensaumphase werden Oligopeptide zu Tripeptiden, Dipeptiden und Aminosäuren gespalten, die mit Hilfe der entsprechenden Transportsysteme resorbiert werden. In der cytoplasmatischen Phase schließlich werden Di- und Tripeptide hydrolysiert.

Aminosäuren werden rascher resorbiert, wenn sie nicht in freier Form, sondern im Verband von Di- und Tripeptiden angeboten werden; es kommt auch nicht zu Konkurrenzerscheinungen bei der Resorption zwischen den im Peptid vorliegenden Aminosäuren. Bei der Sprue oder bei Defekten an Aminosäurentransportsystemen wie der Hartnup-Krankheit und der Cystinurie ist die Resorption der betroffenen Aminosäuren kaum beeinträchtigt, wenn sie als Oligopeptide angeboten werden.

Diese Tatsachen könnten sich bei der Zusammenstellung von Elementardiäten nutzen lassen.

Manche Proteinspaltprodukte haben auch biologische Wirkungen. So entstehen z. B. bei der peptischen Spaltung von Gluten oder von β-Casein Peptide, die opiatähnliche Effekte haben und als Liganden von Morphinreceptoren wirken. In Analogie zu endogen produzierten opiatähnlichen Substanzen werden sie als Exorphine oder, wenn sie aus β-Casein stammen, als Casomorphine bezeichnet. Über ihre biologische Bedeutung ist noch nichts bekannt, auch nicht darüber, ob und in welchem Umfang sie resorbiert werden können.

Resorption von ungespaltenen Proteinen: Ungespaltene Proteine gelangen nur in geringsten Spuren ins Blut. Diese ernährungsphysiologisch völlig unbedeutende Resorption vollzieht sich auf dem Lymphweg und ist gelegentlich Ursache von Nahrungsmittelallergien.

Schicksal der resorbierten Aminosäuren: Wegen der endogenen Rezirkulation ist die resorbierte Menge an Aminosäuren wesentlich höher als die Zufuhr mit der Nahrung (s. S. 14). In Abb. 2.4 ist das Schicksal der resorbierten Aminosäuren schematisch zusammengestellt, soweit möglich mit ungefähren Zahlenangaben. Als Puffersystem zwischen dem Ort der Resorption und dem übrigen Organismus ist die Leber das wichtigste Organ für die Aminosäurenhomöostase (s. auch 4.4.4). Sie kann Einfluß nehmen durch Abbau der resorbierten Aminosäuren, durch Einbau in Leberproteine und durch Einbau in Plasmaproteine. Aufgrund der enzymatischen

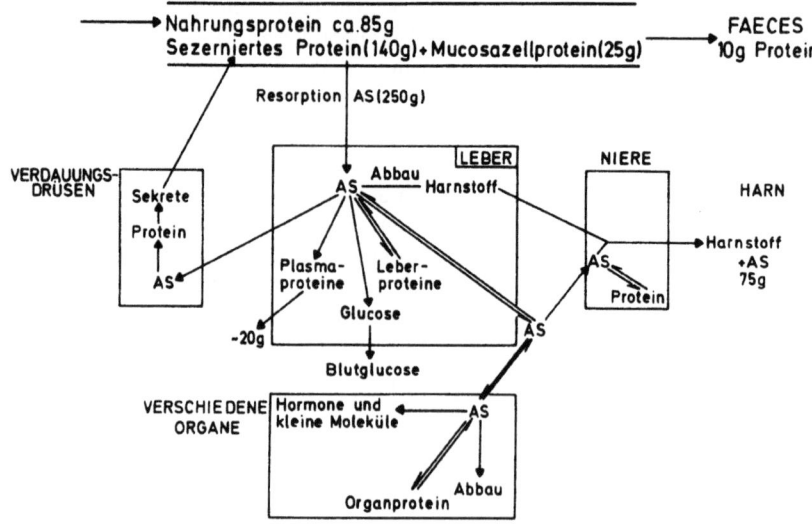

Abb. 2.4. Überblick über den Protein- und Aminosäurenumsatz

Ausrüstung der Leber sind nicht alle Aminosäuren in gleichem Maße vom Abbau betroffen. So werden z. B. die verzweigten Aminosäuren nur in sehr geringem Umfang abgebaut und passieren die Leber weitgehend unverändert. Dieser Umstand, der als Sparmaßnahme für wichtige essentielle Aminosäuren angesehen werden kann, trägt ebenso wie Stoffwechselvorgänge bei der Resorption (2.2.2) dazu bei, daß das von der Leber an den Kreislauf abgegebene Aminosäurenmuster völlig anders zusammengesetzt ist als das zur Resorption kommende Muster.

2.2.3 Resorption der Fette

Da die Hydrolyse von Triglyceriden bei der Verdauung nicht vollständig ist, kommt ein Gemisch zur Resorption, das überwiegend aus freien Fettsäuren und Monoglyceriden, aber auch aus Diglyceriden und Triglyceriden besteht. Diese Verbindungen dringen in die Darmepithelzellen ein, entweder durch Diffusion oder durch Pinocytose oder durch beide Prozesse. Gegenwärtig können keine quantitativen Angaben über den Anteil dieser beiden Prozesse an der Fettresorption gemacht werden. Als Stütze für die Bedeutung der Pinocytose bei der Fettresorption wird angeführt, daß man den Vorgang der Pinocytose eindeutig beobachten kann bei der Resorption von Latexkügelchen oder unlöslichen Farbstoffpartikelchen. Andererseits könnte dieses Phänomen ohne Beziehung zur Lipidresorption sein. Für die Resorption durch Diffusion spricht die bekannte Tatsache, daß lipidlösliche Substanzen leicht in Zellen eindringen können, weil sie sich im Lipidanteil der Membran lösen.

In der Zelle werden aus den Bruchstücken Triglyceride synthetisiert. Der Hauptweg der Synthese läuft dabei über die sukzessive Acylierung von 2-Monoacylglycerin durch Mono- und Diacylglycerinacyltransferase zu Triglyceriden. Der Rest wird de novo synthetisiert mit Glycerinphosphat als Acylacceptor. Da Mucosazellen keine Glycerinkinase enthalten, muß das Glycerinphosphat im Kohlenhydratstoffwechsel der Zelle hergestellt werden. Die Triglyceride werden dann in den Mucosazellen „verpackt" und als Chylomikronen in der Lymphe abtransportiert. Diese Chylomikronen sind Tröpfchen von 0,5–1 μ Durchmesser mit einer Hülle aus Protein. Sie bestehen aus 85–90% Triglyceriden, 6–9% Phospholipiden, 3% Cholesterin (teils verestert, teils frei) und etwa 2% Protein. Ihre Synthese erfolgt am endoplasmatischen Reticulum und erfordert die Fähigkeit der Mucosazellen zur Synthese von β-Lipoprotein. Den Einstrom von Chylomikronen ins Blut nach einer fettreichen Mahlzeit kann man an einer milchigen Trübung des Serums erkennen. Die Chylomikronen werden in der Leber und in peripheren Geweben (Fettgewebe, Herz, Skelettmuskel, Lunge) durch Lipoproteinlipasen aufgelöst und die Spaltprodukte werden verwertet. Die Wirkung dieser Lipoproteinlipasen wird durch Heparin aktiviert. Während der Verdauungshyperlipämie kommt es zur Strömungsverlangsamung in den Blutcapillaren und zu Störungen des Gasaustausches der Erythrocyten. Deshalb ist nach fettreichen Mahlzeiten die Resistenz gegen Streßsituationen, die mit erhöhtem Sauerstoffverbrauch einhergehen, vermindert.

Mittelkettige und niedrige Fettsäuren werden nicht in Chylomikronen eingebaut. Sie werden überwiegend oder vollständig auf dem Blutweg abtransportiert und verursachen keine Hyperlipämie, weil sie zum großen Teil von der Leber abgefangen werden. Die Spaltung mittelkettiger Triglyceride bei der Verdauung erfolgt viel rascher als bei Triglyceriden mit höheren Fettsäuren und ist unabhängig von Gallensäuren. Sie können auch ungespalten resorbiert und intracellulär hydrolysiert werden. Auch ihre Resorption erfolgt rascher und schon in höheren Darmabschnitten. Bei Fettresorptionsstörungen kann man von diesen Eigenschaften Gebrauch machen. Tabelle 2.5 zeigt die Unterschiede zwischen langkettigen (LCT) und mittelkettigen (MCT) Triglyceriden bei Verdauung, Resorption und Abtransport (Sickinger 1975).

Mit den Chylomikronen können fettlösliche Substanzen aller Art in den Organismus eingeschleust werden wie blinde Passagiere. So werden fettlös-

Tabelle 2.5. Unterschiede zwischen LCT und MCT bei Verdauung, Resorption und Transport. (Nach Sickinger 1975)

Langkettige Triglyceride (LCT)	Mittelkettige Triglyceride (MCT)
Verdauung:	
1. Emulgierung	Rascher und vollständiger
2. Hydrolyse (Pankreaslipase)	Rascher und vollständiger
3. Micellenbildung (konjugierte Gallensäuren)	Nicht erforderlich
Resorption:	
1. Passage in die Zellen	Rasch, auch als ungespaltenes Triglycerid möglich
2. Triglyceridsynthese und Chylomikronenbildung	Nicht erforderlich, intracelluläre Hydrolyse durch mikrosomale Esterasen
Transport:	
Über Lymphsystem	Überwiegend auf dem Blutweg über die Pfortader

liche Vitamine bei Verabreichung mit fettreichen Mahlzeiten wesentlich besser resorbiert. Das gleiche gilt aber auch von lipidlöslichen Arzneimitteln und Giften. Nach Vergiftung mit fettlöslichen Giften (z. B. Phosphor) ist daher die Zufuhr von Milch und Fett in irgendeiner anderen Form kontraindiziert.

Die Wirkung vieler Narkotica ist während der Verdauungshyperlipämie verändert. Bekannt ist z. B. die Verkürzung der Thiopentalschlafzeit nach Fettgenuß. Das Narkoticum verteilt sich auf die Chylomikronen und gelangt in geringerer Konzentration an seinen Wirkort.

2.2.4 Resorption von Cholesterin

Im Gegensatz zu den Verhältnissen bei Kohlenhydraten, Aminosäuren und Fetten ist bei Cholesterin die Resorption ein limitierender Faktor. Die tägliche Cholesterinaufnahme in der Bundesrepublik liegt zwischen 500 und 750 mg pro Kopf. Die Kapazität zur Resorption beträgt 300–400 mg/Tag. Die Aufnahme in die Mucosazellen erfolgt wahrscheinlich durch Diffusion. Gallensäuren begünstigen die Resorption sehr stark. Phytosterine hemmen die Cholesterinresorption.

2.2.5 Resorption von Wasser und Elektrolyten

Wasser- und Elektrolytbewegungen finden im Dünndarm in beiden Richtungen statt. Bereits im Jejunum werden beträchtliche Wassermengen wieder resorbiert. Von den rund 8 l Wasser, die im Laufe eines Tages in den Dünndarm gelangen, erreichen täglich etwa 500–600 ml die Ileocoecalregion. Diese Menge enthält rund 60 mmol Natrium, 4–6 mmol Kalium und 30–35 mmol Chlorid. Im Stuhl werden ca. 100 ml Wasser, weniger als 5 mmol Natrium, 10–15 mmol Kalium und 5 mmol Chlorid ausgeschieden. Im Colon werden demnach täglich etwa 400–500 ml Wasser (die maximale Kapazität soll 2 l betragen), 50 mmol Natrium und 30 mmol Chlorid resorbiert, während etwa 6 mmol Kalium zusätzlich in den Coloninhalt gelangen.

Der Natriumtransport ist aktiv und wird durch Aldosteron beeinflußt. Kalium wird offenbar passiv transportiert. Im Dünndarm wird Kalium resorbiert. Der Konzentrationsgradient zum Blut ist dabei für Kalium viel günstiger als für Natrium. Durch den Natriumtransport entsteht im Dünndarm eine Potentialdifferenz über die Membran. Die Mucosa ist um 4–8 mV negativer als die Serosa. Diese Potentialdifferenz steigt im Colon durch aktive Bicarbonatsekretion auf 20–60 mV. Entsprechend diesem elektrischen Gradienten bewegt sich Kalium im Colon. Dadurch erklärt sich die Ausscheidung von Kalium in das Colon.

Calcium wird im Dünndarm aktiv resorbiert. Die aktive Form des Vitamin D wirkt vermutlich als Derepressor für eines oder mehrere Proteine, die für diesen Transportmechanismus benötigt werden.

Wie bei langsam resorbierbaren Kohlenhydraten können auch schwer resorbierbare Mineralstoffe osmotisch Wasser im Darminhalt binden und dadurch Durchfälle verursachen. Dies gilt z. B. für Sulfationen, die kaum resorbiert werden. Magnesiumsulfat und Natriumsulfat werden seit alten Zeiten als salinische Abführmittel verwandt.

2.2.6 Lokalisation der Resorptionsprozesse

Der Ort der Resorption hängt nicht nur von der Substanz und vom Resorptionsmechanismus ab, sondern auch von der Passagezeit, die durch die Darmmotilität bestimmt ist. Genaue Orte lassen sich daher nicht angeben. Die meisten Substanzen werden im proximalen Dünndarm resorbiert. Aber auch das Ileum ist zur Resorption befähigt. Es stellt eine funktionelle Reserve dar, wenn die proximalen Dünndarmabschnitte krankhaft verändert sind. Extreme Verhältnisse finden wir bei Ethylalkohol, dessen Resorption schon im Magen beginnt und im Duodenum beendet ist, bei Vitamin B_{12} und Gallensalzen, die nur im Ileum resorbiert werden. Freie Glucose wird zum großen Teil schon im Duodenum resorbiert. Die Resorption von Glucose aus Stärke beginnt dagegen erst im Jejunum, weil während der Passage durch das Duodenum erst die Aufspaltung stattfindet. Auch die Fettresorption beginnt erst im Jejunum, während die Resorption mittelkettiger Triglyceride schon im Duodenum anfängt.

2.2.7 Malabsorption

Störungen der Resorption werden auch als Malabsorptionssyndrome bezeichnet (im englischen Schrifttum wird statt „resorption" der Ausdruck „absorption" verwendet).

Ursachen für Resorptionsstörungen können verschiedenster Art sein. Gastrektomie, Dysfunktion des Pankreas oder Mangel an Gallensäuren führen zu Resorptionsstörungen. Im Bereich des Dünndarms können Störungen der Motilität, Änderungen der resorbierenden Oberfläche (Resektionen), Störungen in der vasculären Drainage oder abnorme Bakterienbesiedlung Ursachen für Malabsorptionssyndrome sein. Auch die Aktivität der resorbierenden Zellen selbst kann pathologisch verändert sein.

Bei der Cöliakie liegt eine Unverträglichkeit für das Getreideprotein Gluten vor, die zu schweren morphologischen und funktionellen Störungen der Schleimhaut des proximalen Dünndarms führt. Die Folge ist eine allgemeine Resorptionsinsuffizienz.

Ferner gibt es spezifische Defekte an einzelnen Transportsystemen oder Enzymen. Bei der A-β-Lipoproteinämie besteht ein Unvermögen zur Synthese von Chylomikronen, das zu einer schweren Fettresorptionsstörung führt. Defekte an spezifischen Aminosäurentransportsystemen betreffen oft Dünndarm und Niere gleichzeitig. Das Fehlen der einzelnen disaccharidspaltenden Enzyme in den Mucosazellen führt zur Disaccharidintoleranz (Lactoseintoleranz, Saccharoseintoleranz usw.). Das entsprechende Disaccharid gelangt ungespalten ins Ileum und Colon und führt zu Durchfällen und abnormen bakteriellen Gärungsprozessen.

Die Behandlung der verschiedenen Malabsorptionssyndrome setzt die Kenntnis der bei Verdauung und Resorption ablaufenden Prozesse voraus. Bei angeborenen Defekten an Transportsystemen müssen die entsprechenden Substanzen in der Diät reduziert oder weggelassen werden. Beispiele für derartige Möglichkeiten s. Kap. 9.5.

Literatur

Adibi SA, Kim YS (1981) Peptide absorption and hydrolysis. In: Johnson LR (ed) Physiology of the gastrointestinal tract. Raven, New York, pp 1073–1095

Bach AC, Babayan VK (1982) Medium chain triglycerides: an update. Am J Clin Nutr 36:950

Caspary WF (1975) Resorption von Kohlenhydraten und Proteinen im Dünndarm unter normalen und krankhaften Bedingungen. In: Barthelheimer H, Kühn HA, Becker V, Stelzner F (Hrsg) Gastroenterologie und Stoffwechsel, Bd VII. Thieme, Stuttgart

Dehmel KH, Förster H, Mehnert H (1969) Absorption of Xylitol. In: Horecker BL, Lang K, Takagi Y (eds) International symposium on metabolism, physiology and clinical use of pentoses and pentitols. Springer, Berlin Heidelberg New York

Dietschy JM, Sallee VL, Wilson FA (1971) Unstirred water layers and absorption across intestinal mucosa. Gastroenterology 61:932–934

Matthews DM (1971) Protein absorption. J Clin Pathol [Suppl] (R Coll Pathol) 24/5:29–40

Meister A (1973) On the enzymology of amino acid transport. Science 180:33–39

Morley JE (1982) Food peptides. A new class of hormones? JAMA 247:2379–2380

Rommel K, Goebell H (eds) (1973) Biochemical and clinical aspects of peptide and amino acid absorption. Schattauer, Stuttgart New York

Sickinger K (1975) Clinical aspects and therapy of fat malabsorption with particular reference to the use of medium-chain-triglycerides. In: Vergroesen AJ (ed) The role of fat in human nutrition. Academic Press, New York

Wannemacher RW Jr (1975) Protein metabolism (applied biochemistry). In: Ghadimi H (ed) Total parenteral nutrition, premises and promises. Wiley & Sons, New York

Wilson TH (ed) (1962) Intestinal absorption. Saunders, Philadelphia London

3 Quantitative Aspekte der Ernährung

3.1 Energiebilanz

Es gehört zu den großen Verdiensten M. Rubners (1902), Ende des vorigen Jahrhunderts durch exakte Bilanzversuche nachgewiesen zu haben, daß das von R. Mayer und H. v. Helmholtz entdeckte „Gesetz von der Erhaltung der Energie" auch für die Lebewesen und insbesondere für den Menschen volle Gültigkeit hat. Auf dieser Feststellung, welche sich nur schwer gegen die Vorstellungen der eine besondere Lebenskraft postulierenden „Vitalisten" durchsetzte, beruht im Grunde unsere heutige Auffassung vom Stoffwechsel.

Seit Lavoisiers Feststellung, daß auch im Tierkörper „Verbrennungsvorgänge" stattfinden, hat man meist die biologische Oxidation der Verbrennung gleichgesetzt; doch wissen wir heute, daß eine solche Analogie begrenzt ist und mit einer gewissen Zurückhaltung verwendet werden sollte.

Immerhin erscheint der größte Teil der vom Warmblüterorganismus an die Umgebung abgegebenen Energie als Wärme, und man hat sich daran gewöhnt, sämtliche im Körper umgesetzte Energie in Wärmeeinheiten (Calorien) anzugeben. Durch die weiter unten angegebenen Methoden, beispielsweise zur Messung des Energiegehalts von Nahrungsstoffen, hat diese Maßeinheit auch ihre Berechtigung erhalten.

Grundsätzlich kann man auch jedes andere Energiemaß der Physik, wie Erg, Wattsekunde oder Meterkilogramm, verwenden. Tatsächlich wurde neuerdings beschlossen, die Calorie durch das Joule (Abkürzung J; Aussprache mit langem „u") zu ersetzen. Diese Einheit führt den Namen des englischen Bierbrauers und Physikers James Joule (1818–1889), der experimentell das mechanische Äquivalent der Wärme fand und auch das ebenfalls nach ihm benannte Gesetz über die Erwärmung von Körpern durch den elektrischen Strom entdeckte.

1 Joule ist die Arbeit, die die Kraft 1 Newton auf dem Weg 1 Meter leistet (Dimension: $J = kg \cdot m^2 \cdot s^{-2}$) und entspricht 1 Wattsekunde.

Für Angaben über Energieumsätze und über Energiegehalte von Nährstoffen ist es zweckmäßig, entsprechend der bisher verwendeten Maßeinheit Kilocalorie die Einheit Kilojoule (kJ) zu verwenden.

Es sollen folgende Umrechnungsfaktoren gelten:

1 kJ = 0,239 kcal,   1 kcal = 4,184 kJ.

Für Überschlagsrechnungen kann man auch vereinfacht rechnen:

1 kJ = 0,24 kcal,   1 kcal = 4,2 kJ.

Schließlich gibt eine ganz grobe Orientierung die Multiplikation bzw. Division 4.

3.1.1 *Grundumsatz*

Von den in Kap. 1 besprochenen 3 Komponenten des Energieumsatzes kann im Ruhezustand nur die mechanische Arbeit drastisch reduziert und die chemische Arbeit in geringerem Umfang eingeschränkt werden; die osmotische Arbeit wird praktisch nicht beeinflußt.

Den auch in Ruhe fortbestehenden Energieumsatz nennt man Grundumsatz (engl. „basal metabolic rate", BMR), wenn man unter genau definierten Bedingungen mißt:

- völlige Körperruhe mit vorsätzlicher Entspannung der Muskulatur,
- nach Abklingen der Verdauungs- und Resorptionsvorgänge, d. h. 12–24 h nach Nahrungsaufnahme,
- bei Indifferenztemperatur.

Unter Indifferenztemperatur versteht man eine Umgebungstemperatur, bei der kein Aufwand für Wärmeregulation erforderlich ist. Dies ist der Fall bei einer Hauttemperatur von 34°C. Für den Unbekleideten liegt die Indifferenztemperatur zwischen 26 und 30°C, bei leichter Bekleidung bei etwa 20°C.

Im Gegensatz zum Grundumsatz ist der Ruheumsatz (besser „Erhaltungsumsatz" oder englisch „maintenance") schlechter definiert und wird deshalb kaum zu vergleichenden Zwecken herangezogen. Der wesentliche Unterschied zwischen Grundumsatz und Erhaltungsumsatz ist folgender: Unter Grundumsatzbedingungen ist die Wärmeproduktion bzw. der Gaswechsel ein Maß für die Geschwindigkeit, mit der Körpersubstanz oxidiert wird, um die für die Erhaltung des Lebens erforderliche Energie zu liefern. Bei der Messung des Erhaltungsumsatzes wird diese Energie aus der Oxidation zugeführter Nährstoffe gewonnen, welche in dem Umfang zugeführt werden, daß die Körperzusammensetzung konstant bleibt. Diese Energiemenge ist immer größer als die unter Grundumsatzbedingungen verbrauchte. Ursache dafür ist der thermogene Effekt sowie der Energiebe-

Tabelle 3.1. Anteil der Organe des Menschen am Grundumsatz

Organ	O_2-Verbrauch (Mol/Tag)	% des Ruhestoffwechsels
Leber und Splanchnicusgebiet	4	25
Gehirn	4	25
Herz	1	6
Niere	1,6	10
Skelettmuskel	2,8	18
Rest	2,6	16
Gesamt	16	100

darf für die Resynthese der Körperbausteine, die unter Fastenbedingungen verlorengingen.

Tabelle 3.1 zeigt, in welchem Umfang die wichtigsten Organe zum Grundumsatz beitragen.

Der Energieumsatz hängt von einer ganzen Reihe von Faktoren ab. Die wichtigsten sind:
- Hormone,
- Klima,
- Körpertemperatur,
- Körpergröße und -zusammensetzung,
- Geschlecht,
- Alter,
- Nahrungsaufnahme,
- körperliche Aktivität,
- Wachstum, Schwangerschaft, Lactation.

Von diesen Variablen werden bei der Messung des Grundumsatzes die körperliche Aktivität und die Nahrungsaufnahme ausgeschaltet, Klima und Körpertemperatur konstant gehalten. Wenn man dann die Abhängigkeit von Lebensalter und Körpergröße kennt, kann man aus der Höhe des Grundumsatzes auf den endokrinen Zustand schließen. Bei der Messung des Grundumsatzes muß allerdings beachtet werden, daß alle Emotionen den Stoffwechsel steigern. Bei nichtgewöhnten Personen kann die Messung selbst eine Emotion auslösen. Deshalb müssen die Messungen so oft wiederholt werden, bis die Resultate gleichmäßig sind. Hyperventilation ergibt erhöhte, Hypoventilation erniedrigte Werte.

Von den verschiedenen Methoden, den Grundumsatz zu bestimmen, nämlich Bilanztechnik, direkte Calorimetrie und indirekte Calorimetrie, hat heute nur noch die letztere praktische Bedeutung.

Seit Lavoisiers berühmten Untersuchungen sahen die Physiologen die Oxidation der Nährstoffe als Hauptquelle der im Organismus frei werdenden Energie an.

Bei der indirekten Calorimetrie wird entsprechend, vorwiegend vom Sauerstoffverbrauch, auf den Energieverbrauch geschlossen. Fette und Kohlenhydrate geben bei ihrer Verbrennung innerhalb des Organismus die gleichen Endprodukte wie bei einer kompletten Oxidation außerhalb des Körpers. Nur die Proteine liefern infolge ihres inkompletten Abbaus im Körper, im Gegensatz zur kompletten Verbrennung, Harnstoff. Die exakte Umsatzmessung mittels indirekter Calorimetrie erfolgt deshalb durch Erfassung der Sauerstoffaufnahme, der CO_2-Abgabe sowie der Stickstoffausfuhr. Mittels stöchiometrischer Berechnung ergibt sich aus den angeführten Meßwerten leicht die äquivalente Energiemenge.

Seit Zuntz bedient man sich dabei des sog. „Respiratorischen Quotienten" (RQ);

$$RQ = \frac{\text{ausgeatmetes } CO_2}{\text{verbrauchter Sauerstoff}} .$$

Da entsprechend der Gleichung

$$C_6H_{12}O_6 + 6\, O_2 \rightarrow 6\, CO_2 + 6\, H_2O$$

die verbrauchte Sauerstoffmenge und die entstehende Menge CO_2 gleich sind, ist der RQ für Kohlenhydrate 1,0.

Bei Fetten ist der RQ geringer. Tripalmitin z.B. verbrennt nach der Bruttoformel

$$C_{51}H_{98}O_6 + 72{,}5\, O_2 \rightarrow 51\, CO_2 + 49\, H_2O.$$

Der RQ ist also $\frac{51}{72{,}5} = 0{,}7$.

Tabelle 3.2. Respiratorischer Quotient und energetisches Äquivalent bei verschiedenen Nährstoffen

Nährstoff	O_2-Aufnahme (cm^3/g)	CO_2-Abgabe (cm^3/g)	RQ	Energetisches Äquivalent kJ/l O_2 (kcal/l O_2)	kJ/l CO_2 (kcal/l CO_2)
Kohlenhydrate	829	829	1,0	21,13 (5,05)	21,13 (5,05)
Fett	2019	1427	0,71	19,62 (4,69)	27,74 (6,63)
Eiweiß	966	774	0,80	18,79 (4,49)	23,35 (5,58)

Wegen der erwähnten unvollkommenen Verbrennung des Eiweißes im Organismus ist hier die Errechnung schwieriger. Man rechnet heute allgemein mit den in Tabelle 3.2 bzw. 3.3 angegebenen RQ-Werten.

Vereinfachend kann man von der ausgeschiedenen N-Menge auf die verbrannte Eiweißmenge schließen (Multiplikation mit 6,25) und die dieser Eiweißmenge entsprechende Sauerstoffaufnahme bzw. CO_2-Abgabe errechnen. Zieht man diese Werte von den gemessenen ab, erhält man „Nichteiweiß"-CO_2 und „Nichteiweiß"-O_2, woraus sich wiederum der „Nichteiweiß"-RQ ergibt. Von diesem ausgehend kann schließlich geschlossen werden, in welchem Verhältnis die Fettverbrennung zur Kohlenhydratverbrennung steht.

Bei einer durchschnittlichen Ernährung, wie sie in entwickelten Ländern besteht, macht der Eiweißanteil ca. 15% aus. Änderungen des RQ sind also vorwiegend durch Veränderungen des Fett-Kohlenhydrat-Verhältnisses bedingt. Da eine Variation des Eiweißanteils in der Nahrung von ± 5% nur einen Fehler des calorischen Äquivalents von 0,084 kJ/l O_2, entsprechend einem Fehler des Endwerts für den Umsatz von ± 0,4% bedeutet, kann für viele Zwecke noch eine wesentliche Vereinfachung der Messung toleriert werden.

Man ist sich bei der Bewertung des RQ natürlich bewußt, daß es sich um einen Durchschnittswert handelt, der die Resultante vieler gleichzeitig im Körper ablaufender Vorgänge darstellt. Exakte Werte erhält man nur in einem „steady state".

Werte für den mittleren Grundumsatz von Männern und Frauen in verschiedenen Altersstufen gibt Tabelle 3.4.

Körpergröße und -zusammensetzung beeinflussen den Grundumsatz. Es besteht eine Korrelation zur fettfreien Körpermasse. Deshalb haben fette

Tabelle 3.3. Calorimetrisches Äquivalent von Mischungen aus Kohlenhydraten und Fetten

Respiratorischer Quotient (RQ)	Wärmebildung		Anteil an der Wärmebildung	
	kJ/l O_2	(kcal/l O_2)	Kohlenhydrat (%)	Fett (%)
0,71	19,62	(4,69)	0	100
0,75	19,83	(4,74)	15,6	84,4
0,80	20,08	(4,80)	33,4	66,6
0,85	20,33	(4,86)	50,7	49,3
0,90	20,59	(4,92)	67,5	32,5
0,95	20,67	(4,94)	84,0	16,0
1,00	21,13	(5,05)	100	0

Tabelle 3.4. Mittlerer Grundumsatz (in kJ bzw. kcal/1,75 m²/24 h) von Männern und Frauen verschiedenen Alters (Jahre)

Alter	Männer	Frauen
18	7500 (1800)	6700 (1600)
24	7100 (1700)	6300 (1500)
42	6700 (1600)	6300 (1500)
66	6300 (1500)	5900 (1400)
75	5900 (1400)	5400 (1300)

Personen bei Bezug auf kg KG einen geringeren Umsatz als magere. Daraus ergibt sich die Frage, worauf man den Grundumsatz beziehen soll, wenn man ihn normieren will, oder worauf man beziehen soll, wenn man den Energiebedarf unterschiedlicher Species berechnen will. Rubner (1902) und andere haben den Energieumsatz auf die Einheit der Körperoberfläche bezogen. Das gibt in einem begrenzten Größenbereich eine bessere Übereinstimmung als der Bezug auf kg Körpermasse, aber wenn man die Spanne der untersuchten Lebewesen groß genug wählt, ergeben sich erhebliche Abweichungen von der Oberflächenregel. Kleiber (1947, 1975) hat gezeigt, daß der Grundumsatz proportional der metabolischen Körpermasse ist. Diese entspricht der ¾-Potenz des Gewichts, also $W^{0,75}$. Diese Erkenntnis muß für jeden Stoffwechselforscher eine große Erleichterung sein, wenn man bedenkt, wie schwierig, ja unmöglich in vielen Fällen die Ermittlung der Körperoberfläche ist. Leider stammt ein großer Teil der Untersuchungen über den Grundumsatz und seine Beeinflussung noch aus der Oberflächenära und ist auf m² Oberfläche bezogen, ohne Angabe der relevanten Größen Körperlänge, Gewicht und Umsatz pro kg Körpermasse, die für die Umrechnung erforderlich wären.

Die ¾-Potenz als Bezugsgröße für den Grundumsatz kann als Kompromiß angesehen werden zwischen dem Bezug auf die Körpermasse (Potenz 1) und dem Bezug auf die Körperoberfläche (⅔-Potenz der Körpermasse).

Als mittlerer Wert für den Grundumsatz der Wirbeltiere wird 293 kJ (bzw. 70 kcal) pro $kg^{0,75}$ angegeben. Der Erhaltungsumsatz (maintenance) ist das 1,5fache davon.

Um genauere Aussagen über den Grundumsatz beim Menschen in Abhängigkeit von Geschlecht, Alter, Länge und Gewicht machen zu können, haben Harris u. Benedict (1919) empirische Formeln aufgestellt (prediction tables), die von Kleiber (1947, 1975) reanalysiert und in physiologisch verständliche Gleichungen umgeformt worden sind:

Männer: $G = 297,9 \cdot W^{0,75} [1 + 0,004(30-A) + 0,010(S-43,4)]$,
Frauen: $G = 275,3 \cdot W^{0,75} [1 + 0,004(30-A) + 0,018(S-42,1)]$.

G   Grundumsatz in kJ/Tag,
W   Körpermasse in kg,
A   Alter in Jahren,
S   Spezifische Statur (Faktor zur Berücksichtigung von

$$\text{unterschiedlichem Körperbau} = \frac{\text{Körperlänge in cm}}{W^{1/3}}.$$

Was bedeuten diese Gleichungen? Ein Mann von 30 Jahren und einer spezifischen Statur von 43,4 cm/kg$^{1/3}$ (z. B. 180 cm und 71,34 kg) hat einen Grundumsatz von 297,9 · $W^{0,75}$ (kJ).

Eine Frau von 30 Jahren und der standardspezifischen Statur (die etwas geringer ist als für Männer) hat einen Grundumsatz von 275,3 · $W^{0,75}$ (kJ).

Der zweite Ausdruck in Klammer zeigt an, daß der Grundumsatz mit jedem Jahr über 30 um 0,4% abnimmt bzw. unter 30 zunimmt. Der letzte Ausdruck in Klammer schließlich zeigt, daß mit jedem cm/kg$^{1/3}$-Zunahme der spezifischen Statur der Grundumsatz beim Mann um 1%, bei der Frau um 1,8% zunimmt. Das Ausmaß der Schlankheit beeinflußt also den Grundumsatz bei der Frau stärker als beim Mann.

3.1.2 Leistungszuwachs

Jegliche Beanspruchung von Körperleistungen, die im Grundumsatz nicht enthalten sind – bereits geringe Muskelbewegungen, thermoregulatorische Maßnahmen, chemische Leistungen nach Nährstoffzufuhr etc. –, bedeutet einen mehr oder weniger ausgeprägten „Leistungszuwachs". Der individuell fixierte Grundumsatz ergibt zusammen mit dem variablen Leistungszuwachs den Gesamtumsatz. Die Skelettmuskulatur, welche 40–50% des Körpergewichts ausmacht, kann bei entsprechender Leistung ihren Ener-

Tabelle 3.5. Beispiel des Energieverbrauchs eines 70 kg schweren Mannes bei variierender Aktivität

Aktivität	kJ/h	(kcal/h)
Schlaf	270	(65)
Wach, ruhig liegend	320	(77)
Ruhig sitzend	420	(100)
An- und Auskleiden	500	(118)
Schnelles Schreibmaschinenschreiben	590	(140)
Spazierengehen	840	(200)
Bäumesägen	2000	(480)
Treppensteigen	4600	(1100)

Tabelle 3.6. Energieverbrauch von Sportlern

	Mininum kJ/Tag	(kcal/Tag)	Maximum kJ/Tag	(kcal/Tag)
Sportler, ruhig liegend	7100	(1700)	9200	(2200)
Kurzstreckenläufer	12500	(3000)	16700	(4000)
Fußballspieler	12500	(3000)	21000	(5000)
Skilangläufer	14660	(3500)	21000	(5000)
Sechstagefahrer	25000	(6000)	37600	(9000)

giebedarf um mehr als das 20fache steigern. Bereits geringe Körperbewegungen können zu einer Umsatzsteigerung von über 25% des Grundumsatzes führen (Tabelle 3.5 und Tabelle 3.6).

Die Steigerung des Sauerstoffverbrauchs je kg Masse, die auf ebener Bahn fortbewegt wird, liegt nach Messungen von Zuntz beim Menschen je km zwischen 0,086 und 0,168 l. Ein 70 kg schwerer Mensch würde also bei einem Fußmarsch von 1 km 6–11,8 l O_2 für die Fortbewegung verbrauchen. Bei einem RQ von 0,9 (Tabelle 3.3) entspräche das 126–243 kJ bzw. 26–58 kcal.

Einen besonders ausgeprägten Leistungszuwachs bedeuten die verschiedenen sportlichen Betätigungen. So haben Ringer einen Energieverbrauch von 3800 kJ/h bzw. ca. 900 kcal/h.

Das Tagesprofil des Leistungszuwachses ist natürlich starken Schwankungen unterworfen. Für den Tagesumsatz verschiedener Berufsgruppen ist der Leistungszuwachs während der aktiven Arbeitsphase entscheidend (Tabelle 3.7).

Tabelle 3.7. Tagesumsatz verschiedener Berufsgruppen

	in kJ	(in kcal)
Vorwiegend sitzende Beschäftigung (Schriftsteller, Kaufmann, Beamter)	9200–10000	(2200–2400)
Leichte Muskelarbeit vorwiegend im Sitzen, auch teilweises Gehen und Sprechen (Schneider, Lehrer)	11000–12000	(2600–2800)
Mäßige Muskelarbeit (Schuhmacher, Briefträger)	ca. 12500	(ca. 3000)
Stärkere Muskelarbeit (Metallarbeiter, Maler)	14000–15000	(3400–3600)
Schwerarbeiter	17000	(4000 und mehr)
Schwerstarbeiter	21000	(5000 und mehr)

Zusätzlicher Energiebedarf kann auch durch die Thermoregulation bei erniedrigter Umgebungstemperatur entstehen. Infolge der besseren Wärmeleitung in Wasser gegenüber Luft macht sich dies insbesondere für Schwimmer bemerkbar. Die Überlebenszeit von Schiffbrüchigen wie auch die Leistung von Schwimmern ist in erheblichem Maße von der Wassertemperatur abhängig (Tabelle 3.8).

Für verschiedenartige Arbeitsleistungen sind dem Organismus Grenzen gesetzt, die durch Intensität und Dauer bedingt sind.

Bei kurzfristigen Intensivleistungen (Momentanleistung), wie sie typisch für den Gewichtheber sind, ist die reine Muskelkraft der limitierende Faktor.

Bei anhaltender Leistung, z. B. der Stundenleistung, gewinnt die Sauerstoffversorgung und damit die Leistung des Kreislaufsystems und der Atmung vorzügliche Bedeutung (Tabelle 3.9).

Besonders hohe Ansprüche stellen Tagesleistungen an das Zentralnervensystem (Willenskraft, Schlafbedürfnis). Die bei Radrennfahrern beob-

Tabelle 3.8. Überleben in Kaltwasser

Wassertemperatur	Erschöpfung oder Bewußtlosigkeit nach	Überleben
0 °C	¼ h	¼–1½ h
10 °C	½–1 h	1–2 h
15 °C	2–4 h	6–8 h
21 °C	3–7 h	Fraglich
27 °C	12 h	Relativ sicher

Tabelle 3.9. Physiologische Wirkungen körperlicher Tätigkeit

Physiologische Effekte	Ruhe	Körperliche Tätigkeit	
		Mittlere	Maximale
O_2-Verbrauch (cm^3/min)	250	2500–3500	5000
Atmung:			
Atemminutenvolumen (l)	4,5–6	50–70	120
Kreislauf:			
Pulsfrequenz (min)	70	120–150	200
Schlagvolumen (cm^3)	60–70	90–110	150
Minutenvolumen (l)	4–5	10–20	35
Systolischer Blutdruck (mmHg)	120	160	180

Tabelle 3.10. Beispiel des Verbrauches eines Sechstagefahrers pro Tag

kJ	(kcal)	Eiweiß	Fett	Kohlenhydrate
28000	(6700)	284 g ca. 17 Energie %	210 g ca. 29 Energie %	891 g ca. 54 Energie %

achteten Tagesleistungen mit einem Energieverbrauch von 38000 kJ (9000 kcal) stellen das Maximum dar und können nicht mehrere Tage hintereinander erbracht werden. Das Äußerste an für mehrere Tage erbrachten Leistungen (Wochenleistung) liegt bei einem Calorienverbrauch von 25000–30000 kJ/Tag (6000–7000 kcal/Tag) und wurde ebenfalls bei Sechstagefahrern gemessen. Hier stellt ohne Zweifel die Kapazität des Verdauungssystems den limitierenden Faktor dar (Tabelle 3.10).

3.1.3 Brennwerte der Nährstoffe und Verwertung der Energie

Die mit der Nahrung aufgenommenen Nährstoffe werden im Magen-Darm-Trakt verdaut, zum größten Teil resorbiert, dann im Stoffwechsel umgesetzt, und die bei diesem Umsatz anfallende Energie geht teils als Wärme

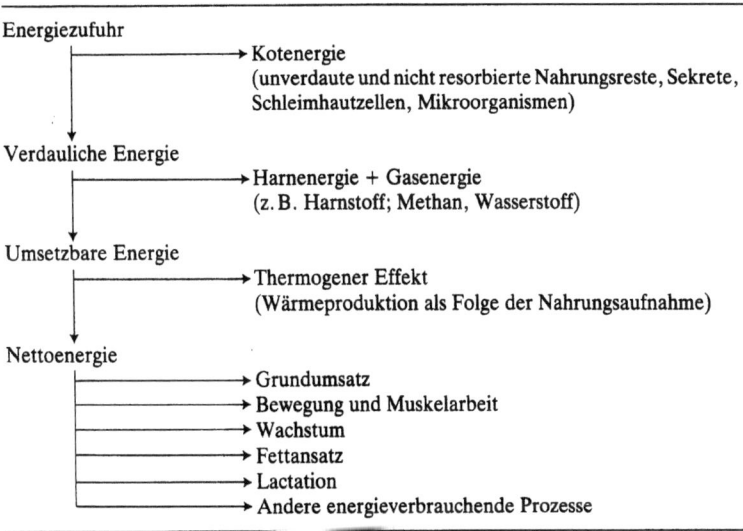

Abb. 3.1. Verwertung der Nahrungsenergie. (Nach Knox 1971)

verloren, teils wird sie für die verschiedenen energieverbrauchenden Prozesse verwendet. Die Abb. 3.1 zeigt ein Schema über die Verwendung der in den Nahrungsmitteln enthaltenen Energie.

Von der gesamten Energiezufuhr (gemessen durch Verbrennung der Trockensubstanz in einer Calorimeterbombe) wird ein Teil unverdaut oder unresorbiert im Kot ausgeschieden (Kotenergie). Die „verdauliche Energie" (digestable energy) wird resorbiert. Ein Teil davon geht im Harn verloren (Harnenergie) oder in Form von Gasen (Methan, Wasserstoff). Von der übrigen „umsetzbaren Energie" (metabolizable energy) geht ein Teil als Wärme verloren (thermogener Effekt), während der Rest, die „Nettoenergie", für echte Arbeitsleistung verwendet werden kann.

Entscheidend für den energetischen Effekt der Nahrung ist also die umsetzbare Energie. Während dieser Begriff in der Tierernährungslehre nicht nur eindeutig definiert, sondern auch experimentell ermittelt wird, gibt es diesen Begriff in der menschlichen Ernährungslehre leider bisher noch nicht. Er wird hier ersetzt durch den etwas verschwommenen Begriff „physiologischer Brennwert der Nährstoffe".

Durch eine Reihe exothermer Reaktionen werden die Nährstoffe zu CO_2, Wasser und einigen weiteren chemischen Stoffen, wie Harnstoff, abgebaut. Im Grunde müßte es gleichgültig sein, wie die entsprechenden Reaktionsketten verlaufen; solange Ausgangsprodukte und Endprodukte die gleichen sind, müßte jeder Weg zum gleichen Energiegewinn führen. Aus diesem Gedankengang leitet sich die Berechtigung ab, den Energiegehalt der Nährstoffe außerhalb des Körpers zu bestimmen. Diese Bestimmung des „physikalischen Brennwerts" erfolgt in der Calorimeterbombe nach Berthelot. Man geht dabei so vor, daß man in einem starkwandigen Stahlgefäß unter einem hohen O_2-Druck die entsprechenden Stoffe vollkommen verbrennt und die freiwerdende, an die Umgebung übertragene Wärmemenge mißt (Tabelle 3.11 und 3.12).

Tabelle 3.11. Physikalischer Brennwert (pro g Trockensubstanz) N-haltiger Substanzen

	kJ	(kcal)
Serumalbumin	24,77	(5,92)
Casein	24,18	(5,78)
Fibrin	23,35	(5,58)
Kollagen	22,38	(5,35)
Leucin	21,28	(6,52)
Alanin	18,20	(4,35)
Asparaginsäure	12,13	(2,90)
Harnsäure	11,40	(2,74)
Harnstoff	10,59	(2,53)

Tabelle 3.12. Physikalischer Brennwert (pro Gramm) von Fetten, Kohlenhydraten und ähnlichen Stoffen. (Lang u. Ranke 1950; Paul u. Southgate 1978)

	kJ	(kcal)
Pflanzliches Fett	39,83	(9,52)
Butterfett	38,58	(9,22)
MCT	35,14	(8,40)
Ethylalkohol	29,71	(7,10)
Glycerin	19,00	(4,54)
Stärke	17,57	(4,20)
Cellulose	17,49	(4,18)
Dextrin	17,24	(4,12)
Disaccharide	16,53	(3,95)
Glucose, Fructose	15,69	(3,75)
Sorbit	16,74	(4,00)
Xylit	16,99	(4,06)
Milchsäure	15,15	(3,62)
Äpfelsäure	10,0	(2,39)
Essigsäure	14,6	(3,49)
Citronensäure	10,33	(2,47)
Glucosemonohydrat	14,14	(3,38)

Die im Verbrennungscalorimeter gemessenen Energiemengen werden allerdings nur dann auch im Organismus frei, wenn die Nährstoffe zu den gleichen Endprodukten, nämlich CO_2 und Wasser, abgebaut werden. Dies ist jedoch nur z.T. der Fall, weshalb man im Gegensatz zum „physikalischen Brennwert" den „physiologischen Brennwert" setzt, der die beim Abbau im Organismus anfallende Energie erfaßt.

Relativ einfach sind die Verhältnisse noch bei den Fetten und Kohlenhydraten. Für den größten Teil davon ist physikalischer und physiologischer Brennwert praktisch gleich. Allerdings sind nicht alle Kohlenhydrate zu den Nährstoffen zu rechnen. Cellulose z.B. ist für den Menschen praktisch unverdaulich. Andere Kohlenhydrate können zwar aus dem Darm resorbiert, jedoch (wie etwa die Xylose) kaum von den Zellen utilisiert werden.

Für Ernährungsberechnungen hat Rubner (1902) gewisse Mittelwerte angegeben, die heute noch allgemein benützt werden, so für das Fett 9,3 kcal/g (39 kJ/g). Da in den zubereiteten Lebensmitteln die Kohlenhydrate vorwiegend als Dextrine vorliegen, setzte Rubner den Brennwert der Kohlenhydrate mit 4,1 kcal (17 kJ) je Gramm resorbiertes Kohlenhydrat an. Dies stellt natürlich einen für viele Untersuchungen ausreichenden Mittelwert dar. Für genauere Berechnungen muß allerdings beispielsweise zwischen Stärke und Glucose calorisch differenziert werden. Beim hydrolytischen Abbau der Stärke zu Glucose wird Wasser angelagert. Selbstverständlich ist bei der Glucose der Kohlenstoffgehalt geringer als bei der Stärke und damit auch die bei der Verbrennung pro Gramm entstehende Calorienmenge kleiner.

Komplizierter ist das Problem beim Eiweiß, das in der Calorimeterbombe zu CO_2, Wasser, Stickstoff und Salpeter- oder salpetriger Säure abgebaut wird. Im Tierkörper erfolgt der Abbau höchstens bis zum Harnstoff. Daneben wird noch ein Teil in Form von Peptiden, Aminosäuren u. a. Stoffen im Harn unverbrannt ausgeschieden. Man kann dies berücksichtigen, indem man den calorischen Quotienten des Harns (Brennwert in kJ/g N im Harn) mißt und beim physikalischen Brennwert einen entsprechenden Abzug vornimmt. Durch dieses Verfahren gelangte Rubner bei animalischem Eiweiß zu einem Mittelwert von 4,3 kcal/g (18 kJ/g) und bei vegetabilem Eiweiß zu einem Mittelwert von 3,96 kcal/g (16,6 kJ/g). Bei gemischter Kost rechnet man entsprechend Rubners Vorschlag mit einem physiologischen Brennwert von 4,1 kcal/g (17 kJ/g).Tatsächlich gehen mit diesem Wert die Bilanzrechnungen auf (Tabelle 3.13).

Der physiologische Brennwert ist ein summarischer Begriff. Er berücksichtigt nicht die Differenzen zwischen den verschiedenen Kohlenhydraten, Fetten und Proteinen, und bei stärkerem Abweichen von der durchschnittlichen Nahrungszusammensetzung kann er recht ungenau werden. Als Parallele zur umsetzbaren Energie in der Tierernährungslehre ist er nur geeignet, wenn man von den wirklich resorbierten Nährstoffmengen ausgeht. Dazu müßte man die Ausnutzung der Nahrung kennen. Die Ausnutzung ist bei tierischen Produkten sehr gut. Aus Fleisch wird Eiweiß zu 93–98%, Fett zu etwa 95% ausgenutzt. Wesentlich schlechter und sehr variabel kann die Ausnutzung der Nährstoffe aus pflanzlichen Lebensmitteln sein, wo sie in Zellwände eingeschlossen sind, die von Verdauungsenzymen nicht angegriffen werden. Deshalb spielt die Zubereitung der Nahrung und das Kauen eine große Rolle für die Ausnutzung. Aus alledem geht hervor, daß der physiologische Brennwert als Berechnungsgrundlage für die Energiezufuhr ein recht grobes Maß darstellt.

Da somit weder die Bestimmung der Energiezufuhr noch die Vorhersage des Energiebedarfs große Genauigkeit besitzen, bleibt als wichtigstes

Tabelle 3.13. Physiologische Brennwerte

	kJ/g	(kcal/g)
Eiweiß	17	(4,1)
Fett	39	(9,3)
Kohlenhydrate	17	(4,1)
Ethylalkohol	30	(7,1)

Kontrollinstrument zur Erhaltung der Gewichtskonstanz oder für Gewichtsreduktion die Waage.

3.1.4 Isodyname Mengen der Nährstoffe

Die tägliche Erfahrung lehrt, daß die Nahrung in ihrem Anteil an Eiweiß, Fett und Kohlenhydraten zumindest in gewissen Grenzen variieren kann, ohne daß es zu Störungen des Allgemeinbefindens kommt. Offenbar können sich die Hauptnährstoffe in einem gewissen Ausmaß gegenseitig vertreten.

Die Ende des vorigen Jahrhunderts von verschiedenen Physiologen durchgeführten Energiebilanzen führten zu der Vorstellung, daß eine der wichtigsten Eigenschaften der Nährstoffe ihr Energiegehalt sei. Entsprechend formulierte Rubner das sog. „Isodynamiegesetz", wonach sich die Nährstoffe gegenseitig nach ihrem Energiegehalt vertreten können. Wörtlich: „Die Quelle der Energie, ob Eiweiß, Fett oder Kohlenhydrate, ist gleichgültig, nur auf die Befriedigung des Energiebedarfs kommt es an." Als „isodyname Mengen" wären anzusehen:

1 g Fett = 2,27 g Kohlenhydrat = 2,27 g Eiweiß,
1 g Kohlenhydrat = 1 g Eiweiß = 0,44 g Fett.

Isodynamie hat energetisch gesehen in gewissen, relativ engen Grenzen Gültigkeit. Das sog. „Isodynamiegesetz" (natürlich handelt es sich um kein Gesetz, sondern um ein Postulat) jedoch in seiner vollen Aussage ist sowohl aus stofflichen wie auch energetischen Gründen überholt.

Erschüttert wurde das „Isodynamiegesetz" primär durch die Entdeckung der „essentiellen Aminosäuren". Da diese einen wesentlichen Teil der Proteine darstellen, im tierischen Organismus jedoch nicht synthetisiert werden, ist ein isocalorischer Ersatz von Eiweiß durch Fette oder Kohlenhydrate unmöglich. Kohlenhydrate lassen sich nur sehr begrenzt durch Fette ersetzen. Das Gehirn deckt seinen Energiebedarf praktisch ausschließlich durch 100–120 g Glucose pro Tag (Ausnahme: adaptive Ketonkörperutilisation nach langfristigem Fasten). Eine Gluconeogenese aus Fett ist nicht möglich: Hingegen kann eine solche aus Eiweiß erfolgen, wenn auch unökonomisch, denn zur Bildung von 100–120 g Glucose sind 175–200 g Protein nötig. Wenn man die wünschenswerte Proteinmenge zur Aufrechterhaltung eines normalen Eiweißstoffwechsels (70 g) addiert, wird ersichtlich, welche Anforderungen eine kohlenhydratfreie Ernährung an Proteinversorgung und Eiweißstoffwechsel stellt. Fette können durch Kohlenhydrate (und über Gluconeogenese auch durch Eiweiß) in größerem

Ausmaß ersetzt werden, wobei allerdings der Bedarf an essentiellen Fettsäuren durch geeignete Fette primär zu decken ist.

Die genannten Einschränkungen des „Isodynamiegesetzes" sind vorwiegend stofflich, doch ergeben sich auch aus energetischer Sicht Bedenken.

Die Universalmünze für Energieumwandlungen im Organismus ist das Gruppenübertragungspotential der terminalen Phosphatgruppe im ATP. Will man also verschiedene Nährstoffe als Energielieferanten miteinander vergleichen, so kann man das nicht auf der Basis ihrer Brennwerte, sondern nur auf der Basis der Anzahl energiereicher Phosphatbindungen, die bei ihrem Abbau entstehen. Die Kenntnis der verschiedenen Stoffwechselwege, auf denen die Nährstoffe oxidiert werden, ermöglicht solche Berechnungen unter der Voraussetzung, daß in allen Fällen der gleiche Grad an Koppelung der oxidativen Phosphorylierung vorliegt.

Entscheidend für die Beurteilung der Effizienz eines Nährstoffs ist, wieviel Energie zugeführt werden muß, um die Synthese von 1 Mol energiereichem Phosphat zu ermöglichen (Tabelle 3.14).

Setzt man auf der Grundlage dieser Zahlen die energetische Effizienz von Glucose gleich 100%, so ist die Effizienz von Tristearat 97,7% und von Myosin 83%.

Man könnte das „Isodynamiegesetz" folgendermaßen umformulieren: „Die Nährstoffe können sich als Energielieferanten ersetzen im Verhältnis zu dem Ausmaß, in dem ihre oxidativen Abbauschritte über ATP mit energieverbrauchenden Prozessen gekoppelt sind".

Voraussagen über die Produktion von energiereichem Phosphat aus Nährstoffen aufgrund bekannter Abbauwege haben allerdings nur unter bestimmten Voraussetzungen Gültigkeit. Je nach Menge und Zusammensetzung der Nahrung werden ja verschiedene Stoffwechselwege beschritten. Es macht z. B. einen erheblichen Unterschied aus, ob der Kohlenhydratan-

Tabelle 3.14. Nährstoffe als Energiequellen

	Glucose	Tristearat	Myosin[a] (Kaninchen)	Ethylalkohol
ATP-Gewinn: Mole/Mol Brennstoff	38	458	–	18
ATP-Gewinn: Mole/100 g Brennstoff	21,1	51,4	19,9	39,2
Brennwert: kJ/100 g (kcal/100 g)	1560 (374)	3900 (930)	1780 (425)	2950 (710)
kJ/Mol ATP (kcal/Mol ATP)	74 (17,7)	76 (18,1)	89 (21,3)	76 (18,1)

[a] Nach Krebs (1960).

Tabelle 3.15. Energieausbeute bei direkter Alaninoxidation und bei Umweg über Gluconeogenese

---

I. *Bildung von Glucose:*
2 Alanin + 6 P + 2 NADH → 1 Glucose + 2 NH_4^+ + 2 NADH
2 NH_4^+ + 4 ~ P → 1 Harnstoff
Summe:
2 Alanin + 10 ~ P → 1 Glucose + 1 Harnstoff

II. *Oxidation von Glucose:*
1 Glucose → CO_2 + 38 ~ P
Gesamtprozeß I + II
2 Alanin → 6 CO_2 + 1 Harnstoff + 28 ~ P

III. *Oxidation von Alanin direkt:*
2 Alanin → 6 CO_2 + 2 NH_4^+ + 36 ~ P
2 NH_4^+ + 4 ~ P → 1 Harnstoff
Summe:
2 Alanin → 6 CO_2 + 1 Harnstoff + 32 ~ P

Kosten der Gluconeogenese:

$$\frac{32-28}{32} \cdot 100 = 12{,}5\%$$

---

teil der Nahrung hoch genug ist, daß Nahrungsprotein zum Ersatz von Körperprotein herangezogen werden kann, oder ob Protein zur Gluconeogenese herangezogen werden muß. Es ist wiederum ein Unterschied, ob Kohlenhydrate gerade den Bedarf decken, oder ob sie in überschüssiger Menge zugeführt in Fett umgewandelt werden. Jedesmal werden andere Stoffwechselwege durchlaufen, bei denen Energieverbrauch und Produktion verwertbarer Energie unterschiedlich sind. So hängt der Anteil des Gesamtenergiegehalts der Nahrung, der in verwertbarer Energieform anfällt, von der Nahrungszusammensetzung ab und kann nicht einfach aus dem Gesamtenergiegehalt berechnet werden. Um ein konkretes Beispiel anzuführen: es ist ein wesentlicher Unterschied, ob glucoplastische Aminosäuren direkt als Brennstoff oder auf dem Umweg über Gluconeogenese verwertet werden. Für Alanin zeigt das Tabelle 3.15.

Die Verwertung von Alanin auf dem Umweg über Glucose kostet also 12,5% der verwertbaren Energie.

3.1.5 Thermogener Effekt der Nahrungsaufnahme

Schon 1885 hat Rubner bei seinen Untersuchungen über die Isodynamie der Nährstoffe festgestellt, daß jede Nahrungsaufnahme den Energieumsatz erhöht. Er hat diesen Effekt als „spezifisch dynamische Wirkung" bezeichnet. Spätere Untersucher haben diese Bezeichnung kritisiert, weil der Effekt nicht spezifisch für Eiweiß ist, wie ursprünglich angenommen, und in der Folge hat sich der Ausdruck calorigener oder thermogener Effekt (im Englischen auch „heat increment") eingebürgert. Eiweiß hat den stärksten, Fett den geringsten thermogenen Effekt. Die Angaben schwanken sehr stark, weil die Messungen teilweise unter ganz verschiedenen Bedingungen durchgeführt worden sind. Die meisten Angaben für Proteine liegen zwischen 14 und 20%, für Kohlenhydrate zwischen 4 und 10% und für Fett zwischen 2 und 4% (Übersicht bei Kraut 1981). Die Umsatzsteigerung beginnt unmittelbar nach der Nahrungsaufnahme, hat ihren Gipfel meist um die 3. Stunde, beträgt nach 7 h nur noch wenige Prozent des Grundumsatzes und ist nach 12 h völlig abgeklungen. Viele Angaben sind deswegen zu hoch, weil sie sich nur auf die höchste Steigerung des Umsatzes beziehen, anstatt auf das gesamte Flächenintegral. Das Ausmaß des Effekts wird auch beeinflußt durch den Ernährungszustand, durch die Art der Applikation der Nährstoffe (einzeln oder im Gemisch), und durch zahlreiche andere Faktoren. Der thermogene Effekt eines Nährstoffgemischs ist nicht einfach die Summe der Wirkungen der Einzelkomponenten. Als Ursache für den Effekt wurde ursprünglich „Verdauungsarbeit" (Verdauung, Resorption, Darmmotilität usw.) angenommen. Diese Vorgänge reichen jedoch nicht aus, um die Größe des thermogenen Effekts zu erklären. Es ist auch gezeigt worden, daß bei Aminosäuren keine wesentlichen Unterschiede im thermogenen Effekt bei peroraler, subcutaner und intravenöser Zufuhr bestehen (Wilhelmj 1935). Heute muß angenommen werden, daß Stoffwechselprozesse im Intermediärstoffwechsel für den Effekt verantwortlich sind. So ist es auch verständlich, daß der thermogene Effekt im Hungerzustand geringer ist als bei gutem Ernährungszustand; bei gutem Ernährungszustand und einer den Energiebedarf übersteigenden Nährstoffzufuhr setzen Speichervorgänge ein, die immer Energie kosten.

Einer interessanten und plausiblen Hypothese von Newsholme (1980) zufolge könnte auch die Stimulierung von Substratcyclen („futile cycles") wie des Fructose-6-phosphat-Fructose-1,6-bisphosphat-Cyclus, des Glykogen-Glucose-1-phosphat-Cyclus oder des Triglycerid-Fettsäuren-Cyclus durch Nährstoffzufuhr an der Thermogenese beteiligt sein. Werden Aminosäuren oder Proteine allein verabreicht, so ist der thermogene Effekt höher als im Gemisch mit Kohlenhydraten. Hier dürfte auch die Gluconeogenese aus Aminosäuren eine Rolle spielen. Beispielsweise ist die Umwandlung von Alanin in Glucose und deren anschließende Oxidation energetisch weniger ökonomisch als die direkte Oxidation präformierter Glucose, wie ein Rechenbeispiel in Tabelle 3.15 zeigt.

Der im Vergleich zu anderen Nährstoffen größere thermogene Effekt von Proteinen ist wohl darauf zurückzuführen, daß die Zusammensetzung der Nahrungsproteine nie genau mit dem Aminosäurenbedarf für die Synthese der Körperproteine übereinstimmt und deshalb in größerem Umfang Umbau- und Abbauvorgänge erforderlich sind. Geht man von der Tatsache aus, daß die metabolisch verwertbare Form der Energie ATP ist, daß die Nährstoffe oxidiert werden, um ATP zu gewinnen, und daß die Bildung von ATP mit mehr oder weniger großem Verlust an Energie in Form von Wärme verbunden ist, so kann man die Frage nach dem thermogenen Effekt auch so stellen, wie H. A. Krebs sie formuliert hat: „Warum ist die mit der Synthese einer gegebenen Menge ATP verbundene Wärmeproduktion unterschiedlich für die verschiedenen Nährstoffe, die als Energielieferanten für die ATP-Synthese dienen?" Dies kann man aus der Kenntnis der Stoffwechselwege beantworten, wenn man die Gesamtenergie der Nährstoffe (physiologischer Brennwert) in Beziehung setzt zur Menge an ATP, die bei der Oxidation gewonnen werden kann. Für Kohlenhydrate und Fett ist das sehr leicht zu berechnen (s. Tabelle 3.14). Für die Aminosäuren ist es schwieriger. Ein Teil der oxidativen Schritte erfolgt hier über autoxidable Flavinenzyme ohne Beteiligung der Atmungskette und ist nicht mit ATP-Bildung verknüpft (besonders beim Abbau von Phenylalanin und Tyrosin und bei der Oxidation von Sulfhydryl zu Sulfat). Ferner wird für die Harnstoffsynthese Energie verbraucht (selbst die Verabreichung von Ammoniumsalzen hat einen thermogenen Effekt). Auf der Basis der so

Tabelle 3.16. Kalkulierter maximaler ATP-Gewinn für verschiedene Aminosäuren

Aminosäure	Brutto-ATP-Gewinn (Mol ATP/Mol Aminosäure)	Netto-ATP-Gewinn[a] (Mol ATP/Mol Aminosäure)
Alanin	18	16
Arginin	33	29
Asparaginsäure	18	16
Cystein	15	13
Glutaminsäure	27	25
Histidin	27	21
Isoleucin	43	41
Leucin	42	40
Lysin	39	35
Methionin	20	18
Phenylalanin	41	39
Prolin	32	30
Serin	15	13
Threonin	23	21
Tyrosin	44	42
Valin	32	20

[a] Nach Abzug des ATP-Bedarfs für die Harnstoffsynthese.

Tabelle 3.17. Kalkulierter Energiebedarf zur ATP-Synthese bei Verwendung von Eiweiß als Energiequelle

Protein	Netto-ATP-Gewinn/100 g	kJ/Mol ATP (kcal/Mol ATP)	Kalkulierte spezifisch-dynamische Wirkung
Casein	20,4	87 (20,8)	19,6%
Myosin	19,9	92 (21,9)	22,4%
Ovalbumin	20,1	89 (21,2)	21,8%

kalkulierten ATP-Ausbeute bei der Oxidation der Aminosäuren (Tabelle 3.16) und der Annahme, daß 12% des Kohlenstoffskeletts der Aminosäuren nicht vollständig verbrannt werden (Glycin, Cystein, Cystin, Tryptophan), hat Krebs (1960) für einige Proteine mit bekannter Aminosäurenzusammensetzung den Energiebedarf für die ATP-Synthese berechnet (Tabelle 3.17) und die „spezifisch dynamische Wirkung" der Proteine angegeben als die Prozent Extracalorien, die für die Synthese von 1 Mol ATP benötigt werden, wenn Eiweiß statt Kohlenhydrat (KH) als Brennstoff dient:

$$\frac{\text{Energiebedarf bei Protein} - \text{Energiebedarf bei KH}}{\text{Energiebedarf bei KH}} \cdot 100.$$

Die errechneten Werte ergeben tatsächlich für die ATP-Synthese einen um ca. 20% höheren Energiebedarf bei Verwendung von Eiweiß als Energiequelle im Vergleich zu Kohlenhydrat und sind in guter Übereinstimmung mit den am besten verläßlichen Meßdaten. Der besonders hohe thermogene Effekt der Proteine dürfte somit überwiegend auf energetisch weniger ökonomische Vorgänge beim Stoffwechsel der Aminosäuren zurückzuführen sein und ist deshalb auch um so höher, je höher der Protein-Turnover durch Proteinzufuhr eingestellt wird. Es wird auch verständlich, daß der Hauptort für den thermogenen Effekt der Proteine die Leber ist, während sich die Steigerung des Energieumsatzes nach Kohlenhydrat oder Fett mehr über den gesamten Organismus verteilt. Bei hepatektomierten Hunden bleibt der thermogene Effekt der Proteine aus (Wilhelmj 1935).

Literatur

Harris JA, Benedict FG (1919) A biometric study of basal metabolism in man. Carnegie Just Washington Publ 279:266
Hegsted DM (1974) Energy needs and energy utilization. Nutr Rev 32:33–38
Kleiber M (1947) Body size and metabolic rate. Physiol Rev 27:511–541

Kleiber M (1975) The fire of life – an introduction to animal energetics, 2nd edn. Krieger, Huntington New York

Knox KL (1971) Energy metabolism. In: Rechcigl M (ed) Nitrogen, electrolytes, water and energy metabolism. Comp Anim Nutr 3:1–33

Kraut H (Hrsg) (1981) Der Nahrungsbedarf des Menschen, Bd 1. Steinkopff, Darmstadt

Krebs HA (1960) The cause of the specific dynamic action of foodstuffs. Arzneimittelforsch 10:369–373

Lang K, Ranke OF (1950) Stoffwechsel und Ernährung. Springer, Berlin Göttingen Heidelberg

Newsholme EA (1980) A possible metabolic basis for the control of body weight. N Engl J Med 302:400–405

Paul AA, Southgate DAT (1978) McCance and Widdowson's The composition of foods, 4th edn. HM Stationary Office, London

Rubner M (1902) Die Gesetze des Energieverbrauchs bei der Ernährung. Deuticke, Leipzig Wien

Wilhelmj CM (1935) The specific dynamic action of food. Physiol Rev 15:202–220

4 Qualitativer Aspekt der Nahrung

Das Bedürfnis nach Nahrung betrifft nur die Nährstoffe und nicht die einzelnen Lebensmittel. Diese sind für die Ernährung nur insoweit wichtig, als sie Träger der Nährstoffe sind. Man kann die Ernährung auf die verschiedenste Art und mit den verschiedensten Lebensmitteln gestalten. Entscheidend ist allein, daß durch die Nahrung alle benötigten Nährstoffe in ausreichenden Mengen und zweckmäßigen Proportionen zugeführt werden. Alle zum Aufbau der Körpersubstanz benötigten Substanzen können nicht bzw. nicht in den benötigten Mengen im intermediären Stoffwechsel hergestellt werden. Solche Substanzen müssen daher unter allen Umständen durch die Nahrung zur Verfügung gestellt werden. Ist dies nicht der Fall, vermag der Organismus seinen Bestand nicht aufrechtzuerhalten. Die Folgen sind Abnahme der Körpermasse bzw. Unvermögen zu wachsen, verbunden mit anderen spezifischen und unspezifischen Mangelsymptomen, die u. U. bis zum Tode führen können. Beispiele bieten die klassischen großen Avitaminosen wie Skorbut oder Beriberi. Die unersetzlichen, nicht im eigenen Stoffwechsel herstellbaren Substanzen pflegt man als *essentielle* Nahrungsfaktoren zu bezeichnen.

Die Feststellung, daß ein Nahrungsbestandteil nicht essentiell ist, bedeutet aber keineswegs, daß er überflüssig ist. Kohlenhydrate, Fettsäuren und die nichtessentiellen Aminosäuren können nur dann in ausreichenden Mengen im intermediären Stoffwechsel hergestellt werden, wenn die erforderlichen Mengen an C-Atomen, Aminogruppen und dgl. für die Biosyn-

Tabelle 4.1. Essentielle und nichtessentielle Nahrungsbestandteile

Essentielle	Nichtessentielle
Mineralstoffe	Kohlenhydrate
Spurenelemente	Fettsäuren (außer den essentiellen)
Essentielle Aminosäuren	Lipoide (Phosphatide, Sterine)
Essentielle Fettsäuren	Nichtessentielle Aminosäuren
Vitamine	Kreatin, Kreatinin
	Pyrimidine und Purine
	Hämine

thesen zur Verfügung stehen. Das Ausgangsmaterial für die Biosynthesen liefern in erster Linie Kohlenhydrate, Fette und nichtessentielle Aminosäuren.

Man kennt heute etwa 50 verschiedene, für den Menschen essentielle Substanzen. Es gibt kein Lebensmittel, das sie in den erforderlichen Mengen bzw. den wünschenswerten gegenseitigen Proportionen enthält, die der Mensch braucht. Um alle Ernährungsbedürfnisse zu decken, müssen daher vielerlei Lebensmittel aufgenommen werden. Es ist die Aufgabe der praktischen Ernährungslehre, die günstigsten und geschmacklich zusagenden Lebensmittelkombinationen zu finden.

Der Bedarf des Menschen an den essentiellen Nahrungsbestandteilen ist in den meisten Fällen nicht genau bekannt. Man begnügt sich daher, „Empfehlungen" für die wünschenswerte Höhe der Nahrungszufuhr („Recommended Dietary Allowances") zu geben. Nach den vorliegenden Erfahrungen bleiben gesunde Personen bei der Aufnahme der empfohlenen Nährstoffmengen frei von Ernährungsschäden. Solche Empfehlungen wurden in vielen Ländern von einschlägigen Gremien veröffentlicht, z. B. von der Deutschen Gesellschaft für Ernährung, von dem Food and Nutrition Board der National Academy of Sciences, National Research Council der USA und der World Health Organization.

4.1 Kohlenhydrate

Kohlenhydrate sollen etwa 50–55% der gesamten Energiezufuhr ausmachen. Ihre Bedeutung für die Ernährung besteht in erster Linie in ihrer Eigenschaft als Energielieferanten und Lieferanten für die C-Atome für Biosynthesen. Sie können im intermediären Stoffwechsel aus dem *glucoplastischen Aminosäuren* gebildet werden (Ala, Arg, Asp, Cys, Glu, Gly, His, Hyp, Met, Pro, Ser, Thr, Val).

Eine kohlenhydratfreie Ernährung führt zu eingreifenden Stoffwechselumstellungen (Hypoglykämie, verminderte Glucosetoleranz, starke Erhöhung der freien Fettsäuren im Plasma, Ketose). Zur Deckung des Mindestbedarfs der Organe an Kohlenhydraten werden die glucoplastischen Aminosäuren in Glucose verwandelt, was eine Verminderung der Proteinsynthese zur Folge hat. Die gesteigerte Lipolyse im Fettgewebe mit Erhöhung der unveresterten Fettsäuren im Plasma ist die Folge eines Absinkens des Insulin-Glucagon-Quotienten. Der Energiebedarf wird hauptsächlich durch die Oxidation von Fettsäuren gedeckt. Eine kohlenhydratfreie Ernährung führt darüber hinaus auch noch zu Störungen im Bereich des Wasser- und Mineralstoffwechsels.

4.1.1 Glucose

Unter physiologischen Verhältnissen ist Glucose das Kohlenhydrat, das alle Aufgaben im Bereich des intermediären Stoffwechsels aller Organe des Menschen erfüllt. Glucose wird von allen Organen verwertet, und zwar als Brennstoff und als Baustein für viele wichtige Verbindungen, wie z. B. Ribose und Desoxyribose als Bausteine der RNS und DNS, Mucopolysaccharide, Glykoproteide, Glykolipiide, Lipide, nichtessentielle Aminosäuren u. a. m.

Es gibt Organe, die ihren Energiebedarf praktisch ausschließlich aus Glucose decken, wie z. B. das Gehirn, das am Tag etwa 110–130 g Glucose benötigt, ferner das Nierenmark und die Erythrocyten. Die anderen Organe können sowohl Glucose als auch Fettsäuren energetisch verwerten.

Im Hunger sind die Kohlenhydratvorräte des Menschen, die etwa 300 bis 400 g in Form von Glykogen betragen, rasch erschöpft. Die Folge ist eine vermehrte Lipolyse im Fettgewebe. Die Muskulatur und auch das Herz verbrennen dann praktisch ausschließlich Fettsäuren, ferner die unter diesen Verhältnissen in der Leber anfallenden Ketonkörper. Die unter allen Umständen notwendigen Glucosemengen (z. B. für das Gehirn) werden – wie schon erwähnt – aus den glucoplastischen Aminosäuren gebildet. Bei langdauerndem totalem Hunger adaptiert sich das Gehirn an die Verwertung von Ketonkörpern. Der Glucosebedarf wird dadurch auf 40–50 g/Tag eingeschränkt, was auf einen erheblichen proteinsparenden Effekt hinausläuft (s. a. Kap. 10).

4.1.2 Stärke

Bei der üblichen Ernährung spielt Glucose als unmittelbares Nahrungskohlenhydrat keine große Rolle. Die Hauptmenge der Glucose entsteht erst im Verdauungstrakt durch die enzymatische Hydrolyse polymerer Kohlenhydrate, hauptsächlich der Stärke und der aus ihr, insbesondere bei der Verarbeitung von Lebensmitteln, entstehenden Dextrine, sowie der ernährungsphysiologisch wichtigen Disaccharide Saccharose („Zucker"), Maltose und Lactose. Das mengenmäßig vorherrschende Nahrungskohlenhydrat ist die Stärke. Hauptquelle für sie sind die Getreidekörner und Kartoffeln. Gekochte Stärke wird praktisch immer vollkommen ausgenützt. Bei der rohen Stärke ist dies nicht immer der Fall, z. B. bei der rohen Kartoffelstärke, die daher auch für manche Menschen schlecht verträglich ist. Da die Spaltung der Stärke im Darm eine gewisse Zeit benötigt, wird der Organismus nicht plötzlich mit Glucose überschwemmt, der Blutzuckerspiegel steigt relativ langsam und nicht zu extremen Höhen an, so daß beim

Gesunden nach Stärke keine alimentäre Glucosurie entsteht und Stärke in jeder Beziehung gut verträglich ist.

4.1.3 Saccharose („Zucker")

Der Saccharoseverbrauch ist im westlichen Europa und in den USA in der neueren Zeit auf 100 g und mehr am Tag angestiegen; das bedeutet, daß 15 bis 20% des Calorienbedarfs des nicht körperlich schwer arbeitenden Menschen durch Zucker gedeckt werden. Dies ist aus verschiedenen Gründen zu viel.

Ganz eindeutig ist der Zusammenhang zwischen Zuckerkonsum und Carieshäufigkeit. Dabei spielt weniger der mit regulären Mahlzeiten aufgenommene Zucker eine Rolle, als Süßigkeiten, die zwischen den Mahlzeiten verzehrt werden und dazu beitragen, daß die Zahnoberfläche längere Zeit mit Zucker in Kontakt bleibt. Reiner Zucker ist frei von Vitaminen und Mineralstoffen, während pflanzliche Nahrungsmittel, die komplexe Kohlenhydrate enthalten, wichtige Lieferanten solcher essentieller Nahrungsfaktoren sind. Zunehmende Verschiebung innerhalb des Kohlenhydratanteils der Nahrung zugunsten von Zucker muß sich deshalb ungünstig auf die Versorgung mit solchen Stoffen auswirken. Ferner werden Süßigkeiten häufig über den Energiebedarf hinaus „genossen" und tragen deshalb zur Entwicklung von Adipositas bei.

4.1.4 Lactose

Lactose ist für den Säugling monatelang praktisch das einzige Nahrungskohlenhydrat. Nach der Säuglingszeit nimmt die Aktivität des Lactose in Glucose und Galaktose spaltenden Enzyms β-Galaktosidase im Darm stark ab, so daß die Verwertung größerer Lactosemengen beim Erwachsenen auf Schwierigkeiten stößt. Die große Bedeutung der Lactose für den Säugling beruht darauf, daß sie für die Aufrechterhaltung einer optimalen Darmflora im Darm wichtig ist und die Resorption von Calcium fördert. Der Mechanismus dieser letzteren Wirkung ist ungeklärt. Als relativ langsam resorbiertes Kohlenhydrat hat Lactose eine laxierende Wirkung, von der häufig diätetischer Gebrauch gemacht wird.

Der Baustein der Lactose, D-Galaktose, kommt in der Natur nicht frei vor. Galaktose ist außer Bestandteil der Lactose auch noch Baustein vieler wichtiger Glykolipide (z. B. Cerebroside, Ganglioside) und Glykoproteide. Zellmembranen enthalten galaktoseenthaltende Polysaccharide. Galaktose entsteht im intermediären Stoffwechsel durch Umlagerung der UDP-

Glucose in UDP-Galaktose durch eine Epimerase. Der Mensch ist daher von der exogenen Zufuhr von Galaktose unabhängig. Die Verfütterung größerer Mengen Galaktose (15% im Futter und mehr) wirkt bei jungen Ratten toxisch und erzeugt Katarakte.

Beim Erhitzen von Milch bzw. Lagern von Milchprodukten entsteht etwas Lactulose (4-O-β-D-Galaktosyl-D-fructose), die als Bifidusfaktor wirkt und diätetische Bedeutung zur Bekämpfung der Obstipation und der Hyperammoniakämie haben kann.

4.1.5 Zuckeraustauschstoffe

Fructose, Sorbit und Xylit haben gewisse Gemeinsamkeiten im Hinblick auf Stoffwechsel und Stoffwechselwirkungen, die sie von Glucose abgrenzen und die dazu geführt haben, daß sie bei Störungen der Glucoseverwertung in Fällen wie z. B. in der Diät des Diabetikers oder in bestimmten Stoffwechselsituationen bei der parenteralen Ernährung („Postaggressionsstoffwechsel") anstelle von Saccharose oder Glucose angewendet werden. Dies hat dazu geführt, daß sie häufig in einer Gruppe als „Zuckeraustauschstoffe" zusammengefaßt werden. Gemeinsam ist diesen Stoffen v. a. die überwiegende Metabolisierung in der Leber und eine verzögerte Umwandlung in Glucose, wodurch abrupte Blutzuckeranstiege unterbleiben. Letzteres wird bei der oralen Zufuhr von Sorbit und Xylit noch zusätzlich durch die langsame Resorption erreicht. Die Zuckeraustauschstoffe normalisieren erhöhte Serumspiegel an unveresterten Fettsäuren und Ketonkörpern, nicht wie Glucose durch insulinvermittelte Lipolysehemmung, sondern wahrscheinlich durch gesteigerte Endoxidation der Fettsäuen.

Die gegenseitigen Stoffwechselbeziehungen dieser Substanzen mit Glucose sind in Abb. 4.1 skizziert.

Bei überhöhter intravenöser Zufuhr, mit der die Grenze der Umsatzkapazität erreicht oder gar überschritten wird, können die Zuckeraustauschstoffe – wie übrigens auch alle anderen Stoffe – unerwünschte Nebenwirkungen auslösen, unter denen v. a. Anstiege von Lactat und Harnsäure und, bei stoßartiger Zufuhr, ein Abfall von Adeninnucleotiden in der Leber beschrieben wurden. Deshalb sind für die parenterale Zufuhr Dosierungsgrenzen festgelegt worden (Bäßler in: Ritzel u. Brubacher 1976), mit deren Einhaltung solche Nebenwirkungen vermieden werden. Für ausreichende Energiezufuhr bei parenteraler Ernährung werden daher diese Stoffe auch in geeigneten Mischungen mit Glucose verabreicht, wobei unter ausreichender Gesamtkohlenhydratzufuhr die Einzelkomponenten sehr niedrig dosiert werden können (Ahnefeld et al. 1975). Bei oraler Zufuhr von Sorbit oder Xylit spielen die angeführten Nebenwirkungen wegen der langsamen

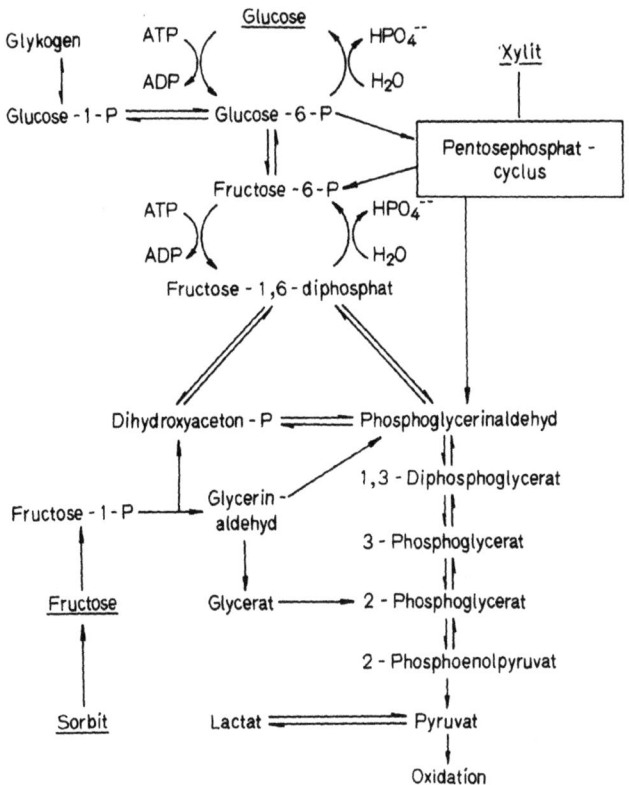

Abb. 4.1. Gegenseitige Stoffwechselbeziehungen zwischen Glucose, Fructose, Sorbit und Xylit

Resorption keine Rolle. Hier kann es bei zu hohen Einzeldosen zu osmotisch bedingten Durchfällen kommen, die sich durch gleichmäßige Verteilung einer Gesamtmenge von 40–60 g über den Tag vermeiden lassen.

Eine 2 Jahre dauernde Ernährungsstudie an freiwilligen Versuchspersonen (Scheinin et al. 1975) mit völligem Austausch von Saccharose gegen Fructose oder Xylit hat gezeigt, daß diese Stoffe auch bei langfristiger Anwendung keine nachteiligen Stoffwechseleffekte verursachen. Insbesondere Xylit führt, da es von Mikroorganismen der Mundflora nicht verwertet wird, zu einem deutlichen Rückgang des Cariesbefalls.

Das Stoffwechselschema in Abb. 4.1 zeigt, daß Sorbit und Xylit ebenso wie Glucose und Fructose als Kohlenhydrate metabolisiert werden. Die maximalen ATP-Ausbeuten bei der vollständigen Oxidation von Glucose, Fructose, Sorbit und Xylit sind 0,211, 0,211, 0,225 und 0,228 Mol ATP/g, die physiologischen Brennwerte sind 15,69 (3,75), 15,69 (3,75), 16,74 (4,0) und 16,99 (4,06) kJ/g (kcal/g). Sorbit und Xylit müssen daher bei diätetischer Anwendung, z. B. im Rahmen einer Diabetesdiät, energetisch voll berücksichtigt werden.

Fructoseintoleranz ist eine absolute Kontraindikation nicht nur für Fructose, sondern auch für Sorbit, da dieser über Fructose metabolisiert wird. Vor jeder Infusion fructose- oder sorbithaltiger Lösungen soll der Patient nach den Symptomen der Fructoseintoleranz befragt werden (Übelkeit und Erscheinungen der Hypoglykämie nach Genuß von Obst, Fruchtsäften oder Süßigkeiten). Bei bewußtlosen Patienten ohne Möglichkeit zur Erhebung einer Anamnese dürfen solche Lösungen nur unter intensiver Stoffwechselüberwachung verabreicht werden. Ein auffallend cariesfreies Gebiß kann ein Hinweis auf eine Fructoseintoleranz sein.

4.1.5.1 Fructose

Bei der Spaltung der Saccharose im Darm durch die Disaccharidasen entsteht neben Glucose Fructose. Fructose ist auch in manchen Früchten enthalten. Während der Resorption wird Fructose durch die Darmschleimhautzellen teilweise in Glucose und in Milchsäure übergeführt. Fructose wird von der Leber – praktisch dem einzigen Organ, das Fructose verwerten kann – sehr rasch umgesetzt, so daß im allgemeinen Kreislauf der Blutfructosespiegel niedrig ist.

Die Umsatzkapazität des Menschen für Fructose ist zwar groß, größere Fructosemengen haben aber Nebenwirkungen; bei vielen Menschen werden Übelkeit, Schmerzen im Oberbauch und Vasodilatationen in verschiedenen Gefäßbezirken erzeugt. Größere Fructosegaben bewirken weiterhin – vermutlich wegen der raschen und ausgiebigen Lieferung von Glycerophosphat – eine vermehrte Triglyceridbildung in der Leber, die zu einer Zunahme der Triglyceride in der Leber und zu einer Hypertriglyceridämie führt. Verschiedentlich wurde auch eine Erhöhung des Serumcholesterinspiegels nach Fructosegaben gefunden.

4.1.5.2 Sorbit

Sorbit wird schon lange Zeit zu diätetischen Zwecken, insbesondere als Zuckeraustauschstoff für Diabetiker verwendet. Seine Süßkraft beträgt 48% derjenigen der Saccharose. Der Stoffwechsel des Sorbits unterscheidet sich von dem der Fructose nur durch die einleitende Dehydrierung durch eine NAD-abhängige Polyoldehydrogenase, durch die Sorbit zu Fructose dehydriert wird. Sorbit wird daher wie Fructose praktisch ausschließlich in der Leber umgesetzt. Die Resorption des Sorbits verläuft sehr langsam, so daß bei größeren Gaben von Sorbit osmotisch bedingte Durchfälle auftreten. Die Grenzdosis ist bei einer Aufnahme von mehr als 50 g/Tag gelegen. Die langsame Resorption des Sorbits hat als weitere Folge, daß größere Mengen der Substanz in die tieferen Darmabschnitte gelangen und dort den Darmbakterien zur Verfügung stehen. Dies führt zu Vergrößerungen des Coecums, ferner zu Veränderungen der Darmflora. Eine weitere Folge ist eine Vermehrung der intestinalen Synthese von B-Vitaminen, die sich u. a. auch in einer Vermehrung der Vitaminausscheidung im Harn zu erkennen gibt. Die „vitaminsparende" Wirkung des Sorbits tritt erst nach einer Latenzzeit auf.

4.1.5.3 Xylit

Der Pentit Xylit kommt in kleinen Mengen in zahlreichen Früchten, Gemüsen und Pilzen vor. Bei Tier und Mensch ist er ein normales Zwischenprodukt im Glucuronsäure-Xylulose-Cyclus. Bei exogener Zufuhr beginnt seine Metabolisierung durch eine Dehydrierung zu D-Xylulose durch die gleiche NAD-abhängige Polyoldehydrogenase, die auch Sorbit zu Fructose dehydriert. Dieser Schritt ist zugleich geschwindigkeitsbestimmend für den gesamten Xylitumsatz, der nach Phosphorylierung der D-Xylulose über die Reaktionen des Pentosephosphatcyclus weiter verläuft. Bei oraler Zufuhr ist wie bei Sorbit die Resorption geschwindigkeitsbegrenzend. Bei längerer Zufuhr von Xylit wurde eine adaptive Verbesserung der Resorption beschrieben (Dubach et al. 1969), die dazu führen kann, daß manche Versuchspersonen schließlich bis zu 200 g Xylit pro Tag ohne Diarrhö vertragen, vorausgesetzt, daß die Menge gleichmäßig verteilt wird. Xylit hat etwa den gleichen Süßungsgrad wie Saccharose, ist hier also dem Sorbit überlegen.

4.1.5.4 Disaccharidalkohole

Disaccharidalkohole wie Maltit (α-D-Glucopyranosido-1,4-sorbit) und Palatinit (eine äquimolare Mischung von α-D-Glucopyranosido-1,6-sorbit und α-D-Glucopyranosido-1,6-mannit) haben wie Sorbit und Xylit vor künstlichen Süßstoffen wie Saccharin oder Cyclamat den Vorteil der Stabilität bei allen küchentechnischen und technologischen Verfahren der Lebensmittelzubereitung. Sie haben wie Xylit keine cariogene Wirkung und verursachen einen bedeutend weniger raschen Blutglucoseanstieg und eine geringere Insulinstimulierung als Saccharose. Ihre Spaltprodukte werden teilweise von Darmbakterien verwertet (Bildung von Biomasse), teils in flüchtige Fettsäuren umgewandelt, die in einem noch nicht genau bekannten Umfang resorbiert werden können. Ein Teil der metabolisch verwertbaren Energie geht dabei für den Wirtsorganismus verloren, so daß diese Disaccharidalkohole auch als „calorienreduzierte Zucker" apostrophiert werden. Messungen der energetischen Effizienz im Wachstumsversuch an Ratten zeigten für Palatinit einen gegenüber Saccharose um etwa 30% verringerten Wert (Zimmer u. Kirchgeßner 1982). Indirekte Calorimetrie am Menschen ergab einen um 50% niedrigeren Wert (Grupp u. Siebert 1978).

4.1.6 Cellulose und andere unverwertbare Polysaccharide

Cellulose und die Hemicellulosen sind Bestandteile der Zellwände und der Intercellularsubstanz der Pflanzen und werden daher zwangsläufig mit der Nahrung aufgenommen. Da der Mensch über keine Enzyme zur Spaltung dieser Polysaccharide verfügt, gelangen sie unangegriffen bis in die unteren Darmabschnitte, wo sie dann von den Bakterien aufgespalten und zu niedrigen Fettsäuren, Milchsäure und Gasen (H_2, CO_2, Methan) metabolisiert werden. Ein Teil dieser Produkte kann dann noch vom Menschen verwertet werden. In welchem Umfange dies geschieht, hängt u. a. von der Größe des Coecums ab. Daher vermögen die Pflanzenfresser Cellulose und die Hemicellulosen wesentlich besser zu verwerten als die anderen Tiere oder der Mensch.

Zu den für den Menschen unverwertbaren Polysacchariden gehören auch Pectin (ein mehr oder minder stark methyliertes Polymer der D-Galkturonsäure in α(1,4)-Verknüpfung), das in vielen Früchten enthalten ist, und die Alginsäure (ein unverzweigtes Polymer der D-Mannuronsäure und L-Guluronsäure in β(1,4)-Verknüpfung), die in Braunalgen vorkommt. Beide finden in der Lebensmittelindustrie als Gelier- und Verdickungsmittel Verwendung.

Kurz erwähnt sei noch das Inulin, ein aus Fructose aufgebautes Polysaccharid, das z. B. in der Zichorie und in der Topinamburknolle enthalten ist. Da Inulin nur schlecht vom Menschen gespalten wird und daher den Darmbakterien anheimfällt, verursacht die Aufnahme größerer Mengen zumeist das Auftreten von Meteorismus und enteritischen Symptomen.

In jüngerer Zeit ist, angeregt durch epidemiologische Untersuchungen, eine lebhafte Diskussion über die physiologische Bedeutung von Ballaststoffen oder Faserstoffen in Gang gekommen. Verschiedene Erkrankungen wie chronische Obstipation, Divertikulose, Darmcarcinome, hoher Cholesterinspiegel u. a. werden in Zusammenhang mit dem geringen Fasergehalt der Nahrung in den westlichen Ländern gebracht. Widersprüchliche experimentelle Befunde sind nicht verwunderlich, da diese Gruppe von unverdaulichen Stoffen, die auch unter dem Begriff „Rohfaser" zusammengefaßt wird, außerordentlich heterogen ist. Zu ihr gehören Cellulose, Hemicellulosen, Pectine, Lignin, Pflanzengummistoffe, Schleimstoffe, Wachse und verschiedene unverdauliche zellwandgebundene Stoffe. Weder haben alle diese Stoffe eine Faserstruktur, noch gehören sie zu einer einheitlichen chemischen Gruppe. Untersuchungen über biologische Wirkungen solcher Stoffe sind deshalb nur dann aussagekräftig und nachprüfbar, wenn die angewandten Substanzen definiert sind. Was in Lebensmitteltabellen als „Rohfaser" angegeben wird, enthält aufgrund der analytischen Methoden nur einen Teil der Cellulose, der Hemicellulosen und des Lignins, während Pectine, Pflanzengummistoffe und Schleimstoffe völlig verlorengehen. Bevor in diesem Bereich Klarheit geschaffen werden kann, sind einheitliche Definitionen und geeignete analytische Methoden erforderlich. Auch Empfehlungen über die Höhe der Ballaststoffzufuhr lassen sich heute noch nicht geben. Abbildung 4.2 über den Zusammenhang der intestinalen Transitzeit mit dem Stuhlgewicht läßt jedoch erwarten, daß es bei der Zufuhr von Ballaststoffen einen Optimalbereich gibt, dessen Überschreitung keinen weiteren wünschenswerten Effekt mehr bringt.

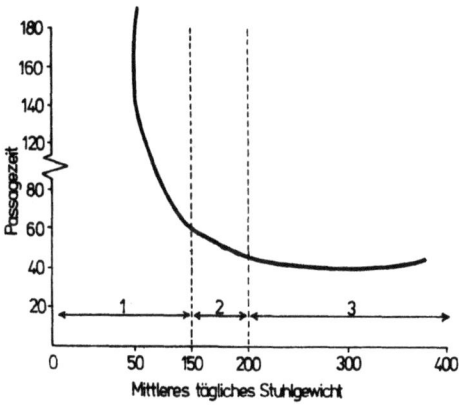

Abb. 4.2. Beziehung zwischen Stuhlgewicht und intestinaler Transitzeit. (Nach Connell 1975)

Literatur

Ahnefeld FW, Bäßler KH, Bauer BL et al (1975) Die Eignung von Nicht-Glukose-Kohlenhydraten für die parenterale Ernährung. Infusionstherapie 2:227–238

Burkit DP, Walker ARP, Painter NS (1974) Dietary fiber and disease. J Am Med Assoc 229:1068–1074

Connell AM (1975) Fiber, bulk and colonic activity. In: Reilly RW, Kirsner JB (eds) Fiber deficiency and colonic disorders. Plenum, New York London

Dubach UC, Feiner E, Forgo I (1969) Orale Verträglichkeit von Xylit bei stoffwechselgesunden Versuchspersonen. Schweiz Med Wochenschr 99:190–194

Grupp U, Siebert G (1978) Metabolism of hydrogenated palatinose, an equimolar mixture of α-D-glucopyranosido-1,6-sorbitol and α-D-glucopyranosido-1,6-mannitol. Res Exp Med (Berl) 173:261–278

Kelsey JL (1978) A review of research on effects of fiber intake in man. Am J Clin Nutr 31:142–159

Ritzel G, Brubacher G (eds) Monosaccharides and polyalcohols in nutrition, therapy and dietetics. Huber, Bern Stuttgart Wien

Scheinin A, Mäkinen KK (1975) Turku sugar studies I–XXI. Acta Odontol Scand [Suppl] 33/70

Sipple HL, McNutt KW (eds) (1974) Sugars in nutrition. Academic Press, London New York

Spiller GA, Shipley E (1977) Perspectives in dietary fiber in human nutrition. World Rev Nutr Diet 27:105–131

Zimmer PM, Kirchgeßner M (1982) Zur energetischen Verwertung von Palatinit. Z Ernährungswiss 21:272–278

4.2 Lipide

Unter Lipiden versteht man eine Reihe von chemisch sehr heterogenen Stoffgruppen, deren gemeinsame Eigenschaft die Unlöslichkeit in Wasser ist. Dazu gehören Fette, Glycerinphosphatide, Sphingolipide und Sterine. Ernährungsphysiologisch gesehen sind Sphingolipide und Glycerinphosphatide Lieferanten von mehrfach ungesättigten Fettsäuren sowie von Cholin und Inosit. Ausführlicher sollen im folgenden nur Fette und Cholesterin besprochen werden.

4.2.1 Fett

Fette (Triglyceride, Triacylglycerin) sind Fettsäureester des Glycerins. In der Nahrung sind Fette mit einem physiologischen Brennwert von 38–39 kJ/g bzw. 9–9,3 kcal/g Energieträger mit hoher Energiedichte. Sie sind darüber hinaus Träger fettlöslicher Vitamine, essentieller Fettsäuren, aber gelegentlich auch Transportmittel für unerwünschte fettlösliche Substanzen wie Rückstände von Insecticiden, Pflanzenschutzmittel oder carcinogene Kohlenwasserstoffe. Im Organismus dienen Triglyceride als Energiespeicher im Fettgewebe und als Isoliermaterial.

In der Ernährung von Schwerarbeitern und anderen Personen mit sehr hohem Energiebedarf spielt Fett eine große Rolle, weil damit eine große Menge an Energie in einem relativ kleinen Nahrungsvolumen zugeführt werden kann. Wegen seiner längeren Magenverweildauer hat Fett einen hohen Sättigungswert, und die Pausen zwischen den einzelnen Mahlzeiten können verlängert werden. Nicht zu vernachlässigen ist auch der hohe geschmackliche Wert fettreicher Nahrung, der u. a. dazu beigetragen hat, daß der Fettkonsum in den Jahren nach dem 2. Weltkrieg sehr stark zugenommen hat und heute über 40% der gesamten Energiezufuhr beisteuert. Dies ist – zumindest für den körperlich nicht schwer arbeitenden Menschen – zuviel. Der hohe Fettkonsum trägt zur Entstehung von Übergewicht bei, mit allen daraus resultierenden negativen Folgen. Epidemiologische Untersuchungen zeigen, daß ein zu hoher Fettkonsum mit der Höhe des Cholesterinspiegels im Plasma und mit der Häufigkeit der coronaren Herzkrankheit korreliert. Allerdings spielt dabei offensichtlich die Fettsäurenzusammensetzung eine größere Rolle als die Gesamtmenge an Fett (s. u.). Die wünschenswerte Höhe der Fettzufuhr dürfte zwischen 25 und 35% der Energiezufuhr gelegen sein (DGE). Wunsch und Praktikabilität stoßen sich hier hart im Raum.

Die große Vielfalt der Lipide ergibt sich besonders aus der großen Zahl verschiedener Fettsäuren, die entscheidenden Einfluß auf die physikochemischen und biologischen Eigenschaften der Lipide haben.

Der überwiegende Anteil der Nahrungsfette enthält geradzahlige, unverzweigte gesättigte Fettsäuren mit 14–18 C-Atomen sowie einfach und mehrfach ungesättigte Fettsäuren mit 16–22 C-Atomen. Man kann die üblichen Nahrungsfette in folgende 4 Gruppen aufteilen (Beispiele in Tabelle 4.2):

1. Fette mit einem hohen Gehalt an gesättigten Fettsäuren (z. B. Butter, Schmalz, Talg, Kokosfett);
2. Fette mit einem hohen Gehalt an Monoensäuren (z. B. Rapsöl, Olivenöl, Erdnußöl);
3. Fette mit einem hohen Gehalt an Linolsäure (z. B. Pflanzenöle wie Baumwollsamenöl, Sonnenblumenöl, Sojaöl, Maisöl, Weizenkeimöl, Saffloröl);
4. Fette mit einem hohen Gehalt an Fettsäuren der Linolensäurereihe (z. B. Fischöle, Leinöl). Linolensäure kommt in besonders hoher Konzentration in Chloroplasten, also in grünen Blättern, vor.

Zu diätetischen Zwecken haben Triglyceride aus mittelkettigen Fettsäuren (MCT) mit überwiegend 8–10 C-Atomen große Bedeutung gewonnen,

Tabelle 4.2. Fettsäurenzusammensetzung einiger Nahrungsfette (Angaben in Prozent der gesamten Fettsäuren). (Nach Souci et al. 1981)

Fett	Gesättigte Fettsäuren	Monoensäuren (hauptsächlich Ölsäure)	Diensäuren (hauptsächlich Linolsäure)	Höhere Polyensäuren (Linolensäurereihe)
Kokosfett	82–94	5–6	1	0
Butter	48	23	2	1
Schweineschmalz	39–49	43–56	4–14	1
Olivenöl	8–18	62–83	3–12	1
Rapsöl	3–14	55–90	9–20	1–9
Erdnußöl	10–22	43–70	8–43	1
Baumwollsamenöl	17–38	12–27	42–57	0,4
Maisöl	9–18	25–47	26–50	1
Sonnenblumenöl	8–11	21–25	46–59	2
Sojaöl	5–19	20–29	46–57	3–10
Weizenkeimöl	16	27	42	9,5
Fischöle	20–30	20–45	1–7	20–36[a]
Leinöl	10	17	13	56[b]

[a] Hauptsächlich Eikosapentaensäure und Docosahexaensäure.
[b] Linolensäure.

insbesondere für Patienten mit Maldigestion und Malabsorption (s. a. 2.2.3 und 9.5.6).

Aus Stearinsäure und Palmitinsäure können im Organismus durch Einführung einer Doppelbindung zwischen C-Atom 9 und 10 (Δ9-Desaturase) die Monoensäuren Ölsäure bzw. Palmitölsäure entstehen. Durch Einführung weiterer Doppelbindungen carboxylwärts im Divinylmethanrhythmus (isolierte Doppelbindungen) und Kettenverlängerung kann daraus jeweils eine ganze Reihe von Polyensäuren entstehen. Da Doppelbindungen im menschlichen und tierischen Organismus niemals zwischen der durch Δ9-Desaturase eingeführten Δ9-Doppelbindung und dem Methylende, sondern immer nur carboxylwärts eingebaut werden können, sind Linolsäure und Linolensäure essentielle Nahrungsbestandteile und ihre Folgeprodukte – durch weitere Desaturierung und Kettenverlängerung – sind essentielle Metabolite, die ihrerseits ganz bestimmte biologische Funktionen haben.

Da sich bei diesen Umwandlungen der ursprünglichen ungesättigten Fettsäuren Ölsäure, Linolsäure und Linolensäure die Lage der am weitesten methylwärts liegenden Doppelbindung nicht verändert, kann man von

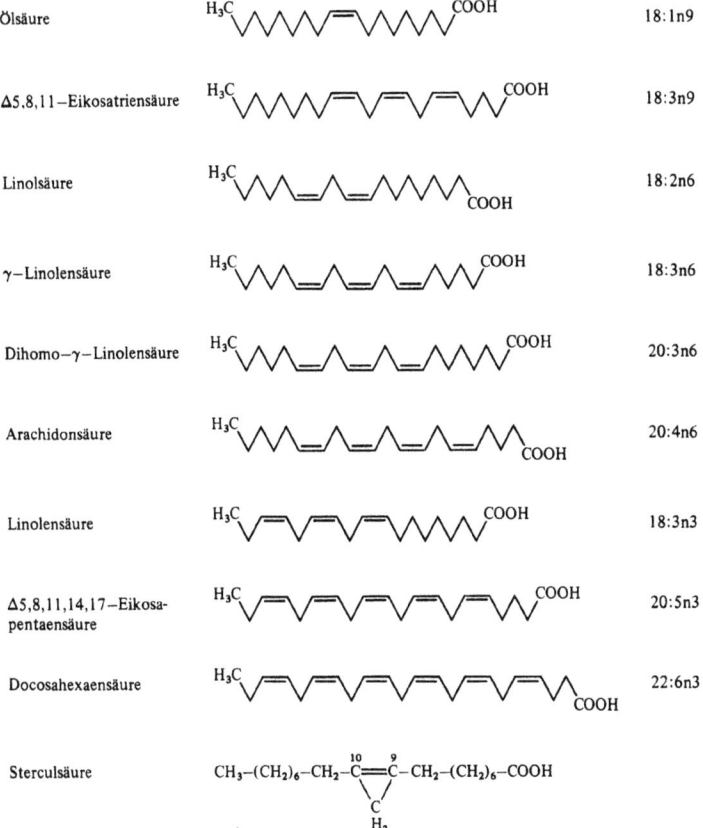

Abb. 4.3. Verschiedene Fettsäuren

Fettsäurereihen oder -familien sprechen – Ölsäurereihe, Linolsäurereihe, Linolensäurereihe –, die durch die Entfernung der letzten Doppelbindung vom Methylende charakterisiert sind: n9, n6, n3 (das Methyl-C-Atom wird als nC-Atom bezeichnet) Die Kurzformel für Ölsäure z.B. mit 18 C-Atomen und 1 Doppelbindung, die 9 C-Atome vom Methylende entfernt ist, lautet 18:1 n9 (s. Abb. 4.3).

Linolsäure, vermutlich als Ethyllinolat, ist beteiligt an der Regulation der Permeabilität der Haut für Wasser. Ihre Folgeprodukte, insbesondere Arachidonsäure, sind essentielle Bestandteile von Lipiden in biologischen Membranen. Bei Linolsäuremangel werden Linolsäureabkömmlinge durch andere Fettsäuren ersetzt, was zu einer Änderung von Membraneigenschaften führt. Zeichen eines Linolsäuremangels sind trockene, schuppende Hautausschläge mit Zunahme der Wasserverdunstung durch die Haut, Nierenveränderungen mit Hämaturie und Fertilitätsstörungen.

Der Bedarf an Linolsäure wird beim Erwachsenen auf etwa 10 g/Tag geschätzt. Bis zum Auftreten von Mangelerscheinungen kann eine beträchtliche Zeitspanne vergehen, weil im Fettgewebe – abhängig von der Vorernährung – große Mengen an Linolsäure gespeichert sein können. Bei parenteraler Ernährung mit glucosehaltigen Lösungen kann ein Patient, durch die glucosebedingte Insulinstimulierung und Lipolysehemmung von seinem Fettgewebe isoliert, schon in wenigen Tagen einen Linolsäuremangel entwickeln.

Die klassischen Symptome des Mangels an „essentiellen Fettsäuren" können durch Linolensäure nicht behoben werden. Auch ist der Linolensäurebedarf des Erwachsenen offensichtlich sehr gering. Dies bedeutet aber nicht, daß Linolensäure keine essentielle Fettsäure ist, sondern lediglich, daß sie und ihre Folgeprodukte andere Funktionsschwerpunkte haben als Linolsäure. Folgeprodukte der Linolensäure, insbesondere Docosahexaensäure, werden in hohen Konzentrationen in Strukturlipiden des Nervensystems gefunden, besonders in Strukturen, die mit Signalübertragung zu tun haben, wie in Synapsen und in den äußeren Segmenten der Stäbchen der Retina. Lernfunktionen sind bei der Ratte im Linolensäuremangel eingeschränkt. Besonders wichtig ist eine ausreichende Versorgung mit Linolensäure in der Phase der Entwicklung des Nervensystems.

Eine weitere physiologische Funktion haben die essentiellen Fettsäuren als Muttersubstanzen der Eikosanoide, spezifischer Oxidationsprodukte von C_{20}-Polyensäuren, welche Prostaglandine, Prostacycline, Thromboxane und Leukotriene umfassen. Prostaglandine kann man als „Gewebehormone" auffassen. Sie haben außerordentlich vielseitige Wirkungen, teils durch Modulation von Hormonwirkungen, teils durch eigenständige Effekte. Neben vielen anderen Reaktionen sind sie auch an Abwehrreaktionen beteiligt (Entzündung, Fieber, Schmerz etc.). Sie entstehen aus Dihomo-γ-linolensäure oder Arachidonsäure, die durch Phospholipasewirkung aus Membranlipiden freigesetzt worden sind. Aus der Dihomo-γ-linolensäure entstehen die Verbindungen der 1er-Reihe (1 Doppelbindung), aus der Arachidonsäure die Verbindungen der 2er-Reihe. Als erstes entsteht unter der Wirkung der Cyclooxygenase ein Cycloendoperoxid, aus dem je nach Gewebe Prostaglandine, Prostacycline oder Thromboxane gebildet werden können (Abb. 4.4a, b).

Während Prostaglandine nahezu ubiquitär entstehen können, ist Thromboxan ein Produkt der Thrombocyten (Plättchenaggregation und Vasoconstriction), Prostacyclin ein Produkt von Gefäßendothelzellen (Hemmung der Plättchenaggregation, Vasodilatation).

Dihomo—γ—linolensäure
20:3n6

PG E$_1$

Arachidonsäure
20:4n6

PG E$_2$

Eikosapentaensäure
20:5n3

PG E$_3$

Abb. 4.4. a Bildung von Prostaglandinen aus Dihomo-γ-linolensäure, Arachidonsäure und Eikosapentaensäure

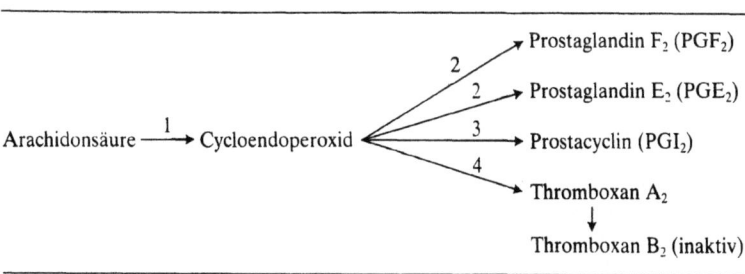

Abb. 4.4. b Cycloendoperoxid als gemeinsames Zwischenprodukt bei der Biosynthese von Prostaglandinen, Prostacyclin und Thromboxan.
1 Cyclooxygenase, *2* Prostaglandinsynthetase, *3* Prostacyclinsynthetase (Endothelzellen der Blutgefäße), *4* Thromboxansynthetase (Thrombocytenmembran)

Arachidonsäure, die aus Membranlipiden von Leukocyten freigesetzt wird, ist weiterhin Vorstufe der Leukotriene, die unter der Wirkung von Lipoxygenase gebildet werden und als Mediatorstoffe bei der Anaphylaxie wirken.

Aspirin und andere nichtsteroidale entzündungshemmende Stoffe hemmen das Enzym Cyclooxygenase und damit die Bildung von Prostacyclinen, Prostaglandinen und Thromboxan. Entzündungshemmende Steroide unterdrücken dagegen die hydrolytische Freisetzung der Arachidonsäure aus den Phospholipiden der Zellmembran.

Die verschiedenen Umwandlungsmöglichkeiten innerhalb der wichtigsten Fettsäurereihen sind in Abb. 4.5 zusammengestellt. Bei einzelnen Desaturasereaktionen konkurrieren die Substrate der verschiedenen Fettsäurereihen miteinander um das Enzym. So nehmen z. B. die Affinitäten zur $\Delta 6$-Desaturase in der Reihenfolge Linolensäure > Linolsäure > Ölsäure ab. Die Relation dieser Fettsäuren in der Nahrung hat also Einfluß auf die Bildung der Folgeprodukte. Bei Linolsäuremangel überwiegt Ölsäure, und aufgrund der Konkurrenz entsteht in größerem Umfang $\Delta 5,8,11$-Eikosatriensäure anstelle von Arachidonsäure, also ein nichtessentieller Metabolit, der die Funktionen der Arachidonsäure nicht übernehmen kann. Der Anstieg des Verhältnisses Eikosatriensäure zu Arachidonsäure (Trien/Tetraen-Quotient) ist ein biochemischer Parameter zur Feststellung eines Linolsäuremangels.

Linolensäure und ihre Folgeprodukte konkurrieren mit dem Stoffwechsel der Linolsäure und der Verwertung ihrer Folgeprodukte. Hohe Zufuhr an Linolensäure (z. B. Leinsamenöl) hemmt die Bildung von Arachidonsäure zugunsten der Bildung von $\Delta 5,8,11,14,17$-Eikosapentaensäure (EPS) und Docosahexaensäure. Bei höheren Konzentrationen an EPS, sei es durch hohe Linolensäurezufuhr, sei es durch hohe Zufuhr an EPS selbst (durch Fischöle), wird diese Fettsäure vermehrt anstelle von Dihomo-γ-linolensäure und Arachidonsäure in Membranlipide eingebaut. EPS hemmt die Bildung von Thromboxan A_2 aus Arachidonsäure in den Thrombocyten, teils auf enzymatischer Ebene, teils dadurch, daß sie Arachidonsäure in der Membran teilweise ersetzt hat. Somit verschiebt sich das Verhältnis Prostacyclin I_2 (Hemmung der Plättchenaggregation) zu Thromboxan A_2 (Förderung der Plättchenaggregation) zugunsten von Prostacyclin I_2 (Willis 1981). Darüber hinaus werden aus EPS Prostacyclin I_3 und Thromboxan A_3 gebildet (Fisher u. Weber 1984), von denen PGI_3 ebenso wirksam ist wie PGI_2, während Thromboxan A_3 eine nur sehr schwache Aggregationswirkung hat. Diese veränderte Balance zwischen Prostacyclin und Thromboxan führt zu einer Verringerung von Thrombosen, Myocardinfarkten und zu einer verlängerten Blutungszeit, wie man sie bei Grönlandeskimos oder bei japanischen Fischern findet, die große Mengen an fetten Fischen verzehren.

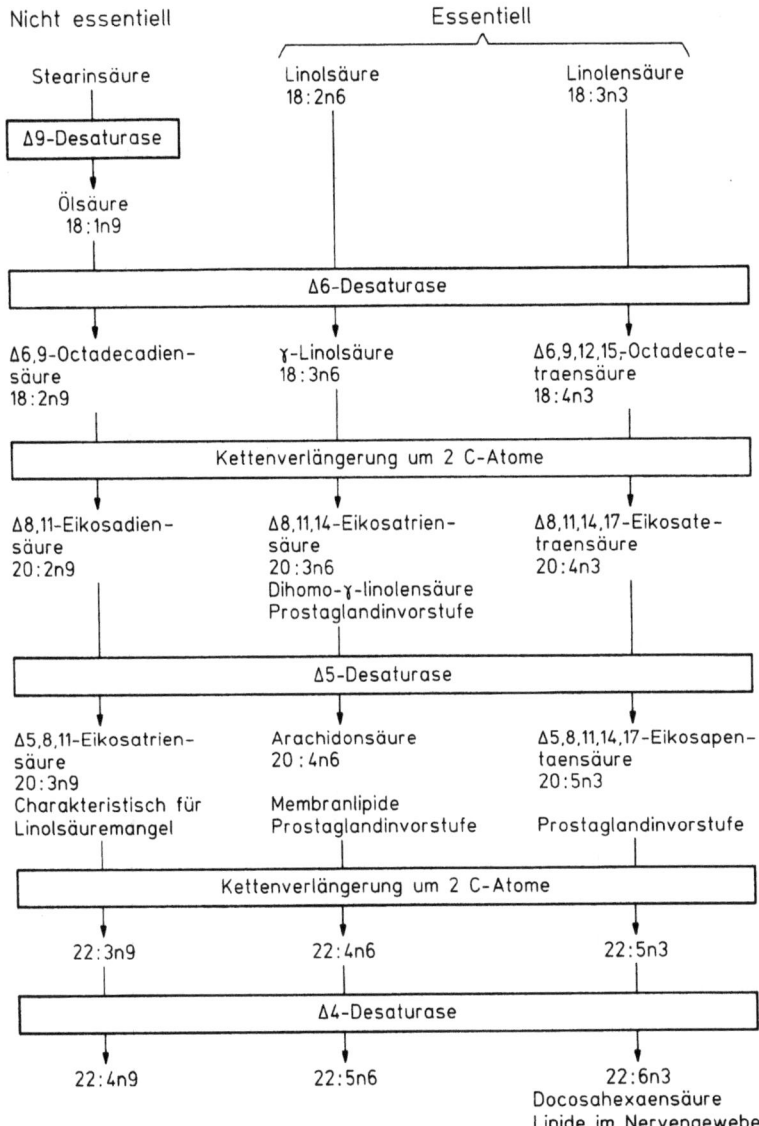

Abb. 4.5. Die wichtigsten Fettsäurenreihen und ihr Stoffwechsel. Die Reaktionen laufen nicht, wie hier vereinfachend dargestellt, an den freien Säuren, sondern an den entsprechenden Acyl-Coenzym-A-Derivaten ab

Daneben wird eine Reihe weiterer vielfältiger Effekte von EPS und Docosahexaensäure auf die Umwandlung von Linolsäure in Arachidonsäure und auf den Eikosanoidstoffwechsel diskutiert. Das Beispiel zeigt, in welchem Maß sich biologische Funktionen durch Veränderungen des Fettsäuremusters in der Nahrung manipulieren und verändern lassen. Wegen der vielschichtigen und komplexen Zusammenhänge lassen sich die Auswirkungen größerer Veränderungen in der Fettsäurenzusammensetzung der Nahrung noch nicht voll absehen.

Da Polyensäuren den Cholesterinspiegel im Plasma senken, n3-Fettsäuren stärker als n6-Fettsäuren, wird von den verschiedensten Gremien nicht nur eine Senkung der überhöhten Fettzufuhr insgesamt, sondern besonders ein günstigeres Verhältnis von Polyensäuren zu gesättigten Fettsäuren empfohlen. Dieser P/S-Quotient (polyunsaturated/saturated) liegt gegenwärtig etwa bei 0,33 und sollte den Empfehlungen zufolge gegen 1 gehen. Vermutlich kann der günstige Einfluß auf die coronare Herzkrankheit nicht allein im Einfluß auf den Plasmacholesterinspiegel gesehen werden, sondern auch ganz besonders in der oben geschilderten Beeinflussung des Eikosanoidstoffwechsels. Manche Ernährungswissenschaftler sind daher der Meinung, daß es weniger auf den Ersatz von Butter durch Margarine oder Pflanzenöle als auf den Ersatz von Fleisch durch Fisch ankomme.

Besondere Fettsäuren:

Manche Fette, insbesondere solche, die von Wiederkäuern stammen, enthalten kleine Mengen an ungeradzahligen und verzweigten Fettsäuren, die aus resorbierten Stoffwechselprodukten von Pansenbakterien stammen (z. B. aus Propionsäure). Diese „Minorfettsäuren" haben keine ernährungsphysiologische Bedeutung, weder im positiven noch im negativen Sinn.

Ungesättigte Fettsäuren mit einer trans-Konfiguration sind in verschiedenen tierischen und pflanzlichen Fetten enthalten. Sie entstehen durch bakterielle Hydrierung von Polyensäuren. Trans-Fettsäuren entstehen auch bei der partiellen katalytischen Hydrierung von polyensäurereichen Ölen (Fetthärtung). Trans-Linolsäure und trans-Arachidonsäure haben keine Wirkung im Sinne einer essentiellen Fettsäure. Sie können im Organismus abgebaut werden und entfalten in kleineren Mengen keine schädlichen Wirkungen.

Rapsöl enthält bis zu 50% Erucasäure (Δ13-Docosensäure). Diese Fettsäure verursacht Wachstumshemmung, Fettinfiltrationen in Leber, Herz und Nebennieren sowie Herzmuskelnekrosen. Sie wird anstelle von Linolsäure insbesondere in die Cardiolipine der inneren Membran der Herzmuskelmitochondrien eingebaut und beeinträchtigt deren Funktion. In neuerer Zeit sind erucasäurefreie Rapssorten gezüchtet worden.

Sterculsäure, eine Cyclopropensäure (s. Abb. 4.3) kommt zu 1–2% in Baumwollsamenöl vor. Sie hemmt die Δ9-Desaturase.

4.2.2 Cholesterin

Cholesterin kommt nur im Tierreich vor. Es ist ein Strukturbestandteil biologischer Membranen und ist zugleich Vorstufe für die Synthese anderer Sterine wie D-Vitamine, Steroidhormone und Gallensäuren. Die tägliche alimentäre Cholesterinzufuhr ist, je nach den Ernährungsgewohnheiten, großen Schwankungen unterworfen und liegt in den westlichen Industrienationen im Durchschnitt zwischen 400 und 800 mg. Der prozentuale Anteil der Resorption sinkt mit steigender Cholesterinzufuhr. Cholesterin kann außerdem von fast allen Geweben synthetisiert werden. Den quantitativ bedeutendsten Beitrag zu dieser endogenen Synthese liefern Leber, Darmschleimhaut, Haut und Carcass (hauptsächlich quergestreifte Muskulatur und Knochenmark). Beim Menschen liegt die endogene Cholesterinsynthese zwischen 600 und 900 mg/Tag. Während die Synthese von Cholesterin aus kleinen Bausteinen – Acetyl-Coenzym A – erfolgt, ist ein Abbau des Steranringsystems nicht möglich. Für die Elimination von Cholesterin gibt es nur folgende Wege: Ausscheidung in den Gastrointestinaltrakt (etwa 600 mg/Tag), Verlust durch abgeschilferte Haut (50–100 mg/Tag), Umwandlung und Ausscheidung in der Galle (400–500 mg/Tag), oder Umwandlung in Steroidhormone (etwa 50 mg/Tag) und Ausscheidung von deren Inaktivierungsprodukten in Galle und Harn.

Die einzelnen Gewebe erhalten ihr Cholesterin teils durch Eigensynthese, teils durch Aufnahme aus dem Blut. Im Blut wird Cholesterin in Form von Lipoproteinen transportiert. Chylomikronen bringen Cholesterin vom Ort der Resorption zur Leber. Hoher Zustrom von Nahrungscholesterin zur Leber hemmt dort die endogene Cholesterinsynthese (Hemmung der β-Hydroxy-β-methylglutaryl-Coenzym-A-Reductase). Die Leber gibt Cholesterin in Lipoproteinen sehr geringer Dichte (VLDL) ans Blut ab, die dann durch Abspaltung von Triglyceriden durch Lipoproteinlipasen beim Durchströmen von Geweben in Low-density-Lipoproteine (LDL) übergehen, aus denen periphere Gewebe Cholesterin aufnehmen. High-density-Lipoproteine (HDL) können Cholesterin aus den peripheren Geweben aufnehmen und zur Leber zurücktransportieren, zum Abbau zu Gallensäuren. Normalerweise werden Steady-state-Konzentrationen an Cholesterin im Gewebe dadurch aufrechterhalten, daß sich Eigensynthese und Aufnahme von Cholesterin aus LDL einerseits, und Abtransport durch HDL andererseits die Waage halten.

Pflanzen enthalten nur Phytosterine, wie z.B. Sitosterin, Stigmasterin, Ergosterin u.a. Eine Zufuhr von Cholesterin ist daher nur mit tierischen Produkten möglich.

Phytosterine hemmen die Resorption von Cholesterin und senken daher den Blutcholesterinspiegel sowie die Speicherung von Cholesterin in der

Leber. Am stärksten wirksam ist das β-Sitosterin (Hauptvorkommen Baumwollsamenöl, Weizenkeimöl, Roggenkeimöl). Die Phytosterine werden nur schlecht resorbiert und erscheinen daher nicht in meßbaren Mengen im Blut und in der Leber, mit Ausnahme von Campesterin (Sojaöl, Weizenkeimöl), das geringfügig in der Leber aufgenommen wird (bis zu 7% der Gesamtsterine).

Der Serumcholesterinspiegel hat als Risikofaktor für Arteriosklerose und Herzinfarkt ein großes Interesse gefunden. Als Normalwerte (Mittelwerte) werden betrachtet: 180 mg/100 ml (Lebensalter bis zu 30 Jahren), 210 mg/100 ml (30–39 Jahre), 245 mg/100 ml (40–49 Jahre), 250 mg/100 ml (50–59 Jahre) bei einer erheblichen Streubreite. Nach der Framingham-Studie bedeuten Plasmacholesterinwerte über 260 mg/100 ml ein 3fach größeres Risiko gegenüber Werten unter 200 mg/100 ml.

Der Serumcholesterinspiegel läßt sich alimentär durch Menge und Fettsäurenzusammensetzung der Nahrungsfette beeinflussen, wie in Kap. 4.2.1 geschildert. Angaben über die Beeinflussung des Serumcholesterinspiegels durch Nahrungscholesterin sind widersprüchlich. Bei reichlicher exogener Cholesterinzufuhr nimmt die endogene Synthese in Darmschleimhaut und Leber ab. Diese gedrosselte Synthese kann jedoch nur in einem gewissen Bereich die erhöhte Zufuhr kompensieren, so daß bei hoher Cholesterinzufuhr der Serumcholesterinspiegel ansteigen kann. In diesem Ansprechen auf hohe Cholesterinzufuhr gibt es sehr große individuelle Unterschiede, was die widersprüchlichen Befunde erklärt.

Gallensäuren beeinflussen indirekt die Cholesterinsynthese, weil durch die Konzentration an Gallensäuren im Darm die Menge an resorbiertem Cholesterin bestimmt wird. Verringert man die Gallensäurenkonzentration im Darm durch Gabe von Cholestyramin (ein gallensäurebindendes Harz), so wird die Resorption von Cholesterin und Gallensäuren reduziert. Die verringerte Gallensäureresorption aktiviert die Synthese von Gallensäuren aus Cholesterin, so daß trotz erhöhter Cholesterinsyntheserate in Darmschleimhaut und Leber der Serumcholesterinspiegel sinkt.

Manche Gremien, die sich mit dem Problem Ernährung und Coronarerkrankungen beschäftigt haben, empfehlen eine Reduktion der Cholesterinzufuhr auf unter 300 mg/Tag. Als generelle Empfehlung für die gesamte Bevölkerung ist dies umstritten, weil damit die Zufuhr von in anderer Hinsicht sehr wertvollen Nahrungsmitteln wie Milch, Milchprodukten und Eiern weitgehend reduziert wird. Es wäre sinnvoller, derartige Maßnahmen auf solche gefährdeten Individuen zu beschränken, die auf exogene Cholesterinzufuhr mit deutlichem Anstieg des Serumcholesterins reagieren, statt die gesamte Bevölkerung zu diätabhängigen Patienten zu machen.

Literatur

Dietschy JM (1984) Regulation of cholesterol metabolism in man and in other species. Klin Wochenschr 62:338–345

Fisher S, Weber PC (1984) Prostaglandin I_3 is formed in vivo in man after dietary eicosapentanoic acid. Nature 307:165–168

Flower RJ (1983) Physiological reactions of arachidonic acid oxygenation products. In: Sund H, Ullrich V (eds) Biological oxidations. 34. Colloquium/Mosbach. Springer, Berlin Heidelberg NewYork Tokyo, pp 224–231

Kaunitz H, Lang K, Fekl W (Hrsg) (1974) Mittelkettige Triglyceride (MCT) in der Diät. Z Ernährungswiss [Suppl] 17

Padley FB, Podmore J (eds) (1985) The role of fat in human nutrition. VHC Verlagsgesellschaft, Weinheim

Samuelsson B (1982) Die Leukotriene – superaktive, an Allergie und Entzündung beteiligte Wirkstoffe. Angew Chemie 94:881–889

Samuelsson B, Granstrom E, Green K, Hamberg M, Hammarstrom S (1975) Prostaglandins. Ann Rev Biochem 44:669–695

Souci SW, Fachmann W, Kraut H (1981) Die Zusammensetzung der Lebensmittel. Nährwerttabellen 1981/82. Wissenschaftliche Verlagsgesellschaft, Stuttgart

Willis AL (1981) Nutritional and pharmacological factors in eicosanoid biology. Nutr Rev 39:289–301

4.3 Hydroxysäuren (Milchsäure und „Fruchtsäuren")

4.3.1 Milchsäure

Die Aufnahme an Milchsäure kann bei Lebensmitteln, die einer milchsauren Gärung unterworfen waren (Sauerkraut, milchsaure Gemüsesäfte, Sauermilch, Yoghurt), 10 g am Tag und mehr erreichen. Durch die Einwirkung von Milchsäurebakterien entsteht DL-Milchsäure. Die „physiologische" L(+)-Milchsäure, die durch Glykolyse im intermediären Stoffwechsel entsteht, ist z.B. im Fleisch enthalten. Der Energiegehalt der Milchsäure beträgt 16 kJ/g entsprechend 3,6 kcal/g. L(+)-Milchsäure wird vom Organismus rascher und ausgiebiger oxidiert als D(−)-Milchsäure. Der Umsatz von D(−)-Milchsäure ist, besonders bei höheren Konzentrationen, sehr langsam und wird durch L(+)-Milchsäure gehemmt (Giesecke et al. 1985). Bei Lactatinfusionen zur Behebung von Acidosen ist D-Lactat völlig unwirksam. Über den Mechanismus der Umsetzung von D-Lactat im Organismus ist man nur mangelhaft orientiert. Bei Säuglingen sind die beim Umsatz von D-Lactat beteiligten Enzymsysteme noch nicht voll vorhanden. Für Kinder im ersten Lebensquartal sind daher mit DL- oder D-Milchsäure angesäuerte Milchpräparate nicht gut verträglich.

D-Milchsäureacidosen sind beim Menschen beim Kurzdarmsyndrom bekannt und werden auf Störungen der Darmflora zurückgeführt.

4.3.2 Citronensäure

Hauptquelle der alimentär aufgenommenen Citronensäure sind die Citrusfrüchte bzw. die Citrussäfte. In ihnen entfallen von den gesamten organischen Säuren, die bis über 20 g/l betragen können, 70–75% auf Citronensäure, 15% auf Bernsteinsäure und 9% auf Äpfelsäure. Diese Säuren der Obstsäfte bedingen keine Säurebelastung des Organismus, da sie im Stoffwechsel mit großer Geschwindigkeit oxidiert werden. Salze dieser Säuren wirken alkalisierend, da das Anion unter Mitnahme eines Protons verbrennt. Für Orangensaft beträgt die alkalisierende Wirkung 20–40 mmol/l. Der Energiegehalt der Citronensäure beträgt 10,5 kJ/g entsprechend 2,5 kcal/g.

4.3.3 Äpfelsäure

L-Äpfelsäure ist wie Citronensäure und Bernsteinsäure ein Glied des Citronensäurecyclus und wird daher vom Organismus rasch oxidiert. Apfelsaft enthält 7 g Äpfelsäure pro Liter und mehr. In der Lebensmittelindustrie wird mitunter auch synthetische DL-Äpfelsäure verwendet, die aus Maleinsäure durch katalytische Anlagerung von Wasser gewonnen wird. Voraussetzung für die Verwendung ist, daß der Gehalt an der toxischen Maleinsäure unter 0,05% gelegen ist. Der Organismus kann auch die „unphysiologische" D-Äpfelsäure abbauen, und zwar durch eine in der Leber enthaltene Racemase, die D-Äpfelsäure in L-Äpfelsäure umwandelt, und durch eine in der Niere und Leber vorkommende D-2-Hydroxysäure-Cytochromc-Oxidoreductase. Der Energiegehalt der Äpfelsäure beträgt 12,8 kJ/g entsprechend 3,06 kcal/g.

4.3.4 Weinsäure

L(+)-Weinsäure wird nur von Pflanzen gebildet. Weinsäure wird nur zu etwa 20–30% aus dem Darm resorbiert. Nach Verabreichung von 2–4 g Weinsäure pflegt der Mensch 11–25% der Dosis unverändert im Harn auszuscheiden. Der Rest wird im intermediären Stoffwechsel oxidiert.

Literatur

Giesecke D, Stangassinger M, Henle K (1985) D(−)-Milchsäure – ein Stoffwechselproblem. Z Ernährungswiss 24:172–186

4.4 Eiweiß

4.4.1 Ernährungsphysiologische Aufgaben

Das Nahrungseiweiß dient in erster Linie zur Lieferung der für die Biosynthese von Eiweiß benötigten Aminosäuren. Zu energetischen Zwecken wird es nur bei überschüssigen Mengen herangezogen. Wie bei allen Körperbausteinen besteht auch beim Eiweiß ein dynamisches Gleichgewicht zwischen Aufbau und Abbau. Beim Erwachsenen, der einen konstanten Eiweißbestand hat, muß das Nahrungseiweiß nur den Ersatz des abgebauten Eiweißes decken. Beim Kind ist der Eiweißbedarf größer, da der Umsatz relativ größer ist und außerdem noch die Körpermasse vergrößert wird. Zwischen Protein-Turnover und dem Grundumsatz besteht eine gesetzmäßige Beziehung.

Wie die Daten der Tabelle 4.3 zeigen, ist die Protein-Turnover-Rate so groß, daß ein Teil der beim Eiweißabbau anfallenden Aminsosäuren reutilisiert werden kann. Änderungen des Umfangs der Reutilisierung ist eine der wichtigsten Regulationsmöglichkeiten für den Organismus zwecks Anpassung an Änderungen der Proteinzufuhr. Als Beispiel sei erwähnt, daß bei der gut gefütterten Ratte etwa 50% des Aminosäurenbedarfs der Leber durch die Reutilisierung gedeckt werden, bei der fastenden Ratte aber 90%. Die Zahlen der Tabelle 4.3 betreffen die globale Turnover-Rate. Die Halbwertszeit der einzelnen Proteine ist außerordentlich unterschiedlich und schwankt zwischen wenigen Stunden (z.B. Tryptophanpyrrolase und Tyrosintransaminase $t_{1/2}$ 2–3 h) und vielen Monaten (z.B. Muskelfibrillen und Muskelkollagen $t_{1/2}$ 50–80 Tage, Sehnenkollagen unmeßbar lang).

4.4.2 Eiweißbedarf und biologische Wertigkeit

Auch bei einer völlig eiweißfreien Ernährung wird weiterhin Stickstoff in Form von Metaboliten des Aminosäurenstoffwechsels im Harn ausgeschieden. Diese N-Ausscheidung wird zunächst nach Sistieren der Zufuhr von

Tabelle 4.3. Beziehung zwischen Protein-Turnover und Grundumsatz

	Körpermasse kg	Protein-Turnover g/kg/Tag	Grundumsatz kJ/kg/Tag	(kcal/kg/Tag)
Ratte	0,1	25	545	(130)
Kind	10	6	190	(45)
Erwachsener	70	2–3	85	(20)

Tag zu Tag kleiner und stellt sich – ausreichende Energiezufuhr vorausgesetzt – nach ca. 10–14 Tagen auf einen annähernd konstanten minimalen Wert ein, der bei allen untersuchten Species zwischen 2 und 3 mg N/kcal (bzw. 0,48 und 0,7 mg N/kJ) Grundumsatz gelegen ist. Diese minimale N-Ausscheidung bei eiweißfreier Ernährung, zusammen mit den N-Verlusten im Kot und durch Schweiß, Haut, Haare und Nägel, wird als „absolutes N-Minimum" (Abnutzungsquote von Rubner) bezeichnet. Es wird beim Menschen auf 54 mg N/kg KG und Tag geschätzt (s. S. 76), entsprechend etwa 22 g Eiweiß für einen Erwachsenen.

Unter den Bedingungen des absoluten N-Minimums haben wir eine negative N-Bilanz. Ziel einer adäquaten Ernährung ist aber eine ausgeglichene Bilanz. Nun liegt der Gedanke nahe, einfach die dem absoluten N-Minimum entsprechende Menge an Eiweiß zuzuführen, um eine ausgeglichene Bilanz zu erhalten. Das geht aber nicht, weil Nahrungsprotein niemals zu 100% im Körperprotein umgewandelt werden kann. Oberhalb einer gewissen Grenze stellt sich bei Änderungen in der Höhe der Proteinzufuhr immer wieder ein N-Gleichgewicht auf einem höheren oder tieferen Niveau ein. Es gibt aber eine untere Grenze der Proteinzufuhr, unterhalb der ein N-Gleichgewicht nicht mehr zu erreichen ist. Diese unterste Grenze liegt immer über dem absoluten N-Minimum und wird als „Bilanzminimum" bezeichnet (früher auch „physiologisches N-Minimum"). Das Bilanzminimum ist für die einzelnen Proteine unterschiedlich in Abhängigkeit von ihrer „biologischen Wertigkeit" und spiegelt die Effizienz wider, mit der das Nahrungsprotein in Körperprotein umgewandelt werden kann. Entscheidend für die biologische Wertigkeit der Proteine ist ihre Aminosäurenzusammensetzung.

Die biologische Wertigkeit ist eine wichtige Größe für die Beurteilung von Proteinen oder Aminosäurengemischen, die zur Ernährung oder zu therapeutischen Zwecken verwendet werden sollen. Die Bedeutung der biologischen Wertigkeit für einen gegebenen Zweck hängt aber weitgehend ab vom Ausmaß der Übereinstimmung der Bedingungen, unter denen die biologische Wertigkeit ermittelt wurde, mit den Bedingungen, die bei der nutritiven oder therapeutischen Anwendung eines Proteins oder Aminosäurengemisches herrschen. Es ist deshalb für die Beurteilung unumgänglich, sich über die Methoden zur Ermittlung der biologischen Wertigkeit im klaren zu sein.

Alle Methoden zur Bestimmung der biologischen Wertigkeit von Nahrungsproteinen messen die Eignung des Nahrungsproteins zum Ersatz von Körperprotein. Von verschiedenen Methoden spielt für die Anwendung auf den Menschen in erster Linie die Bestimmung durch Erfassung des N-Gleichgewichts eine Rolle. Die für ein N-Gleichgewicht erforderliche N-Menge ist verschieden, je nach Füllung der Proteinspeicher. Bei vollen

Speichern ist mehr, bei entleerten weniger Protein zur Aufrechterhaltung eines N-Gleichgewichts erforderlich. Vergleichbare Ergebnisse sind also nur bei gleicher Ausgangslage der Versuchspersonen zu erwarten. Aus diesem Grunde ist die Bestimmung des Minimalbedarfs (N-Bedarf für das Bilanzminimum) zweckmäßig. Diese Methode ist von Kofranyi u. Jekat (1964) zu hoher Zuverlässigkeit und Reproduzierbarkeit entwickelt worden. Nach Kofranyi u. Jekat ist die biologische Wertigkeit die reziproke Zahl des Minimalbedarfs für ausgeglichene Bilanz. Sie wird für jedes Protein auf Volleiprotein bezogen, dessen biologische Wertigkeit (= 1/Minimalbedarf) gleich 100 gesetzt wird.

Im Tierversuch (meist Ratte) wird die biologische Wertigkeit häufig als „Protein-Efficiency" gemessen. Man versteht darunter die tägliche Gewichtszunahme eines jungen Tieres unter Standardbedingungen durch 1 g Nahrungseiweiß (Tabelle 4.4).

Eine Ernährung mit minimalen Proteinmengen kann bei Niereninsuffizienz notwendig sein. Hier zeigt sich aber, daß die unter Standardbedingungen an Gesunden ermittelte biologische Wertigkeit für den Kranken keine Gültigkeit hat. Das Gemisch aus ⅔ Kartoffelprotein und ⅓ Volleiprotein, welches am Bilanzminimum bei gesunden Versuchspersonen die höchste biologische Wertigkeit ergibt, ist beim Urämiker wegen zu geringen Gehalts an essentiellen und zu hohen Gehalts an nichtessentiellen Aminosäuren sowie wegen des gesteigerten Histidinbedarfs nicht optimal.

Auch für das Wachstumsalter haben nach klassischen Methoden ermittelte biologische Wertigkeiten keine Gültigkeit. Beim Wachstum ändern sich die Bedarfszahlen für die einzelnen Aminosäuren disproportional, wie die von Hegsted (1963) entwickelte Regressionsanalyse des Aminosäurenbedarfs gezeigt hat.

Tabelle 4.4. Beispiele für die biologische Wertigkeit von Proteinen

Protein	Bilanzminimum beim Erwachsenen g Protein/kg Körpermasse	„Protein-Efficiency" bei der Ratte g Gewichtszunahme je Tag und g Eiweiß
36% Volleiprotein + 64% Kartoffelprotein	0,37	
Vollei	0,50	3,8
Milch	0,55	
Kartoffel	0,56	
Rindfleisch	0,60	3,2
Mais	0,65	
Weizen	0,85	1,5

Tabelle 4.5. Einteilung der Aminosäuren

Essentielle	Nichtessentielle
Isoleucin	Alanin
Leucin	Asparaginsäure
Lysin	Cystin
Methionin	Glutaminsäure
Phenylalanin	Glycin
Threonin	Hydroxyprolin
Tryptophan	Prolin
Valin	Serin
(Histidin[a])	Tyrosin
(Arginin?)	

[a] Histidin ist für den Säugling essentiell.

Völlig sinnlos kann der klassische Begriff der biologischen Wertigkeit unter pathologischen Bedingungen werden, wenn z. B. zum Erzielen eines therapeutischen Effekts das Muster der zugeführten Aminosäuren durch Zusatz bestimmter essentieller Aminosäuren verzerrt wird (chronische Niereninsuffizienz, Leberkoma) oder gar Ketoanaloga anstelle bestimmter essentieller Aminosäuren verwendet werden. In solchen Fällen ist die biologische Wertigkeit kein Beurteilungsmaßstab mehr. Hier müssen die Prüfungskriterien ganz auf den erwünschten therapeutischen Erfolg abgestellt werden.

Die Bestimmung der N-Bilanz setzt voraus, daß alle N-Ausgaben erfaßt werden:

Harn: Eiweißmetabolite (Harnstoff, Kreatinin, Ammoniak etc.).
Faeces: Unresorbiertes Eiweiß, in den Darm sezerniertes und nichtresorbiertes Eiweiß, abgeschilferte Darmepithelzellen, Darmbakterien.
Haut: Sekrete der Drüsen (v. a. Schweiß), desquamierte Epithelzellen, abgeschilfertes Keratin, Nägel.

Wegen der Schwierigkeit, die Verluste durch die Haut zu messen, werden sie zumeist bei Bestimmung der N-Bilanz nicht berücksichtigt.

Maßgeblich für die biologische Wertigkeit ist in erster Linie ein ausreichender Gehalt an den essentiellen Aminosäuren in günstigen Proportionen. Aber auch der Gehalt an den nichtessentiellen Aminosäuren kann von Einfluß sein. Bei der alleinigen Gabe von essentiellen Aminosäuren muß der Organismus, um seinen Bedarf an den nichtessentiellen für die Proteinsynthese decken zu können, den N von essentiellen Aminosäuren zur Bildung von nichtessentiellen Aminosäuren verwenden, was in hohem Maße unökonomisch wäre. Es gibt Proteine, wie z. B. Vollei- und Milch-

Tabelle 4.6. Die E/T-ratio von Proteinen

Protein	E/T-ratio	Protein	E/T-ratio
Vollei	3,22	Reis	2,61
Humanmilch	3,13	Hafer	2,30
Rindfleisch	2,79	Weizen	2,02

proteine, die einen so hohen Gehalt an essentiellen Aminosäuren haben, daß man sie bis zu einem gewissen Grade ohne Verlust der biologischen Wertigkeit mit nichtessentiellen Aminosäuren verdünnen kann. Man kann in diesem Fall als Quelle des „unspezifischen" N sogar Ammoniumsalze anstelle der nichtessentiellen Aminosäuren benützen. Unter Umständen erhält man durch Mischen solcher höchstwertigen Proteine mit solchen, die weniger essentielle Aminosäuren, aber mehr nichtessentielle enthalten, eine Erhöhung der biologischen Wertigkeit. Das bekannteste Beispiel ist ein Gemisch aus 35% Eiprotein und 65% Kartoffelprotein, das die höchste bis jetzt beobachtete biologische Wertigkeit hat.

Zur Charakterisierung von Nahrungsproteinen genügt daher nicht nur die alleinige Angabe des Gehalts an essentiellen Aminosäuren, sondern auch der Gehalt an den nichtessentiellen muß berücksichtigt werden. Hierfür hat sich die Angabe der E/T-ratio eingebürgert:

$$\text{E/T-ratio} = \frac{\text{g essentielle Aminosäuren}}{\text{g Gesamt-N des Protein}}.$$

Milchprotein und Fleischprotein lassen sich ohne Verlust der biologischen Wertigkeit auf eine E/T-ratio von 1,80–2,00 verdünnen, Eiprotein sogar bis 0,7.

Ein Leben am Eiweißminimum ist unzweckmäßig, da der Proteinbedarf durch Streßsituationen vergrößert werden kann und die Zufuhr dann nicht mehr ausreichend ist. Schon ein geringfügiger Schnupfen genügt, um beim Eiweißminimum eine negative Bilanz zu erzeugen.

Um zu Zahlen für den „Bedarf" – besser „empfehlenswerte Höhe der Zufuhr" (DGE) oder „safe level of intake" (FAO/WHO) – zu kommen, müssen zum Minimalbedarf Sicherheitsspannen addiert werden. Der Minimalbedarf wird entweder wie geschildert aus dem Bilanzminimum ermittelt, oder, dem Vorgehen des Expertenkomitee der FAO/WHO entsprechend, nach der faktoriellen Methode. Diese besteht darin, daß die am absoluten N-Minimum auf verschiedenen Wegen ausgeschiedenen Stickstoffmengen addiert werden und ggf. ein Zuschlag für Wachstum zugefügt wird:

Bedarf = U + F + S + G.

U N-Ausscheidung im Urin,
F N-Verluste mit den Faeces,
S N-Verluste durch Haut, Schweiß, Haare, Nägel,
G N-Bedarf für Wachstum.

Das Expertenkomitee hat dafür 1973 folgende Zahlen für einen „Standardmann" von 65 kg zugrundegelegt:

U (mg N/kg · Tag)	37
F (mg N/kg · Tag)	12
S (mg N/kg · Tag)	5
Summe	54

Da die Bestimmung des Stickstoffverlusts junger Erwachsener unter proteinfreier Diät einen Variationskoeffizienten von 15% aufweist, werden der oben genannten Zahl für das absolute N-Minimum 30% (= 2 Standardabweichungen) zugeschlagen, so daß nur bei 2,5% der Bevölkerung die Wahrscheinlichkeit besteht, daß ihr Bedarf höher liegt. Ein weiterer Zuschlag von 30% erfolgt unter Berücksichtigung von nur 70% Assimilation von hochwertigem Eiprotein. Der „safe level" liegt damit bei 91,3 mg N/kg · Tag oder 0,57 g Protein/kg und Tag. Dieser Wert ist verschiedentlich in Frage gestellt worden, und insbesondere unter Berücksichtigung der

Tabelle 4.7. Empfehlungen für die Proteinzufuhr (Recommended dietary allowances 1980). Die Deutsche Gesellschaft für Ernährung hat sich diesen Empfehlungen weitgehend angeschlossen (DGE 1985)

Alter (Jahre)	Proteinzufuhr in g/kg KG (Sollgewicht)
0–0,5	2,2
0,5–1	2,0
1–3	1,8
4–6	1,5
7–9	1,2
10–14	1,0
15–18	0,85
Erwachsene	0,8
Schwangere	+ 30 g
Stillende	+ 20 g

Tatsache, daß die Proteinwertigkeit einer gemischten Diät nur etwa 75% von Eiprotein beträgt, werden vom U.S. Food and Nutrition Board die Werte empfohlen, die in Tabelle 4.7 angegeben sind.

4.4.3 Die essentiellen Aminosäuren

Die von Rose mitgeteilten Werte für den Aminosäurenbedarf sind nicht im Sinne des Minimalbedarfs, sondern der „wünschenswerten Höhe der Zufuhr" zu bewerten, sie enthalten also Sicherheitszuschläge. Die Zahlen von Hegsted (1963) können gegenwärtig als die zuverlässigsten gelten. Sie gelten für eine ausreichende Energieversorgung, eine ausreichende Zufuhr an den nichtessentiellen Aminosäuren und ein günstiges Verteilungsmuster („Pattern") der essentiellen Aminosäuren. In der Tabelle 4.8 ist der Bedarf an essentiellen Aminosäuren in mg/kg KG angegeben. Die Nahrungsproteine mit einer hohen biologischen Wertigkeit haben ein den Bedarfszahlen ähnliches Pattern der essentiellen Aminosäuren.

Methionin läßt sich in einem Umfange bis zu 80% durch Cystin ersetzen, da der Methionin-S im Organismus zur Bildung von Cystin verwendet wird. Die Sparwirkung von Cystin ist aber variabel. Ernährungsphysiologisch wichtig ist daher die Kenntnis des Gehalts der Proteine an beiden S-haltigen Aminosäuren. Phenylalanin kann bis zu 70% durch Tyrosin ersetzt werden, das im Stoffwechsel aus Phenylalanin gebildet wird.

Tabelle 4.8. Bedarf an essentiellen Aminosäuren in mg/kg KG. (Nach Munro 1970)

	Kleinkinder (Holt)	Kinder 10–12 Jahre (Nakagawa)	Erwachsene Männer (Rose)	(Inoue)	Erwachsene Frauen (Hegsted)
Histidin	(25)	–	–	–	–
Isoleucin	111	28	10	11	10
Leucin	153	49	11	14	13
Lysin	96	59	9	12	10
Methionin + Cystin	50[a]	27	14	11	13
Phenylalanin + Tyrosin	90[a]	27	14	14	13
Threonin	66	34	6	6	7
Tryptophan	19	4	3	3	3
Valin	95	33	14	14	11

[a] Unter Zusatz von 50% des durchschnittlichen Bedarfs für Methionin (39 mg/kg KG) und für Phenylalanin (68 mg/kg KG), um den Bedarf an Cystin bzw. Tyrosin mit abzudecken.

Geringere Abweichungen von den Bedarfszahlen bzw. dem optimalen Pattern der essentiellen Aminosäuren bedingen eine Verminderung der biologischen Wertigkeit eines Proteins bzw. eines Aminosäurengemischs. Die beiden wichtigsten Aminosäuren, welche in praxi die biologische Wertigkeit zu limitieren pflegen, sind:

– Lysin (Getreideproteine und manche anderen Pflanzenproteine) und
– Methionin (Kuhmilchproteine und Fleischproteine).

Die in zweiter Linie die biologische Wertigkeit limitierenden Aminosäuren sind zumeist Threonin (Weizen und Roggen) oder Tryptophan (Casein, Mais, Reis).

Das Fehlen einer oder mehrerer essentieller Aminosäuren macht ein Protein oder Aminosäurengemisch (falls allein zugeführt) zur Ernährung gänzlich ungeeignet, da die Proteinsynthese im Organismus in diesem Falle nur durch Abbau von Körpereiweiß erfolgen kann, also eine negative N-Bilanz erzeugt wird.

Grobe Abweichungen von dem günstigen Pattern, die man aber nur experimentell durch Fortlassen oder exzessive Zufuhr einer Aminosäure bewirken kann, führen zu Stoffwechselstörungen und toxischen Symptomen. Ihr Auftreten kann 3 verschiedene Ursachen haben:

1. *Die Aminosäurenimbalance.* Ursache ist ein Manifestwerden von Mangelsymptomen an der in erster Linie die biologische Wertigkeit limitierenden Aminosäure, wenn die ihr nachgeordneten in übergroßen Mengen zugeführt werden. Man kann die Symptome der Imbalance beseitigen durch vermehrte Zufuhr der in erster Linie limitierenden Aminosäure. Das Hauptsymptom der Imbalance ist eine starke Verminderung der Futteraufnahme als Schutz gegen die Aufnahme der imbalanten Ernährung.

2. *Der Aminosäurenantagonismus.* Ursache sind Konkurrenzen um gemeinsame Transportsysteme. Am bekanntesten sind Antagonismen im Bereich der verzweigtkettigen Aminosäuren Isoleucin, Leucin und Valin.

3. *Die Aminosäurentoxizität.* Beispiele bieten große Überdosierungen von Methionin, Phenylalanin oder Tyrosin, etwa in Form von Zulagen in Höhe von 2%, bezogen auf das Tagesgewicht des Futters. Im Gegensatz zu den Imbalancen und Antagonismen lassen sich Symptome der Toxizität nicht durch eine vermehrte Zufuhr anderer Aminosäuren aufheben. Symptome der Toxizität sind:
Methionin: Wachstumsverzögerung, hypochrome Anämie, degenerative Prozesse in Leber, Milz, Pankreas, Nierenhypertrophie, Leukocytose.
Phenylalanin: Abnahme von Gehirnserotonin, Testesatrophie, Pfotenödeme, Epithelveränderungen der Cornea, Lidschwellung.

Neben der für alle essentiellen Aminosäuren gemeinsamen Aufgabe, als Bausteine für die Proteinsynthese zu dienen, haben einige von ihnen darüber hinaus noch andere Aufgaben im Stoffwechsel.

Ein Mangel äußert sich bei diesen letzteren nicht nur in Störungen der Proteinsynthese (negative N-Bilanz, Gewichtsabnahme, Anämie, Hypoproteinämie, v. a. die Albumine betreffend), sondern auch noch in spezifischen Mangelsymptomen. Spezifische Aufgaben haben *Methionin* im Bereich des Methyltransfers und der Bildung von Cystin, *Phenylalanin* als Muttersubstanz für Adrenalin, Thyroxin und Melanin (Pigmentbildung!), *Threonin* im Bereich des Fettstoffwechsels, so daß bei Threoninmangel eine massive Verfettung der Leber entsteht, *Tryptophan* als Muttersubstanz von Serotonin (5-Hydroxytryptamin) und Niacin.

4.4.4 Regulation des Proteinstoffwechsels

Wie schon erwähnt, vermag sich der Organismus mit verschieden hohen Eiweißzufuhren in ein Gleichgewicht zu setzen, kenntlich an einer ausgeglichenen N-Bilanz. Zentralorgan für die dabei beteiligten Anpassungsmechanismen ist die Leber, die als Puffer zwischen dem unregelmäßigen Aminosäurenzustrom und dem gleichmäßigen Bedarf der Gewebe durch Konstanthaltung des Spiegels der freien Aminosäuren im Plasma dient, der je nach Aminosäure zwischen 4 und 800 µmol/l gelegen ist. Der Pool der freien Aminosäuren des Organismus ist mit 45 g (1 g im Plasma, 2–4 g in der Leber, 40 g in der Muskulatur) nur klein.

Bei einem plötzlichen großen Angebot an Aminosäuren durch die Nahrung wird der Überschuß von der Leber zum größten Teil zu Harnstoff abgebaut, zu einem kleineren Teil zur Synthese von Eiweiß in der Leber verwendet (z. T. als Lebereiweiß, das in der Leber gespeichert wird, z. T. als Plasmaalbumin, das an das Plasma abgegeben wird).

Die Vermehrung des Abbaus ist ein Prozeß, der einige Zeit benötigt (etwa 2 Tage), während die Eiweißsynthese sofort abläuft. Der Gehalt der Leber an den aminosäurenabbauenden Enzymen (Transaminasen, Enzyme des Harnstoffcyclus, Tryptophanpyrrolase, Cystathionase u. a. m.) ist nämlich normalerweise relativ gering, wird aber durch eine reichliche Aminosäurenzufuhr adaptiv vermehrt, was etwa 2 Tage erfordert.

Der Umfang der Proteinsynthese in der Leber spiegelt sich in deren Ribosomen-Polysomen-Profil wider, das von der Höhe des Zustroms von Aminosäuren abhängt (Abb. 4.6). Bei einem nur geringen oder gar fehlenden Zustrom von Aminosäuren kommt es zu einer Disaggregierung der Polysomen zu Oligosomen und freien Ribosomen sowie zu einem Abbau der RNS, also zu einer Verkleinerung der zur Proteinsynthese

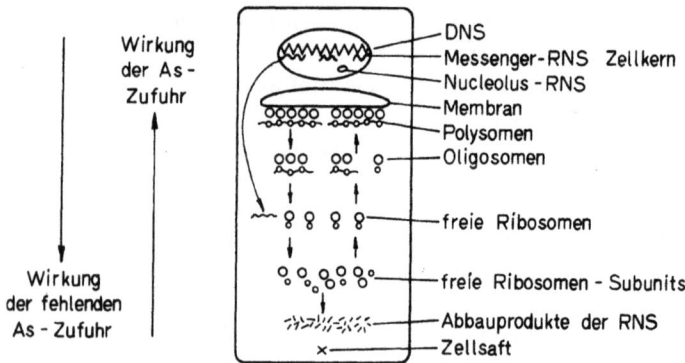

Abb. 4.6. Wirkung der Aminosäurenzufuhr auf das Polysomen-Ribosomen-Profil der Leberzelle. (Nach Munro 1966)

benötigten Maschinerie. Bei reichlicher Zufuhr von Aminosäuren erfolgt das Umgekehrte. Die bei der Regulation der Proteinsynthese via Polysomenprofil und Abbau der Aminosäuren via Enzymadaptation wirksamen Mechanismen sind rein cytoplasmatischer Art.

Das Polysomenprofil der Leberzelle spricht nicht nur auf die Größe des Aminosäureneinstroms in die Leber, sondern auch auf das Aminosäurenpattern an. Imbalancen der Aminosäuren bewirken ebenfalls eine Disaggregierung der Polysomen und eine dadurch verminderte Proteinsynthese.

Der Organismus vermag Eiweiß nicht in nennenswertem Umfange zu speichern. Er verfügt bei ausreichender Ernährung über einen kleinen Bestand an „labilem Protein" in der Größenordnung von etwa 1% des gesamten Eiweißbestands. Dieses „labile Protein" läßt sich nur funktionell definieren, und zwar in dem Sinne, daß Abgabe oder Neubildung desselben zu keiner nachweisbaren Funktionsänderung führt. „Labiles Protein" enthalten nur wenige Organe; die wichtigsten sind Leber, Darmschleimhaut, Pankreas und Niere.

4.4.5 Die Ergänzung von Proteinen

Die in den Entwicklungsländern unzureichende Eiweißzufuhr ist häufig dadurch bedingt, daß Pflanzenproteine mit einer niederen biologischen Wertigkeit als einzige Eiweißquelle dienen. Daher ist die Frage nach Möglichkeiten, die biologische Wertigkeit solcher Proteine zu verbessern, von großer Bedeutung. Zur Lösung dieses Problems stehen mehrere Möglichkeiten zur Verfügung:

1. Anreicherung minderwertiger Proteine mit denjenigen Aminosäuren, welche die biologische Wertigkeit limitieren. Beispiele sind Anreicherung von Getreideeiweiß mit Lysin und Anreicherung von Erdnußmehl mit Methionin + Lysin + Threonin.
2. Kombination (Ergänzung) minderwertiger Proteine mit solchen, welche die limitierenden Aminosäuren reichlich enthalten. Das ist der Fall, wenn man sie mit hochwertigem tierischem Eiweiß (Milchpulver, Fischmehl etc.) ergänzt. Hierbei können sich erhebliche Verbesserungen des ganzen Gemischs ergeben, da an essentiellen Aminosäuren zu reiche Proteine durch Verdünnung mit den nichtessentiellen Aminosäuren eine Erhöhung der biologischen Wertigkeit zeigen können. Das Beispiel Eiprotein + Kartoffelprotein wurde schon erwähnt (s. S. 75). Auch mehrere, einzeln minderwertige Proteine können sich bei geschickter Kombination zu einem biologisch hochwertigen Gemisch ergänzen. Ein Beispiel ist das für die Verhältnisse in Mittelamerika entwickelte Proteingemisch INCAP aus Mais + Sorghum + Reis + Baumwollsamenmehl + und Sesammehl + Hefe. Für Indien wurde ein Gemisch aus 40% Erdnußmehl + 30% Sesammehl + 30% Sojamehl, für den Mittleren Osten aus 47% Chick Peas + 35% Sesammehl + 18% Sojamehl diskutiert.

4.4.6 Eiweißmangel

Eiweißmangel und seine Bekämpfung ist ein Weltproblem erster Ordnung. Die Auswirkungen des Eiweißmangels sind etwas verschieden, je nachdem, ob er gleichzeitig mit einem Calorienmangel verbunden ist oder nicht, da bei Calorienmangel Aminosäuren zusätzlich noch zur Energiegewinnung eingesetzt werden müssen. In praxi sind Eiweißmangel und Calorienmangel zumeist miteinander verknüpft.

Im Vordergrund steht die negative N-Bilanz als Zeichen der Abnahme des Eiweißbestands. Zuerst erfolgt ein Verbrauch des „labilen Proteins", weshalb zunächst die Leber die größten Eiweißverluste hat. Nach kurzer Zeit trägt die Muskulatur die stärksten Eiweißverluste. Der Pool an freien Aminosäuren nimmt ab (Leber, Plasmaaminosäuren), besonders stark vermindert wird hier das Methionin. Von den Plasmaproteinen wird fast ausschließlich das Albumin vermindert. Abnahme des Hämoglobinbestands (Anämie) erfolgt spät. Der Bestand an Enzymen wird vermindert, jedoch nicht gleichmäßig. Früh und stark pflegen Xanthinoxidase und Glutaminsäuredehydrogenase abzunehmen. Die Störung der Proteinsynthese gibt sich auffällig auch in einer Verminderung der Kollagenbildung zu erkennen (Symptom hierfür vermehrte Ausscheidung von Hydroxyprolin), die sich in einer Verschlechterung der Wundheilung und, bei Kindern auffällig, in Störungen des Knochenwachstums zu erkennen gibt. Die Ausscheidung von 3-Methylhistidin im Harn ist ein guter Index für den Abbau von Muskeleiweiß. Die Resistenz gegen bestimmte Infektionen (z. B. Tbc) nimmt wegen Drosselung der Immunkörperbildung ab. Wegen der Verarmung der Nebennierenrinde an Eiweiß und RNS ist ganz allgemein das Überstehen von Streßsituationen erschwert. Eiweißmangel bedingt weiterhin schwere Störungen der Fertilität. Sehr auffallend sind endlich auch die psychischen Veränderungen im Sinne einer Apathie.

4.4.7 Neue Eiweißquellen

Die Versorgung mit Eiweiß ist der Engpaß bei der Ernährung. Bei der zunehmenden Weltbevölkerung ist daher das Problem der Mehrerzeugung von Eiweiß und die Erschließung von neuen Eiweißquellen von größter Wichtigkeit. Die folgenden Wege werden gegenwärtig verfolgt:

1. Vergrößerung der Verwertung von Pflanzeneiweiß zur Ernährung des Menschen durch Verbesserung der biologischen Wertigkeit durch Ergänzung sowie durch Züchtung eiweißreicherer Nahrungspflanzen.
2. Mikrobiologische Erzeugung von Eiweiß, z.B. durch die Grünalge Scenedesmus obliquus, die in einer nur anorganische Salze und Ammoniak enthaltenden Nährlösung unter Einleiten von CO_2, wächst. Andere Verfahren benützen Bakterien, die Kohlenwasserstoffe verwerten können („Eiweiß aus Erdöl").
3. Verwendung von Gemischen synthetischer Aminosäuren. Dieser Weg wird heute in größtem Umfange bei der parenteralen Ernährung und bei der Ernährung per os durch bestimmte Formuladiäten beschritten. Näheres s. Kap. 9.1–9.2.2 (s. S. 164 ff.).

Literatur

Bodwell CE (ed) (1977) Evaluation of proteins for humans. Avi, Westport/Conn
Deutsche Gesellschaft für Ernährung (1985) Empfehlungen für die Nährstoffzufuhr. Umschau, Frankfurt (4., erweiterte Überarbeitung)
Hegsted DM (1963) Variation in requirements of nutrients – amino acids. Fed Proc 22:1424
Kofranyi E, Jekat F (1964) Zur Bestimmung der biologischen Wertigkeit von Nahrungsproteinen. VII. Bilanzversuche am Menschen. Hoppe Seylers Z Physiol Chem 335: 166–173
Munro HN (1966) Relationship between body protein synthesis and protein intake. Nutr Dieta 8:179–187

Munro HN (1970) A general survey of mechanisms regulating protein metabolism in mammals. In: Munro HN (ed) Mammalian protein metabolism, vol IV. Academic Press, New York London

Munro HN (1974) Protein hydrolysates and amino acids. In: Nagy ME (ed) Total parenteral nutrition. Urban & Schwarzenberg, München

National Academy of Sciences (1974) Recommended Dietary Allowances, 8th edn. Washington

4.5 Wasser und Mineralstoffe

Mineralstoffe sind unerläßliche Bestandteile der lebenden Substanz. Ihre wichtigsten Aufgaben sind:

1. Aufrechterhaltung der Elektroneutralität,
2. Aufrechterhaltung eines bestimmten osmotischen Drucks,
3. Schaffung bestimmter Löslichkeitsbedingungen,
4. Aufbau von Puffersystemen,
5. Ermöglichung der Reizbarkeit und Beantwortung von Reizen,
6. Beeinflussung von Stoffwechselprozessen durch Förderung oder Hemmung von Enzymen,
7. als Bausteine der „harten Gewebe" (Knochen, Zähne).

Tabelle 4.9. Mineralstoffgehalt des Menschen

	Absolut mmol	mmol/kg
Natrium		
Insgesamt	4350	62,4
Austauschbar	2870	41,0
Extracellulär	2340	33,4
Kalium		
Insgesamt	3600	51,5
Austauschbar	3300	47,0
Intracellulär	3230	46,0
Extracellulär	70	1,0
Magnesium		
Insgesamt	700	10,0
Austauschbar		1,3–2,65
Extracellulär		1,0–1,5
Chlorid		
Insgesamt	2680	38,3
Austauschbar	2030	29,0

Der Mineralbestand des Organismus wird durch Regulationsmechanismen konstant gehalten, die nur unter extremen Verhältnissen durchbrochen werden können. Auch die Mineralstoffe sind wie alle anderen Bausteine des Organismus einem ständigen Umsatz unterworfen. Untergang und Aufbau der Körperzellen bedingen Freiwerden oder Binden von Mineralstoffen, Reizung und Beantwortung von Reizen sind mit Mineralverschiebungen verknüpft, Abgabe von Sekreten oder Wasser sind aus osmotischen Gründen mit einer Mitnahme von Ionen verbunden. Aus diesen Gründen erfolgen Ausgaben an Mineralstoffen, die durch die Nahrung wieder ersetzt werden müssen.

Die „nichtaustauschbaren" Ionen befinden sich fast ausschließlich im Skelett.

Die Zusammensetzung der extracellulären und intracellulären Flüssigkeit ist verschieden. Auch innerhalb der Zelle ist die Ionenkonzentration nicht gleichmäßig. Die Mitochondrien akkumulieren aktiv Ionen, die benötigte Energie wird aus ATP oder einem energiereichen Zwischenprodukt der oxidativen Phosphorylierung entnommen. Zellkerne akkumulieren Na^+. Die Hauptaufgaben der Elektrolyte sind:

Na^+: Bewirkung des osmotischen Drucks extracellulär,

Tabelle 4.10. Verteilung der Elektrolyte im Serum, intercellulärer und intracellulärer Flüssigkeit (Angaben in mval/l)

	Serum	Intercellulärer Raum	Intracellulär
Kationen			
Na^+	142	145	10
K^+	4	4	160
Ca^{++}	5	5	2
Mg^{++}	2	2	26
Summe	153	156	198
Anionen			
Cl^-	101	114	3
HCO_3^-	27	31	10
PO_4^{---}	2	2	100
SO_4^{--}	1	1	20
Organische Säuren	6	7	0
Protein	16	1	56
Summe	153	156	198

K^+: Bewirkung des osmotischen Drucks intracellulär, elektrophysiologisches Verhalten der Zelle, Aktivierung von Enzymsystemen, v. a. Glykolyse und oxidative Phosphorylierung,
Mg^+: Aktivierung von Enzymen (Phosphatasen, Kinasen, Peptidasen, Mutasen, Enolase),
Cl^-: Bewirkung des osmotischen Drucks extracellulär, Ermöglichung der hohen H^+-Konzentration im Magensaft.

Die Ursachen der ungleichen Verteilung der Elektrolyte im extracellulären und intracellulären Raum sind:

1. der hohe Proteingehalt in der Zelle und der dadurch bedingte Gibbs-Donnan-Effekt, durch den die Summe der Anionen und Kationen intracellulär größer ist als extracellulär;
2. die Fähigkeit der Zelle zum aktiven Transport von Ionen, da sie Energie für „Pumparbeit" zur Verfügung stellen kann. Durch die Natriumpumpe werden ständig Na^+ aus der Zelle herausgepumpt und gleichzeitig K^+ in die Zelle gepumpt. Die Energie stammt aus ATP unter Beteiligung einer durch Na^+ aktivierten ATP-ase;
3. die Anreicherung von Ionen durch Komplexbindung. Ein Beispiel ist die Anreicherung von Ca^{++} im Knorpel mit Hilfe von Chondroitinsulfat.

Die Aufrechterhaltung des Na^+-Gleichgewichts wird durch die Niere bewirkt, die Überschüsse rasch ausscheidet und bei verminderter Zufuhr die Ausscheidung rasch und praktisch vollkommen drosselt. Infolge der Fähigkeit, die Na^+-Ausscheidung auf praktisch 0 zu reduzieren, ergibt sich ein guter Schutz des Organismus gegen einen Na^+-Mangel. Ein rein alimentärer Na^+-Mangel läßt sich nicht ohne weiteres erzeugen, er kommt erst zustande, wenn man die fehlende Zufuhr mit einem Na^+-Entzug kombiniert, z.B. durch starkes Schwitzen, anhaltende Diarrhöen oder Gabe von Quecksilberdiuretica. Die Konzentrierungsfähigkeit der Niere

Tabelle 4.11. Durchschnittlicher Elektrolytgehalt bilanzmäßig wichtiger Sekrete

Sekret	Na^+		K^+		Cl^-	
	mmol/l	mg/100 ml	mmol/l	mg/100 ml	mmol/l	mg/100 ml
Transsudate	144	331	4,9	19	122	397
Schweiß	58,4	134	10,0	39	45,4	161
Speichel	33,1	76	19,5	76	33,9	120
Magensaft	59,0	136	9,3	36	89,0	316
Galle	145,3	324	5,2	20	99,9	354
Dünndarmsekret	104,9	240	5,1	20	98,9	350

Tabelle 4.12. Minimalbedarf und gegenwärtige Mineralstoffzufuhr je Tag

		Minimalbedarf	Durchschnittliche Zufuhr
Wasser	ml	1200	2000–4000
Na	g	0,4	2–7
K	g	0,7	2–4
Mg	g	0,2	0,3
Ca	g		1,0
P	g	0,8	1,5

für Na^+ beträgt beim Menschen etwa 300 mmol/l. Beim Menschen kann die einmalige Aufnahme von 150 g NaCl tödlich wirken.

Die Niere vermag nicht alles abfiltrierte K^+ wieder zurückzuresorbieren. Der Mensch scheidet daher auch beim K^+-Mangel noch erhebliche K^+-Mengen im Harn aus. K^+-Mangelzustände können die folgenden Ursachen haben: ungenügende K^+-Zufuhr mit der Nahrung, Erbrechen und Durchfälle, längere Gaben von ACTH, Cortison oder Testosteron sowie Streßzustände aller Art.

Negative Mg^{++}-Bilanzen wurden schon beobachtet, wenn die Mg^{++}-Zufuhr 0,2 g pro Tag unterschritt.

Die Stellung der Niere im Cl^--Stoffwechsel entspricht der bei Na^+. Cl^--Mangel kann bei anhaltendem Erbrechen entstehen. Cl^--Mangel verursacht eine metabolische Alkalose durch Abschieben von Na^+ in die Zellen. K^+ wird dann aus den Zellen in den extracellulären Raum abgegeben, was eine erhöhte K^+-Ausscheidung durch die Niere zur Folge hat.

4.5.1 Wasser

Wasser hat im Organismus eine Reihe von Aufgaben:

1. als Baustein (Quellungswasser),
2. als Lösungsmittel,
3. als Dielektrikum,
4. als Transportmittel,
5. als Mittel zur Regulation des Wärmehaushalts.

Bei der Bestimmung des Wassergehalts findet man zumeist Werte, die zwischen 48 und 70% schwanken (im Mittel 60%). Berechnet auf die fettfreie Körpersubstanz beträgt der Wassergehalt 70%. Das Wasser ist im Organismus auf verschiedene Räume verteilt:

- intracellulär 50% der fettfreien Körpermasse;
- extracellulär
  als Blutplasma 5%,
  als interstitielle Flüssigkeit 15%.

Durch die in dem Flüssigkeitsraum gelösten Elektrolyte und anderen Substanzen haben die intracelluläre und extracelluläre Flüssigkeit einen osmotischen Druck. Bei 38°C beträgt er für das Blutplasma 7,39 atm (747 kPa) entsprechend $\Delta = -0,54\,°C$ und einer Osmolalität von 291 mosm/l. Der osmotische Druck des Blutplasmas wird durch 2 Mechanismen konstant gehalten: einen rasch ablaufenden, der in Wasserverschiebungen zwischen Extracellulärraum und Intracellulärraum besteht, und einem langsamer ablaufenden, der durch Ausscheidung der Überschüsse an Wasser oder Elektrolyten den alten Zustand endgültig wieder herstellt.

Normalerweise hat der Organismus eine ausgeglichene Wasserbilanz. Die folgende Tabelle 4.13 zeigt als Beispiel die Wasserbilanz für 1 Tag aus einem konkreten Versuch, um die in die Bilanz eingehenden Posten zu verdeutlichen. Das „Oxidationswasser" entsteht im Stoffwechsel durch Oxidation der in der Nahrung enthaltenen H-Atome.

Von den an der Wasserabgabe beteiligten Organen wirkt nur die Niere im Sinne einer Regulation des Wasserhaushalts. Die Konzentrierungsfähigkeit der Niere beträgt maximal rund 1400 mosm/l. Bei der üblichen Ernährung müssen täglich 1000–1200 mosm ausgeschieden werden, bei Nahrungskarenz sind es 800 mosm. Durch eine extrem salzarme und proteinarme Ernährung läßt sich die Ausscheidung bis auf etwa 200 mosm herabdrücken. Infolge der begrenzten Konzentrierungsfähigkeit der Niere kann der Wasserbedarf nicht mit Flüssigkeiten gedeckt werden, die eine höhere Osmolalität haben, als der maximalen Konzentrierungsmöglichkeit der Niere entspricht, z.B. nicht mit Meerwasser. Zur Ausscheidung der in 500 ml Meerwasser gelösten Salze benötigt die Niere rund 800 ml Wasser. Trinken

Tabelle 4.13. Beispiel für eine Wasserbilanz (Mann 28 Jahre, 72 kg Gewicht)

Wassereinnahmen in ml		Wasserausgaben in ml	
Getränke	800	Durch Niere	1050
„Feste Speisen"	980	Darm	180
Oxidationswasser	290	Haut und Lunge	820
Summe	2130		2050
Bilanz in ml		+ 80	
Veränderung der Körpermasse in g		+ 50	

von 500 ml Meerwasser bedeutet daher für den Menschen einen Wasserverlust von 300 ml.

Die Wasserabgabe durch die Ausatmungsluft hängt von der Ventilationsgröße sowie der Temperatur und dem Wasserdampfdruck der Außenluft ab. Bei körperlicher Ruhe und mittleren klimatischen Bedingungen beträgt sie etwa 200–300 ml/Tag.

Das Wasser hat eine wichtige Aufgabe im Rahmen der Wärmeregulation. Die Wasserabgabe durch den Schweiß kann unter extremen Bedingungen (Arbeit in der Hitze) bis zu 1500 ml/h erreichen, also das 10fache der anderen Wasserabgaben. Die Abgabe von Schweiß ist so einreguliert, daß die Körpertemperatur etwa konstant gehalten wird. Dies führt dazu, daß u. U. schwere, ja lebensbedrohende Wasserverluste entstehen können.

Ein Wasserverlust von 35% des Wasserbestands des Organismus ist nicht mehr mit dem Leben vereinbar.

4.5.2 Säure-Basen-Haushalt

Die Konstanthaltung des pH der Körperflüssigkeiten ist von größter Bedeutung, da von ihm für den Betrieb der Zelle elementar wichtige Dinge wie physikochemischer Zustand der Proteine, Aktivität der Enzyme u. a. m. abhängen. An der Konstanthaltung des pH sind beteiligt:

1. die Puffersysteme des Blutes und der anderen Körperflüssigkeiten,
2. die Lunge,
3. die Niere.

Die Beteiligung der Lunge beschränkt sich darauf, bei Säurebelastungen durch Verstärkung der Ventilation den p_{CO_2} und damit die Kohlensäurekonzentration zu senken und umgekehrt bei Basenbelastung durch Verminderung der Ventilation den p_{CO_2} zu erhöhen. Durch diese Adaptation der Atmung wird ein erheblicher Zuwachs der Kapazität des Puffersystems Hydrogencarbonat-Kohlensäure bewirkt.

Nur die Niere vermag Protonen einzusparen oder zu eliminieren. Sie kann Protonen im Austausch gegen Na^+ sezernieren, bis der Harn eine rund 1000fach höhere H^+-Konzentration aufweist als das Plasma. Die Protonen treffen dann im Tubulus auf sekundäres Phosphat, das in primäres Phosphat umgewandelt wird, auf Hydrogencarbonat, das zu Kohlensäure wird, die spontan in H_2O und CO_2 zerfällt, und auf alle organischen Anionen, die bei dem herrschenden pH in der Lage sind, Protonen aufzunehmen. Auf diese Weise trägt nur ein Teil der sezernierten Protonen dazu bei, den pH-Wert des Harns in Richtung sauer zu verschieben. Außerdem vermag die Niere – hauptsächlich aus Glutamin – Ammoniak zu bilden, das ebenfalls ein Proton aufnimmt und als Ammoniumion zur Ausscheidung gelangt. Umgekehrt kann die Niere durch die Ausscheidung von HCO_3^- Protonen einsparen, da hierbei eine Base mit einem anderen Kation als H^+ eliminiert wird.

Die meisten Lebensmittel sind säureüberschüssig (Fleisch, Fisch) oder basenüberschüssig (Gemüse, Leguminosen, Obst). Eine gemischte Kost hat gewöhnlich einen Säureüberschuß von 50 mval, der eine entsprechende Ausscheidung von Protonen verursacht. Bei sehr einseitiger Nahrungswahl kann der Säure- oder der Basenüberschuß bis auf etwa 150 mval/Tag ansteigen. Demgegenüber kann die Niere bis zu 1000 mval Protonen ausscheiden oder bis zu 300–400 mval Protonen einsparen. Die praktisch mögliche alimentäre Belastung des Säure-Basen-Haushalts ist somit in der Regulationsbreite der Niere gelegen. Beim Gesunden führt daher weder eine säureüberschüssige noch eine basenüberschüssige Ernährung zu Gesundheitsstörungen. Erst Belastungen, welche die Toleranzgrenze übersteigen, führen zu pathologischen Reaktionen.

Die säuernde oder alkalisierende Wirkung von Salzen oder Kostformen ergibt sich nicht ohne weiteres aus ihrer chemischen Zusammensetzung. In vielen Fällen bestehen Unterschiede zwischen dem physikochemischen Verhalten in vitro und dem physiologischen in vivo. Carbonate und Alkalisalze vieler organischer Säuren (z. B. Lactat, Malat, Citrat) wirken im Organismus alkalisierend, da sie bilanzmäßig als Säuren im intermediären Stoffwechsel verbrannt werden. Umgekehrt bewirken Ammoniumsalze anorganischer Säuren (etwa NH_4Cl) im Organismus eine Säuerung, da ihr Ammoniak durch Harnstoffsynthese oder Aminierungsprozesse beseitigt wird, während ein Proton erhalten bleibt, das Alkali zu seiner Neutralisierung benötigt. Bei Salzen, deren eines Ion wesentlich schlechter resorbierbar ist als das andere, liegen in vivo ebenfalls ganz andere Verhältnisse vor als in vitro. So wirkt $CaCl_2$ säuernd, dagegen Na_2SO_4 alkalisierend.

Bei einer Überschreitung der Toleranzgrenze des Organismus für Säuren entsteht eine Acidose. Die Säuren können durch Stoffwechselstörungen (z. B. beim Diabetes mellitus) entstehen oder exogen (z. B. durch Infusionslösungen) in den Organismus gelangen, oder es handelt sich um eine Insuffizienz des Protonensekretionsmechanismus. In allen diesen Fällen entsteht das Bild der metabolischen Acidose. Die Konzentrationen der Pufferbasen (Hydrogencarbonat, sekundäres Phosphat) nehmen ab, die der Puffersäuren (Kohlensäure, primäres Phosphat) zu. Durch eine forcierte Atmung wird zunächst der p_{CO_2} so weit gesenkt, daß der Quotient HCO_3^-/H_2CO_3 wieder normal wird. Es resultiert also eine Abnahme der Gesamt-CO_2-Konzentration bei normalem pH, also eine „kompensierte metabolische Acidose". Erst wenn die Adaptation der Atmung nicht mehr ausreicht, entsteht eine pH-Senkung, also eine dekompensierte Acidose.

Alkalosen entstehen durch Säureverlust, entweder respiratorisch durch Hyperventilation (respiratorische Alkalose) oder durch Erbrechen (Verlust von Magen-HCl), ferner durch K^+-Mangel (metabolische Alkalose).

Die Niere reagiert hierauf zunächst durch eine vermehrte Ausscheidung von Hydrogencarbonat, so daß bei normalem pH der Gesamt-CO_2-Gehalt erniedrigt ist (kompensierte Alkalose).

Zur Beseitigung der Acidose gibt man $NaHCO_3$ oder Alkalisalze von organischen Säuren (Na-Lactat oder Na-Malat), zur Beseitigung einer Alkalose NH_4Cl.

4.5.3 Calcium

Der Ca-Bestand des Organismus beträgt etwa 1000 g, wovon sich rund 99% in den „harten" Geweben, Knochen und Zähnen, befinden. Die Konzentration des Ca im Plasma beträgt 2,5–3,0 mmol/l, in den Organen 1,25–3,75 mmol/l. Im Plasma liegt das Ca in 3 Formen vor:

1. als ionisiertes Ca 5–7 mg/100 ml, 1,25–1,75 mmol/l,
2. als komplexgebundenes Ca, hauptsächlich als anionischer Citratkomplex 0,1–1,2 mg/100 ml, 0,02–0,3 mmol/l,
3. als eiweißgebundenes Ca 3,5–4,0 mg/100 ml, 0,87–1,0 mmol/l.

Trotz der geringen Konzentration in den weichen Geweben haben die Ca^{++} wichtige Aufgaben. Die Muskelkontraktion wird durch Freisetzen von Ca^{++} eingeleitet, die dabei den Erschlaffungsfaktor inaktivieren. Neuere Untersuchungen machen es wahrscheinlich, daß die Ca^{++} eine grundlegende Wirkung bei allen Erregungstransformationen haben (synaptische und neuromuskuläre Übertragung, vegetative neurocelluläre Übertragung, wie z.B. bei den glatten Muskelzellen und den Drüsenzellen) im Sinne einer elektrofunktionellen Koppelung. Ca wird bei der Blutgerinnung benötigt.

Ca spielt weiterhin eine Rolle bei der gegenseitigen Adhäsivität von Zellen und ihren Organellen, wie z.B. Mitochondrien. Mitochondrien nehmen Ca^{++} durch einen aktiven Transportprozeß auf. In ihnen sind die Ca^{++} an der Kontrolle der oxidativen Phosphorylierung beteiligt.

Manche Enzyme enthalten Ca^{++} fest gebunden, wie z.B. die Amylasen, für deren Aktivität Ca^{++} unerläßlich sind.

Ein schwerer Ca-Mangel wirkt sich daher nicht nur am Skelett aus (Verkalkungsstörungen). Hauptsymptome sind Paralysen, v.a. an den hinteren Extremitäten, und Hämorrhagien. Der Ca-Gehalt des Blutes nimmt ab, jedoch ohne daß eine Tetanie entsteht.

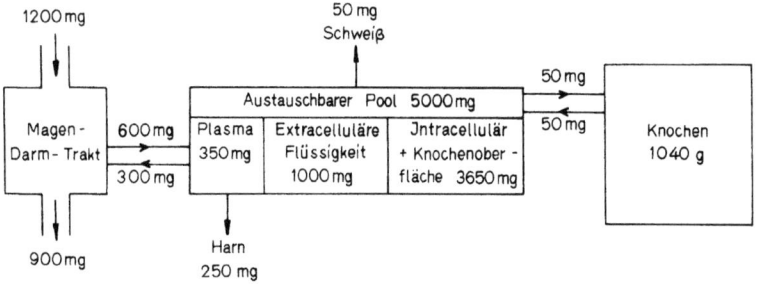

Abb. 4.7. Schema des Ca-Stoffwechsels. (Nach Dolphin u. Eve 1963)

Der Stoffwechsel des Ca und seine Dimensionen gehen aus dem Schema (Abb. 4.7) hervor. Die Bluthomöostase erfolgt durch die beiden Hormone Parathormon und Calcitonin. Beide greifen am Knochen an, und zwar durch Veränderung des Umfangs des Ca-Entzugs. Dieser betrifft hauptsächlich die „physikalisch-chemische Ca-Reserve" des Knochens aus nicht in das Kristallgitter eingebauten Ca^{++}, die an die Oberfläche der Kristalle adsorbiert oder in der die Kristalle umgebenden Flüssigkeit gelöst sind.

Die Resorption des Ca aus dem Darm verläuft in Abwesenheit von Vitamin D passiv. In Gegenwart von Vitamin D erfolgt der Ca-Transport aktiv, und zwar induziert das Vitamin (bzw. gewisse Metaboliten desselben) die Bildung eines Proteins, das als Carrier für Ca^{++} wirkt und das am Bürstensaum der Mucosazellen lokalisiert ist.

Die Ausnutzung des Ca ist aus löslichen und unlöslichen Ca-Salzen (z. B. Carbonat und Phosphat) praktisch gleich gut. Dagegen verschlechtert Oxalsäure die Ca-Resorption stark. Auch Phytinsäure beeinträchtigt die Ca-Resorption. Phytinsäure ist hauptsächlich in den Kleiebestandteilen der Getreidekörner enthalten. Lactose verbessert die Ca-Resorption. Der Mechanismus der Lactosewirkung ist ungeklärt. Die früher geäußerte Vermutung, daß sie via Beeinflussung der Darmbakterien zustande komme, ließ sich nicht experimentell beweisen.

Der Umstand, daß 99% des Ca-Bestands des Organismus im Skelett gebunden sind, macht die Deutung von Ca-Bilanzversuchen fragwürdig. Daher ist man auch heute noch über den Ca-Bedarf des Menschen unbefriedigend orientiert. Die „wünschenswerte Höhe der Zufuhr" beziffert die Deutsche Gesellschaft für Ernährung zu 1 g Ca/Tag, der Food and Nutrition Board der USA zu 0,8 g/Tag für den Erwachsenen.

In der Bundesrepublik werden 70% der Ca-Zufuhr durch Milch und Milchprodukte, 17% aus Obst und Gemüse, 6% aus Mehl und Getreideerzeugnissen, 6% aus Fleisch, Fisch und Eiern gedeckt.

4.5.4 Phosphat

Der Phosphatbestand des Menschen beträgt beim Erwachsenen rund 1% des Körpergewichts, davon sind 550 g im Skelett, 61 g in der Muskulatur, 5 g im Gehirn und 4 g in der Leber enthalten. Die Aufgaben des Phosphats im Organismus sind außerordentlich vielfältig, da viele Stoffwechselwege über phosphorylierte Zwischenprodukte führen und die Erzeugung und Verwertung von Energie über energiereiches Phosphat läuft. Die Zahl der phosphathaltigen Verbindungen ist daher im intracellulären und extracellulären Raum bedeutend. Die Konzentration an anorganischen Phosphationen ist jedoch nur gering. Serum enthält rund 1 mmol/l P; (3 mg/100 ml), davon liegen aufgrund des p_H 7,4 rund 80% als HPO_4^{--} und rund 20% als $H_2PO_4^-$ vor. Der Pool an leicht austauschbarem Phosphat beträgt im Mittel 1,2 g. Er wird im Tage etwa 10mal umgesetzt. Die Austauschrate mit den einzelnen Organen ist recht unterschiedlich, am langsamsten beim Gehirn, am schnellsten bei den Erythrocyten.

Die Bluthomöostase des anorganischen Phosphats wird durch das Parathormon gesteuert, das an der Niere angreift, und zwar im Sinne einer Hemmung der Rückresorption aus den Tubuli, und eine vermehrte Phosphatausscheidung bewirkt. Über das Parathormon kommt das Vitamin D zu einem Einfluß auf den Phosphathaushalt.

In den Lebensmitteln ist das Phosphat zumeist in gebundener Form enthalten (Zuckerphosphorsäureester, Phosphoproteide, Phospholipide, Nucleinsäuren, Phytinsäure). Im Verdauungstrakt wird aus ihnen durch die Wirkung von Phosphatasen Phosphat abgespalten. Die Resorption erfolgt ausschließlich in Form von anorganischem Phosphat. Die Phosphatausnutzung beträgt i. allg. rund 70% der Zufuhr. Elemente, die sehr schwerlösliche Phosphatsalze liefern, hemmen die Phosphatresorption (z. B. Al^{+++}). Phytinsäure (Hexaphosphorsäureester des Myoinosit), die reichlich in Getreidekörnern (hauptsächlich in den Kleiebestandteilen lokalisiert) vorhanden ist, ist eine schlechte Phosphatquelle, da im Verdauungstrakt die Aktivität der phytinsäurespaltenden Phytase nur gering ist.

Hauptausscheidungsorgan für Phosphat ist die Niere, die etwa 60% des Phosphats ausscheidet (in Abhängigkeit vom Parathormon). Durch den Darm werden etwa 40% ausgeschieden (30% nicht resorbiertes Phosphat + 10% in den Darm sezerniertes).

Der Quotient Ca/P in der Nahrung hat eine Bedeutung, da bei Imbalance das Entstehen einer Rachitis gefördert wird. Hohe Phosphatzufuhren hemmen die Resorption von Ca. Neuere Untersuchungen haben gezeigt, daß die Bedeutung dieses Quotienten für den Erwachsenen jedoch sehr gering ist und früher bedeutend überschätzt wurde. Im Bereiche von Ca/P von 1:1–1:2 läßt sich – zum mindesten beim Erwachsenen – kein Einfluß auf die Bilanz, den Blutspiegel, die Zusammensetzung des Knochens und andere Parameter nachweisen. Als wünschenswerte Höhe der Phosphatzufuhr wird ein Ca/P-Quotient von 1:1,5 betrachtet.

Die Phosphatzufuhr beträgt gegenwärtig in der Bundesrepublik (bei großen Schwankungen) im Mittel 1,375 g, davon aus Milch und Milcherzeugnissen 30%, aus Fleisch, Fisch, Eiern 29%, aus Getreideerzeugnissen 19%, aus Kartoffeln 10% und aus Obst und Gemüse 9,4%.

Anorganische, linearverknüpfte *kondensierte Phosphate* („Polyphosphate") werden in der Lebensmittelindustrie zu verschiedenen Zwecken verwendet, hochmolekulare zum Enthärten von Wasser und als Schmelzsalz für Schmelzkäse, Diphosphat (Pyrophosphat) bei der Herstellung von Brühwürsten.

-P-O-P- (-P-O-P-)$_x$
Diphosphat Höher kondensierte Phosphate
(Pyrophosphat) Bei hochkondensierten ist x = 100 − 5000

Neuere Untersuchungen haben ergeben, daß kondensierte Phosphate regelmäßig Bestandteile tierischer Zellen sind und z. T. in höheren Konzentrationen in den Zellkernen und Mitochondrien vorkommen. Schon lange war bekannt, daß niedere Lebewesen (z. B. Hefen und Schimmelpilze) 0,5–1,5% (als Phosphat berechnet), zumeist sehr hochmolekulare, kondensierte Phosphate enthalten. Sie dienen ihnen als Energiespeicher, da sie wie ATP energiereich sind. Diphosphat (Pyrophosphat) ist im Blut und in anderen Körperflüssigkeiten in einer Konzentration von 10^{-5} mol/l (0,3 mg/100 ml) enthalten. Im Harn wird bei der üblichen Phosphatzufuhr 1–5 mg Pyrophosphat ausgeschieden. Durch Erhöhung der Phosphatzufuhr auf 2 g/Tag steigt die Ausscheidung auf 5–8 mg/Tag.

Pyrophosphat wird in großen Mengen bei allen Reaktionen gebildet, bei denen ein Adenylattransfer stattfindet (Aktivierung von Aminosäuren und Fettsäuren, Bildung von Carbamylphosphat u. a. m.). Der größte Teil wird in den Organen zu Orthophosphat durch die Pyrophosphatasen gespalten. Trotz der niederen Konzentration hat Pyrophosphat eine wichtige Funktion als Regulator der Knochenverkalkung. Es hemmt die Ausbildung des Kristallgitters von Apatit bei der Verkalkung und wirkt insbesondere als potenter Hemmstoff für pathologische Verkalkungen.

Die Ausnutzung der hochmolekularen kondensierten Phosphate wird mit zunehmendem Kondensationsgrad immer schlechter, da ihre enzymatische Spaltung im Darm immer geringer wird.

Literatur (s. S. 105/106)

4.6 Spurenelemente

Spurenelemente sind Elemente, die im Organismus in nur geringen Konzentrationen vorkommen. Wie groß ihre Anzahl ist, hängt weitgehend von der Empfindlichkeit der zum Nachweis verwendeten Methode ab. Manche Spurenelemente haben für den Organismus eine Bedeutung als Bausteine wichtiger Substanzen (Jod als Baustein der Schilddrüsenhormone, Kobalt als Baustein des Vitamin B_{12}, Eisen, Kupfer, Zink, Mangan, Molybdän als Bausteine von Enzymen und anderweitigen Wirkproteinen). Diese Spurenelemente sind essentielle Nahrungsbestandteile, Mangel an ihnen bewirkt charakteristische Ausfallsymptome. Andere Spurenelemente haben keine Aufgaben im Organismus. Aufgrund ihrer weiten Verbreitung in der Luft, im Boden und im Trinkwasser werden sie regelmäßig vom Menschen aufgenommen. Andere Spurenelemente sind keine normalen Bestandteile des Organismus und gelangen in ihn aufgrund der zunehmenden Industrialisierung. Sie werden zumeist im Organismus gespeichert und wirken toxisch (Gewerbegifte). Beispiele sind Blei, Cadmium und Quecksilber.

Die metallischen Spurenelemente liegen in den Lebensmitteln nicht als freie Ionen vor, sondern in komplexer Bindung. Eine Anreicherung von Lebensmitteln mit den ionisierten Salzen der Spurenelemente schafft daher unphysiologische Verhältnisse.

Die Rolle der metallischen Spurenelemente in den Enzymsystemen kann sich auf verschiedene Funktionen erstrecken:

Tabelle 4.14. Übersicht über die wichtigsten beim Menschen aufgefundenen Spurenelemente (nicht berücksichtigt sind die radioaktiven Isotope)

Physiologische Funktion bekannt	Physiologische Funktion nicht bekannt		Toxische Spurenelemente
Chrom	Aluminium	Strontium	Antimon
Eisen	Barium	Tellur	Arsen
Fluor	Beryllium	Titan	Blei
Jod	Bor		Cadmium
Kobalt	Brom		Quecksilber
Kupfer	Caesium		Seltene Erden
Mangan	Edelgase		Thallium
Molybdän	Gold		
Nickel	Lithium		
Selen	Platinmetalle		
Vanadium	Rubidium		
Zink	Silber		
Zinn	Silicium		

Tabelle 4.15. Durchschnittliche Aufnahmen und Ausscheidung von Spurenelementen bei der üblichen Ernährung des Menschen

Element	Aufnahme	Ausscheidung im Harn	Ausscheidung durch den Darm
Aluminium mg	10–40	1	10–40
Arsen µg	200–400	46–206/Liter	70–8000
Barium mg	1–2	0,3–0,5	0,6–2,0
Blei µg	300–600	4–150	bis 600
Bor mg	10–20	10–20	Spur
Brom mg	2–10	2–10	Spur
Chrom mg	0,1–0,4	0,1–0,4	0,4
Eisen mg	10–40	0,02–0,05	10–40
Fluor mg	0,2–2,0	0,2–2,0	Spur
Kobalt µg	5–8	0,4–8	0,2–1,6
Kupfer mg	2–6	Spur	2–6
Lithium mg	0,1–2	0,1–2	Spur
Mangan mg	3–9	Spur	3–4
Molybdän mg	0,1	0,1	0,03–0,04
Nickel mg	0,2–0,5	0,1–0,3	0,05–0,15
Rubidium mg	1–3	1–3	Spur
Selen µg		15–30	
Silber µg	30–40	10	30
Strontium mg	1–4	0,2–0,4	0,8–3
Titan mg	0,4		
Zink mg	6–20	0,2–0,3	6–20
Zinn mg	4		

1. Das Metall bildet das aktive katalytische Zentrum (Beispiele: Häminenzyme, die Cu-enthaltenden Oxidasen).
2. Das Metall wirkt nichtkatalytisch, vermittelt aber die Bindung des Substrats an das Enzym, etwa durch Komplexbildung (Beispiele: Exopeptidasen und Arginase).
3. Das Metall steuert die Aktivität des Enzyms, z. B. durch Hemmung oder Förderung der Wirkung anderer Metalle.

Neben den katalytisch wirksamen Verbindungen von Spurenelementen finden sich im Organismus auch noch Verbindungen von Spurenelementen, die andere Aufgaben haben, z. B. als Speicher- oder Transportform.

Die Verteilung der Spurenelemente im Organismus ist zumeist ungleichförmig. Der hohe Gehalt der Erythrozyten an Zn ist durch die Anwesenheit großer Mengen der Kohlensäureanhydratase bedingt. Die Lunge ist für manche Spurenelemente Eingangspforte, die in ihr bzw. den regionalen Lymphdrüsen abgelagert werden (Beispiele: Kieselsäure- (Silikose!) und

Tabelle 4.16. Metallspezifische Enzyme

Eisen enthaltend	Kupfer enthaltend	Zink enthaltend	Molybdän enthaltend	Mangan enthaltend
Häminenzyme	Tyrosinase	Kohlensäure-anhydratase	Xanthinoxidase	Pyruvat-decarboxylase (biotin-abhängig)
Cytochrome	Butyryldehydro-genase	Carboxypeptidase	Aldehydoxidase	
Cytochrom-oxidase	Coeruloplasmin	Glutaminsäure-dehydrogenase		
DPN-Cytochrom-reductase	Aminoxidase Diaminoxidase	Alkohol-dehydrogenase		
Katalasen	Uricase	Lactat-dehydrogenase		
Peroxidasen		Glycerin-aldehyd-3-phosphat-dehydrogenase		
Fettsäureacyl-dehydrogenase		Malat-dehydrogenase		

Aluminiumverbindungen enthaltender Staub). Andere Spurenelemente werden in erheblichem Umfange in der Leber oder im Skelett gespeichert.

4.6.1 Eisen

Der Fe-Bestand des Menschen beträgt 4–5 g.

Das Fe ist im Organismus in Form von Fe-enthaltenden Proteinen beim Transport des Sauerstoffs (Hämoglobin, Myoglobin) oder der Verwertung des Sauerstoffs bei der biologischen Oxidation (Cytochrome) oder anderweitiger Reaktionen, bei denen molekularer Sauerstoff beteiligt ist (Oxidasen, Dioxygenasen, Hydroxylasen), ferner der Zerstörung von H_2O_2 (Katalasen, Peroxidasen) wirksam.

Das mit der Nahrung aufgenommene Fe wird nach Freisetzung von Fe^{++} aus seinen Bindungen durch die Duodenalschleimhautzellen resorbiert. Der Umfang der Resorption beträgt etwa 1–2 mg/Tag (entsprechend der Größe der Fe-Verluste des Organismus); gesteuert durch die Füllung der Fe-Speicher des Organismus bzw. den Umfang der Hämopoese. Dies entspricht etwa 10% des in der Nahrung enthaltenen Fe. Die Resorption des Fe fördernd wirken Ascorbinsäure, Succinat, hemmend Phytate, ferner starke Chelatbildner. Der Mechanismus der Fe-Resorption ist nicht völlig

Tabelle 4.17. Der Fe-Bestand des Menschen

Verbindung	Bestand in g	Fe in mg	% des gesamten Fe-Bestands
Hämoglobin	900	3100	73
Myoglobin	40	140	3,3
Cytochrome	0,8	3,4	0,08
Katalase	5,0	4,5	0,11
Siderophilin	7,5	3,0	0,07
Ferritin und Hämosiderin	3,0	690	16,4
Nicht identifiziert		300	7,1

geklärt. Fe, das nicht unmittelbar von der Mucosazelle an das Blut abgegeben wird, wird in ihr vorübergehend als Ferritin gespeichert.

Im Blut wird Fe an Transferrin gebunden (Siderophilin) transportiert. Transferrin ist ein β_1-Globulin. Der normale Fe-Spiegel beträgt beim Mann 80–150 µg/100 ml, bei der Frau 70–130. Aufgrund des Transferringehalts könnten im Plasma 300–340 µg/100 ml Fe transportiert werden. Die Fe-Bindungskapazität wird also nur zu etwa 30% ausgenutzt. 70–90% des an Transferrin gebundenen Fe werden zur Synthese von Hämoglobin und Myoglobin verwendet, der Rest zur Bildung der Fe-enthaltenden Enzyme oder zur Speicherung in Form von Ferritin oder Hämosiderin. Die Fe-Speicher befinden sich hauptsächlich in der Leber, die etwa 0,2–0,5 g Fe speichert, und im RES.

Die Ausscheidung von Fe beträgt am Tag 1–2 mg, wovon die Hauptmenge durch den Darm ausgeschieden wird. Mit dem Harn werden etwa 0,1 mg, mit dem Schweiß ebenfalls etwa 0,1 mg abgegeben. Durch Blutungen können große Fe-Mengen verlorengehen. 1 ml Blut enthält 0,54 mg Fe. Die durchschnittliche Lebensdauer der Erythrocyten beträgt 100–120 Tage, entsprechend einem täglichen Hämoglobinabbau von 8–9 g bzw. einem Fe-Umsatz von 25–30 mg. Der größte Teil des beim Hb-Abbau freiwerdenden Fe wird zur Neubildung von Blutfarbstoff reutilisiert. Infolge der geringen Fe-Ausscheidung ist die biologische Halbwertszeit des Fe im Organismus groß, sie beträgt 510 ± 221 Tage.

Leichtere Fe-Mangelzustände sind relativ häufig, insbesondere bei Frauen vor der Menopause infolge der regelmäßigen Blutverluste bei der Menstruation. Schwere Mangelzustände werden in den Entwicklungsländern häufiger beobachtet. Führende Symptome beim Fe-Mangel sind eine hypochrome Anämie sowie Senkung des Plasmaeisenspiegels.

Da aus der Nahrung durchschnittlich 10% des Fe resorbiert werden, beträgt die wünschenswerte Zufuhr zur Sicherstellung einer ausreichenden

Fe-Aufnahme beim erwachsenen Mann 12 mg/Tag, bei Frauen bis zur Menopause 18 mg (DGE). Während der Schwangerschaft sind 25 mg, während der Lactation 20 mg wünschenswert. Schon eine Fe-Zufuhr von 18 mg/Tag ist häufig mit der gegenwärtig in der westlichen Welt üblichen Ernährung nicht zu erreichen. Der Bedarf für die Schwangerschaft muß deshalb u. U. durch medikamentöse Supplementierung gedeckt werden.

4.6.2 Kupfer

Der Cu-Bestand des Menschen beträgt 100–150 mg, davon enthält die Leber 10–15 mg. Die Cu-Konzentration der Leber ist beim Neugeborenen wesentlich größer als beim Erwachsenen, da im fetalen Leben Cu in der Leber gespeichert wird, um die mangelhafte Kupferzufuhr in den ersten Lebensmonaten zu überbrücken. Milch ist kupferarm.

Von den zumeist mit der Nahrung zugeführten 2–5 mg Cu/Tag werden etwa 0,6–1,6 mg resorbiert. Über den Mechanismus der Cu-Resorption ist man nur mangelhaft unterrichtet. Die Ausscheidung von Cu erfolgt fast ausschließlich via Galle–Darm. Durch die Niere werden 0,01–0,06 mg/Tag ausgeschieden. Bei einer Cu-Zufuhr von 2–5 mg/Tag pflegt die Cu-Bilanz ausgeglichen zu sein. Bei dieser normalen Cu-Zufuhr erfolgt keine stärkere Cu-Speicherung. Bei Vergrößerung der Cu-Zufuhr können erhebliche Cu-Mengen im Organismus gespeichert werden, und zwar hauptsächlich in der Leber.

Das Cu wird im Blut an Coeruloplasmin, ein α-Globulin, gebunden transportiert. Normalerweise beträgt der Cu-Spiegel im Plasma 100–120 µg/100 ml.

In den Organen findet sich das Cu – abgesehen von den Cu-enthaltenden Enzymen – in Form von Cu-Proteiden gespeichert: Erythrocuprein in den Erythrocyten, Cerebrocuprein im ZNS, Hepatocuprein in der Leber, Mitochondriocuprein in den Mitochondrien. 65% des Cu-Bestands der Leber entfällt auf das Cytoplasma.

Cu hat einen indirekten Einfluß auf die Hämopoese. Führendes Symptom des Cu-Mangels ist eine mikrocytäre, hypochrome Anämie. Der Plasmaeisenspiegel ist niedrig, die Speicherorgane sind mit Fe überladen. Fe wird als Fe^{++} aus den Speicherzellen ins Blut abgegeben. Dort muß es zum Einbau in Transferrin wieder zu Fe^{+++} oxidiert werden. Diese Oxidation wird durch Coeruloplasmin (Ferroxidase I), ein Cu-haltiges Enzym, katalysiert. Bei Cu-Mangel wird die Konzentration an Ferroxidase I geschwindigkeitsbegrenzend, der Einbau von Fe in Transferrin ist verlangsamt und Fe akkumuliert in Darmmucosazellen, in Parenchymzellen und im reticuloendothelialen System.

Weitere Symptome des Cu-Mangels sind Störungen der Pigmentbildung, da das bei der Pigmentbildung beteiligte Enzym Tyrosinase ein Cu-Proteid ist, ferner eine Alopecie. Der Cu-Spiegel im Plasma sinkt ab. Bei manchen Species (z. B. Hund) verursacht Cu-Mangel eine Störung der Knochenbildung und damit eine Osteoporose.

Die Knochenveränderungen ebenso wie Aneurysmen, die man bei Cu-Mangel findet, sind die Folge gestörter Vernetzung von Prokollagen und Proelastin. Diese Vernetzungen entstehen normalerweise durch Kondensation benachbarter Lysinreste unter Bildung von Desmosin. Die dazu erforderliche Lysyloxidase ist ein Cu-haltiges Enzym.

4.6.3 Zink

Der Zn-Bestand des Menschen beträgt 2–3 g. Die meisten Gewebe enthalten 20–30 µg Zn/g. Einen höheren Zn-Gehalt (60–180 µg/g) enthalten Leber, Muskel und Knochen. Außer den Zn-spezifischen Enzymen gibt es noch viele Enzyme, die durch Zn^{++} aktiviert werden, wie Peptidasen, Phosphatasen, Enolase, Aldolase.

Mit der Nahrung werden 10–20 mg Zn pro Tag aufgenommen, von denen nur 2–3 mg resorbiert werden. Der Mechanismus der Zn-Resorption ist weitgehend unbekannt. Phytinsäure stört die Zn-Resorption, v. a. in Gegenwart größerer Mengen Ca durch Bildung eines ganz unlöslichen Zn-Ca-Phytat-Komplexes. Im Blut wird Zn an Proteine gebunden transportiert, insbesondere an 2 Globuline. Der Plasmazinkspiegel beträgt im Mittel 121 ± 19 µg/100 ml. Erythrocyten sind Zn-reich wegen ihres hohen Gehalts an Kohlensäureanhydratase.

Manche Gewebe des Auges haben einen auffallend hohen Zn-Gehalt (Iris bis zu 5000 ppm, Retina 500–1000 ppm). In der Iris liegt Zn als Komplex mit Melanin vor, im Tapetum lucidum als Zn-Cystein-Komplex. Seine Bedeutung liegt vermutlich in der Verbesserung des Dämmerungssehens und möglicherweise auch in einer Beteiligung bei photochemischen Prozessen.

Die Ausscheidung des Zn erfolgt hauptsächlich durch den Darm, durch die Niere werden etwa 0,4 mg/Tag ausgeschieden. Bei einer Zn-Aufnahme von 10–20 mg/Tag pflegt eine ausgeglichene bis schwach positive Zn-Bilanz zu bestehen. Die wünschenswerte Höhe der Zn-Zufuhr beträgt für den Erwachsenen 15 mg/Tag.

Beim experimentellen Zn-Mangel im Tierversuch werden als charakteristische Symptome beobachtet: Wachstumsverzögerungen, Anorexie, Testesatrophie, Atrophie der akzessorischen Geschlechtsdrüsen, Hautveränderungen und celluläre Immundefizienz.

Beim Menschen sind leichte Zn-Mangelzustände relativ häufig. Schwerere Zn-Mangelzustände kommen insbesondere bei Lebercirrhosen vor. Dabei ist der Zn-Spiegel im Plasma erniedrigt. Für einen Zn-Mangel ist eine Abnahme des Zn-Gehalts der Haare diagnostisch verwertbar. Er beträgt in der Norm 119 ± 5,5 µg/g. Typische Symptome eines leichten Zn-Mangels sind beim Menschen Abschwächung der Geschmacksempfindung (Hypogeusie) und Veränderungen der Geschmacksempfindung (Dysgeusie). Bei der Geschmacksempfindung ist ein Zn-enthaltendes Protein (Gustin) beteiligt, das aus dem Speichel isoliert wurde.

Die am besten definierte menschliche Zn-Mangelkrankheit ist die Acrodermatitis enteropathica, ein seltener congenitaler Defekt der Zn-Resorption.

Offensichtlich gibt es kaum einen rasch verfügbaren Vorrat an Zn. Praktisch alles ist fixiert im Knochen oder in Proteinen. Dies erklärt das rasche Auftreten von Mangelsymptomen bei einer Zn-Mangeldiät. Der Zn-Bedarf, die Plasmazinkkonzentration und die Wahrscheinlichkeit des Auftretens von Mangelerscheinungen hängen stark davon ab, ob ein Individuum in einem katabolen oder anabolen Zustand ist. In einer katabolen Phase wird Zn aus abgebauten Proteinen frei, speist den Plasmaspiegel und steht für funktionelle Zwecke zur Verfügung. In einem anabolen Zustand, z.B. in der Phase der Wundheilung oder bei der Rekonvaleszenz von einer Malnutrition, steigt der Zn-Bedarf erheblich, weil das Element in Gewebe und Proteine eingebaut wird. In einem solchen Zustand können gerade bei hoher Energiezufuhr Proteinsynthese und Wachstum durch die Verfügbarkeit von Zn limitiert werden.

4.6.4 Mangan

Der Mn-Bestand des Menschen beträgt 10–30 mg. Er pflegt durch das ganze Leben hindurch ziemlich konstant zu bleiben. Die höchste Konzentration (2–3 µg/g) haben Leber, Knochen, Hypophyse. Mn aktiviert eine Reihe von Enzymen (Peptidasen, Arginase, Enolase, Desoxyribonuclease u.a.m.). Die Aktivierung ist nicht spezifisch. Injiziertes ^{56}Mn wird bevorzugt von der Leber aufgenommen, und zwar von den Mitochondrien.

Im Blut wird Mn an ein β_1-Globulin (Transmanganin) gebunden transportiert. Der normale Mn-Spiegel im Plasma beträgt 2–3 µg/100 ml. Die Ausscheidung erfolgt zum größten Teil durch den Darm.

Die Mn-Aufnahme pflegt im allgemeinen 4–9 mg/Tag zu betragen. Bei einer Aufnahme in dieser Größenordnung ist die Bilanz ausgeglichen bis schwach positiv.

Hauptsymptome des experimentellen Mn-Mangels sind bei Säugetieren und Vögeln: Wachstumsstörungen, Störungen der Knochenbildung, Störungen der Fortpflanzung, zentrale Symptome, v. a. Ataxie und Gleichgewichtsstörungen, ferner Störungen im Bereich des Fett- und Lipidstoffwechsels. Für Vögel ist ein typisches Mangelsyndrom die „Perosis", bestehend in einer Verkürzung der Flügel- und Beinknochen.

4.6.5 Molybdän

Tierische Gewebe enthalten geringe Mengen Mo (0,1–3,0 ppm in der Trockensubstanz). Die höchsten Konzentrationen finden sich in Leber, Niere, Knochen und Haut. Mo ist ein Bestandteil einiger Flavinenzyme (Xanthinoxidase, Aldehydoxidase, Sulfitoxidase), die außer dem Mo noch Fe enthalten.

Die Mo-Aufnahme des Menschen bewegt sich in der Größenordnung von 0,1 mg/Tag. Es wird gut aus dem Darm resorbiert. Die Ausscheidung erfolgt bevorzugt durch die Niere.

Ein alimentärer Mo-Mangel wurde noch nicht beobachtet. Ein experimenteller Mo-Mangel läßt sich durch Verfütterung von Wolfram erzeugen, das in vivo antagonistisch zu Mo wirkt. Hauptsymptome des so erzeugten Mo-Mangels waren eine Abnahme der Xanthinoxidase, verbunden mit einer vermehrten Ausscheidung von Hypoxanthin und Xanthin, sowie einer verminderten Ausscheidung von Harnsäure, Wachstumsverzögerung und hoher Letalität.

In manchen Gegenden von England, Kalifornien und Neuseeland enthalten die Böden relativ viel Mo. Das auf ihnen gehaltene Vieh erkrankt an toxischen Mo-Wirkungen („Teart"), deren Hauptsymptom in schweren, zu einer Kachexie führenden Diarrhoen besteht.

4.6.6 Selen

Durch Verfütterung von Diäten, die arm an Tocopherol und den S-haltigen Aminosäuren sind, lassen sich bei Ratte und Schwein Lebernekrosen, bei Lämmern, Kälbern, Kaninchen und Hühnern Muskeldystrophie und bei Vögeln eine exsudative Diathese erzeugen. Die genannten Mangelkrankheiten werden durch Gaben von Tocopherol, aber auch von Se (z. B. in Form von SeO_3^{--}) verhütet bzw. geheilt.

Mitunter sind auch gleichzeitige Gaben von Se und Tocopherol notwendig. Die erforderlichen Se-Dosen liegen im Bereich von 0,1–1,0 ppm Se im Futter. Se wirkt im Organismus als wasserlösliches Antioxidans. Es wird im

Organismus an Proteine gebunden, in denen es einen Teil des S in Cystin und Methionin ersetzt. Glutathionperoxidase ist ein Se-enthaltendes Enzym.

Die Ausscheidung erfolgt hauptsächlich im Harn, teilweise auch in den Faeces. Etwa 1% der aufgenommenen Se-Menge wird mit der Ausatmungsluft als leicht flüchtiges $Se(CH_3)_2$ ausgeatmet. Menschenblut enthält in der Regel 10–35 µg Se/100 ml.

Zufuhren von mehr als 2 ppm Se wirken toxisch. Ein Se-Mangelzustand kommt bei Weidevieh auf Se-armen Böden vor und wird beim Menschen in Se-armen Gegenden z. B. in China (Keshan-Disease) beobachtet.

4.6.7 Chrom

Bei einer weniger als 0,08 ppm Chrom enthaltenden Nahrung zeigen Ratten eine verminderte Glucosetoleranz, die durch eine herabgesetzte Aufnahme von Glucose in die Zellen bedingt ist. Ohne Insulin hat Chrom keinen Einfluß auf die Glucosetoleranz. Bei länger anhaltendem Chrommangel entstehen Wachstumsstörungen und Hornhauttrübungen.

Nach Mertz (1975) wird Chrom in einen Tetraaquodinicotinatokomplex eingebaut, der als Glucosetoleranzfaktor (GTF) bezeichnet wird und dessen Stoffwechsel sich von anorganischem Chrom unterscheidet. Wahrscheinlich wandeln bei Versuchstieren die Darmbakterien Chrom in GTF um. Da es bis jetzt weder eine präzise Bestimmungsmethode für GTF noch reine GTF-Präparate für klinische Untersuchungen gibt, ist die Bedeutung von GTF für den menschlichen Diabetes noch unklar.

4.6.8 Vanadium

Vanadiumhaltige Metallproteine sind bei Säugetieren nicht bekannt. Vanadationen (V^{5+}) hemmen selektiv die Na-K-ATPase. Vanadat wird durch ein Anionentransportsystem in die Zellen gebracht und verursacht an der inneren Oberfläche der Zellmembran eine Konformationsänderung der Natriumpumpe. In Gegenwart von Vanadat hemmt extracelluläres Kalium die Natriumpumpe, während es in Abwesenheit von Vanadat stimuliert. Die Hypothese, daß Vanadat die Aktivität der Natriumpumpe in der Niere kontrolliert, wird bestärkt durch den Befund, daß radioaktives Vanadium spezifisch von der Nierenrinde aufgenommen wird.

Darüber hinaus verstärkt Vanadium in Konzentrationen, die in vivo gefunden werden, die ventriculäre Kontraktionskraft, während es die

Vorhofkontraktion hemmt. Diese Wirkung ist unabhängig von der Hemmung der Natriumpumpe.

Trotz so ausgeprägter Wirkungen ist Vanadium überraschend wenig toxisch. Eine mit Zellmembranen assoziierte NADH-abhängige Vanadatreductase reduziert V^{5+} zu V^{4+}, welches die Wirkungen von V^{5+} nicht mehr zeigt. Eine exakte Beschreibung der physiologischen Funktion von Vanadium ist auf der Basis der gegenwärtigen Kenntnisse noch nicht möglich.

4.6.9 Fluor

Fluor ist in der Natur weit verbreitet. Ob Fluor ein essentielles Spurenelement ist oder nicht, ist heute noch nicht zu entscheiden. Sicher feststehend ist jedoch, daß es bei Zufuhr geringer Mengen eine ausgesprochen günstige Wirkung im Sinne einer Hemmung des Auftretens der Zahncaries hat.

Die Fluoraufnahme durch die Nahrungsmittel ist verhältnismäßig gering. Sie beträgt normalerweise etwa 0,3–0,4 mg/Tag für den Erwachsenen. Hauptquelle für Fluor ist das Trinkwasser, dessen Fluorkonzentration in Deutschland zwischen 0 und 4 ppm schwankt. Die Resorption des Fluors ist i. allg. nahezu quantitativ. Aus schlechtlöslichem Material (Kryolith, Knochenmehl) beträgt sie im Mittel etwa 60%. Durch hohe Zufuhren an Ca^{++}, Mg^{++} oder Al^{+++} wird die Resorption verschlechtert.

Bei einem Fluorgehalt des Wassers bis zu 4 ppm beträgt der Fluorspiegel im Plasma 0,1–0,2 ppm. In den weichen Geweben ist unter diesen Bedingungen die F^--Konzentration etwa 0,5–0,8 ppm, Konzentrationen bis zum 10fachen findet man in der Aorta, vermutlich durch Kalkablagerungen bedingt. Die niederen F^--Konzentrationen in den weichen Geweben haben zwei Mechanismen zur Ursache:

1. die rasche Ausscheidung von F^- durch die Niere,
2. die Sequestrierung von F^- im Skelett.

Die Ausscheidung von F^- erfolgt hauptsächlich durch die Niere. Bei Hitzearbeit können jedoch bis zu 50% der Ausscheidung auf den Schweiß entfallen. Die Ausscheidung im Speichel beträgt etwa 1%, die durch den Darm etwa 10% der Gesamtausscheidung. Im steady state besteht eine lineare Beziehung zwischen der Fluorkonzentration im Trinkwasser und der Fluorkonzentration im Harn.

Etwa 96% des Fluorbestands entfallen auf das Skelett. Bei F^--Zufuhren durch das Trinkwasser mit einem F^--Gehalt bis zu 4 ppm wurde kein Einfluß auf die Chemie und die Turnover-Rate der organischen Knochenmatrix (Mucopolysaccharide und Kollagen) gefunden. Die Aufnahme von F^- in den Knochen erfolgt

1. bei der Mineralisation,
2. später durch heteroionischen Austausch von OH^- gegen F^-.

Die günstigsten Erfahrungen hinsichtlich einer Reduktion des Cariesbefalls wurden bei einem Fluorgehalt des Wassers von 1 ppm gemacht. Es wird daher schon seit längerer Zeit diskutiert, eine Fluoranreicherung des Trinkwassers bis auf einen Gehalt von 1,0–1,2 ppm F^- vorzunehmen, in heißen Gegenden mit einer etwas geringeren F^--Konzentration, des erhöhten Wasserkonsums wegen. Als Gegengrund wird die hohe Toxizität der F^- angeführt. Schon bei Aufnahmen von Wasser mit 2 ppm F^- werden die ersten Symptome durch Auftreten von Schmelzveränderungen im Sinne des „mottled enamel" beobachtet. Bei einem Gehalt des Wassers von 8 ppm tritt das klassische Symptom der Fluorose, nämlich einer Osteosklerose auf. Bei F^--Aufnahmen über 20 mg am Tag (10 ppm im Trinkwasser) entstehen Skelettdeformitäten, mitunter verbunden mit neurologischen Komplikationen (crippling fluorosis).

Durch die in Basel seit 1962 eingeführte Fluoridierung des Trinkwassers mit 1 mg Fluorid/l stieg der Prozentsatz völlig gesunder Zähne bei 7jährigen Erstkläßlern bis 1980 von 0 auf 47%. Allerdings hat auch die intensive Beratung über Zahnhygiene und Ernährung mit dazu beigetragen.

4.6.10 Jod

Der Jodbestand des Menschen beträgt etwa 10 mg, von dem der allergrößte Teil in der Schilddrüse vorhanden ist. Etwa 99% des Jods in der Schilddrüse liegen in organisch gebundener Form vor, und zwar als Thyreoglobulin, Thyroxin, 3,5,3′-Trijodthyronin, thyroxin- und trijodthyroninenthaltende Peptide, Dijodtyrosin und Monojodtyrosin. 1% des Schilddrüsenjods ist als J^- vorhanden. Der Gesamtjodspiegel im Plasma beträgt 6–8 µg/100 ml, davon 1–2µg in Form von J^-, 5–6µg in Form von organisch gebundenem Jod („eiweißgebundenes Jod"), wovon rund 90% auf Thyroxin, der Rest auf Trijodthyronin, evtl. auch Dijodtyrosin, entfallen.

Jod wird praktisch ausschließlich als J^- mit der Nahrung aufgenommen. Die Resorption erfolgt rasch und vollständig, und zwar beginnt sie schon im Magen. Die Clearance aus dem Blut erfolgt durch 2 Vorgänge:

1. Ausscheidung durch die Niere (Rate etwa 6%/h),
2. Aufnahme durch die Schilddrüse mit einer Rate von 10–25 µg/h unter physiologischen Bedingungen.

Die Schilddrüse konzentriert das Jodid gegenüber dem Blut 1:250 bis 1:1000. Der beteiligte Mechanismus ist unbekannt. Die Jodpumpe läßt sich durch SCN^- oder ClO_4^- hemmen. In der Schilddrüse entsteht durch eine Jodidperoxidase aus dem J^- Jod, das im Verband des Thyreoglobulins enthaltenes Tyrosin jodiert. Aus je 2 Monojod- bzw. Dijodtyrosinresten entstehen dann, unter intermediärer Beteiligung von Semichinonresten, ebenfalls an Thyreoglobulin gebundenes Thyroxin und 3,5,3'-Trijodthyronin. Die geschilderte Reaktionskette läßt sich durch „Thyreostatica" (Thioharnstoff, Thiouracil, in Pflanzen enthaltene Kropfnoxen wie L-5-Vinylthiooxazolidon) hemmen. Die Abgabe von Thyroxin und Trijodthyronin aus der Schilddrüse erfolgt nach Abspaltung dieser Hormone mittels einer Protease.

Das abgegebene Thyroxin hat eine biologische $t_{1/2}$ von 7–12 Tagen. Ein Teil des Thyroxins bzw. Trijodthyronins wird durch Dejodasen dejodiert, ein Teil durch die Galle ausgeschieden. Unphysiologisch hohe Dosen von Thyroxin werden rasch durch die Galle, z.T. als Glucuronid, ausgeschieden. Die Niere scheidet nur J^- aus.

Die physiologische Produktion an Schilddrüsenhormonen beträgt 200 bis 400 µg/Tag (entsprechend 150–300 µg Jod). Die normale J^--Ausscheidung durch die Niere beträgt 100–200 µg/Tag). Die wünschenswerte Höhe der Jodzufuhr beträgt 100–150 µg/Tag (Recommended Dietary Allowances 1974). Etwa ⅓ des beim Stoffwechsel der Schilddrüsenhormone umgesetzten Jod wird reutilisiert.

Da in einigen Bundesländern bis zu 35% der Bevölkerung einen Jodmangel haben, sollte durch Aufklärungsmaßnahmen auf die Verwendung von jodiertem Kochsalz hingewiesen werden. Die gesetzliche Grundlage dafür ist durch die sechste Verordnung zur Änderung der Diätverordnung vom 7.7.1981 geschaffen worden. Danach wird der Jodgehalt von jodiertem Speisesalz von früher 3–5 mg auf 15–25 mg/kg Salz angehoben. Wegen der besseren Stabilität wird mit K- und Na-Jodat anstelle von Jodid angereichert. Es ist nicht genügend bekannt, daß sog. „Meersalzprodukte" keine ausreichenden Jodkonzentrationen aufweisen.

Literatur

Baur H (Hrsg) (1972) Der Wasser- und Elektrolythaushalt des Kranken. Anästhesiologie und Wiederbelebung, Bd LXV. Springer, Berlin Heidelberg New York

Dolphin GW, Eve JS (1963) The metabolism of Strontium in adult humans. Phys Med Biol 8:193–203

Golden MHN, Golden BE (1981) Trace elements. Potential importance in human nutrition with particular reference to zinc and vanadium. Br Med Bull 37:31–36

Henneberg U, Reinhardt HW, Eckart J (Hrsg) (1974) Elektrolyte und Spurenelemente in der Intensivmedizin. De Gruyter, Berlin New York
Lang K (Hrsg) (1974) Wasser, Mineralstoffe, Spurenelemente. Steinkopff, Darmstadt
Mertz W (1975) Effects and metabolism of glucose tolerance factor. Nutr Rev 33:129–135
Osaki S, Johnson DA, Frieden E (1966) The possible significance of the ferrous oxidase activity of coeruloplasmin in normal human serum. J Biol Chem 241:2746–2751
Osaki S, Johnson DA, Frieden E (1971) The mobilization of iron from the perfused mammalian liver by a serum copper enzyme, ferroxidase I. J Biol Chem 246:3018–3023
Truniger B (1971) Wasser- und Elektrolythaushalt, 4. Aufl. Thieme, Stuttgart
Underwood EJ (1971) Trace elements in human and animal nutrition. Academic Press, New York London

4.7 Vitamine

Vitamine sind organische Verbindungen, welche dem Organismus als solche oder in Form von Vorstufen (Provitamine) mit der Nahrung zugeführt werden müssen, da sie vom Organismus benötigt, aber nicht (oder in nicht ausreichendem Umfange) im eigenen Stoffwechsel erzeugt werden können. Die benötigten Vitaminmengen sind außerordentlich klein. In vielen Fällen ist die Konstitutionsspezifität gering, so daß Vitamine weder als Energielieferanten noch als Baumaterial für Körpersubstanz eine Rolle spielen. Der Ausdruck Vitamin wird daher zumeist im Sinne einer definierten biologischen Wirkung gebraucht.

Im Laufe der Evolution ist die Biosynthesekette für diese Stoffe durch Defektmutationen unterbrochen worden. Daher bestehen auch Speciesunterschiede hinsichtlich des Vitamincharakters dieser Substanzen.

Die B-Vitamine haben folgendes gemeinsam (mit Ausnahme von Myoinosit und Cholin):

1. Sie werden im Gegensatz zu den anderen Vitaminen von jeder lebenden Zelle (Mikroorganismen, Tiere, Mensch, Pflanze) zu demselben Zweck benötigt. Sie können jedoch von Tier und Mensch nicht im eigenen Stoffwechsel erzeugt werden.
2. Sie wirken immer als Coenzyme.
3. Sie haben eine große Konstitutionsspezifität. Strukturverwandte, die zwar ihren Platz besetzen, jedoch ihre Wirkung nicht übernehmen können, wirken daher als „Antivitamine".
4. Ihre Konzentration in den Geweben ist weitgehend konstant.
5. Hypervitaminosen treten nicht auf. Begrenzend für ihre Wirkung ist nämlich i. allg. immer der Gehalt der Zellen an den Apoenzymen.

Man pflegt die Vitamine in die beiden Gruppen einzuteilen:

Fettlösliche Vitamine	Wasserlösliche Vitamine
Vitamin A	Die B-Vitamine
Vitamin D	Thiamin
Vitamin E	Riboflavin
Vitamin K	Niacin
	Pyridoxin (Vitamin-B_6-Gruppe)
	Pantothensäure
	Biotin
	Myoinosit
	Cholin
	Folsäuregruppe
	Cobalamine
	Ascorbinsäure

Denselben Wirkungsmechanismus wie die B-Vitamine hat auch die Thioctsäure (Liponsäure), die als Cofaktor bei der oxidativen Decarboxylierung der Brenztraubensäure wirkt. Sie hat jedoch keinen Vitamincharakter, da sie – zumindest beim Gesunden – in ausreichendem Umfange im Organismus gebildet wird.

Cholin und Myoinosit sind essentielle Nahrungsbestandteile, die konventionellerweise noch zu den Vitaminen gerechnet werden. Der Organismus benötigt sie als Bausteine von Körpersubstanzen (inositenthaltende Phospholipide, cholinenthaltende Phospholipide). Sie werden daher auch in größeren Mengen, als es für Vitamine üblich ist, benötigt (2–3 g/Tag).

Die essentiellen Fettsäuren, in Werbeschriften fälschlicherweise als „Vitamin F" bezeichnet, sind definitionsgemäß keine Vitamine.

Maßgeblich für die Vitaminversorgung ist der Vitamingehalt der zubereiteten Nahrung. Viele Vitamine sind gegen Hitze, Licht, pH-Verschiebungen empfindlich. Bei der Zubereitung der Speisen und beim Lagern von Lebensmitteln können daher große Verluste entstehen.

Der Vitaminbedarf ist nicht feststehend, sondern variabel. Er steigt durch Streßsituationen. Kohlenhydratreiche Ernährung steigert den Thiaminbedarf, da Thiamin beim Kohlenhydratstoffwechsel beteiligt ist, eiweißreiche Ernährung den Bedarf an den Vitaminen der B_6-Gruppe, die im Bereich des Aminosäurenstoffwechsels wirken.

Mensch und Darmbakterien leben bezüglich mancher Vitamine in einer Symbiose. Der Vitaminbedarf kann durch die Darmbakterien im positiven und im negativen Sinne beeinflußt werden. Manche Vitamine, wie Vitamin K und Biotin, werden von den Darmbakterien in so großem Umfange und – anatomisch gesehen – an so günstiger Stelle synthetisiert, daß der Mensch in der Norm von der exogenen Zufuhr unabhängig ist. Durch Verabreichung von antibiotisch wirksamen Substanzen kann die Synthese durch die Darmbakterien so geschädigt werden, daß nunmehr eine exogene Zufuhr notwendig ist.

Tabelle 4.18. Beständigkeit der Vitamine gegen äußere Einflüsse

Vitamin	Säure	Alkali	O_2	Licht	Hitze	Verluste beim Kochen der Speisen in %
	− Beständig			+ Labil		
Vitamin A	−	−	+	+	−	10–30
Vitamin D	−	+	+	+	−	Gering
Vitamin E	−	−	+	+	−	50
Vitamin K	−	+	−	+	+	
Thiamin	−	+	+	−	+	30–50
Riboflavin	−	+	−	+	+	0–50
Niacin	−	−	−	−	−	0–30
B_6-Gruppe	−	−	−	+	+	
Pantothensäure	+	+	−	−	+	0–45
Biotin	−	−	−	−	−	0–70
Cholin	−	−	+	−	−	
Myoinosit	−	−	−	−	−	
Folsäuregruppe	+	−	−	−	+	0–90
Cobalamin	−	−	+	+	−	
Ascorbinsäure	−	+	+	+	+	20–80

Tabelle 4.19. Empfehlungen für die Höhe der täglichen Vitaminzufuhr. (Deutsche Gesellschaft für Ernährung, 1985)

Vitamin	Maßeinheit	Männer	Frauen
Vitamin A	mg-Retinoläquivalent	1,0	0,8
Vitamin D	µg	5	5
Vitamin E	mg α-d-Tocopheroläquivalent	12	12
Thiamin	mg	1,3	1,1
Riboflavin	mg	1,7	1,5
Niacin	mg-Äquivalent	18	15
Pyridoxin	mg	1,8	1,6
Pantothensäure	mg	8	8
Folsäure	µg	400	400
Cobalamin	µg	5	5
Ascorbinsäure	mg	75	75

Tabelle 4.20. Zur Erfassung von Vitaminmangelzuständen stehen vielfach biochemische Tests zur Verfügung

Vitamin	Test
Thiamin	Verminderung der Aktivität der Transketolase in den Erythrocyten. Erhöhung von Lactat und Pyruvat im Blut
Riboflavin	Vermehrte Ausscheidung von Kynurenin und Anthranilsäure nach Belastung mit Tryptophan
B_6-Gruppe	Aktivität der Transaminasen in den Erythrocyten; vermehrte Ausscheidung von Xanthurensäure, Hydroxykynurenin und 8-Hydroxychinaldinsäure (Fluorescenz!) nach Belastung mit Tryptophan
	Ausscheidung von Cystathionin im Harn
Folsäuregruppe	Vermehrte Ausscheidung von Formiminoglutaminsäure nach Belastung mit Histidin
	Vermehrte Ausscheidung von Urocaninsäure und Aminocarboxamid im Harn
Cobalamin	Ausscheidung von Methylmalonsäure im Harn
Ascorbinsäure	Ausscheidung von Homogentisinsäure im Harn nach Belastung mit Tyrosin
Tocopherol	Ausscheidung von Kreatin und 3-Methylhistidin im Harn
	Hohe Peroxidwerte in den Körperlipiden
Vitamin K	Verlängerung der Thromboplastinzeit

Tabelle 4.21. Ursachen für Avitaminosen

Alimentärer Mangel	Zu geringe Zufuhr mit der Nahrung (unzureichende Ernährung, einseitige Ernährung, unsachgemäße Nahrungszubereitung)
Störungen der Vitaminsynthese durch die Darmflora	Langfristige perorale Behandlung mit Antibiotica
Störungen der Resorption	Beschleunigte Darmpassage bei chronischen Durchfällen
	Pathologische Veränderungen der Darmschleimhaut
	Spezifische Defekte (z. B. Fehlen von Intrinsic factor; Defekt in der Hydroxylierung von Vitamin D zu aktiven Metaboliten bei chronischen Nierenerkrankungen)

4.7.1 Vitamin A

Vitamin A (Retinol) entsteht im Organismus aus dem Provitamin β-Carotin sowie einigen anderen, ähnlich gebauten Carotinoiden (z. B. α-Carotin, γ-Carotin), die alle einen β-Jononring enthalten, der für die biologische

Aktivität Voraussetzung ist. β-Carotin und Retinol enthalten alle Doppelbindungen in all-trans-Konfiguration. Die Carotine sind in der Pflanzenwelt weit verbreitet. Retinol ist nur in tierischem Material vorhanden. Fischöle enthalten anstelle von Vitamin A Vitamin A_2 (3-Dehydroretinol), das dieselbe Aktivität wie Retinol hat.

Eine internationale Einheit β-Carotin entspricht 0,6 µg eines Standardpräparats von β-Carotin, eine internationale Einheit von Vitamin A 0,344 µg eines Standardpräparats von Retinylacetat.

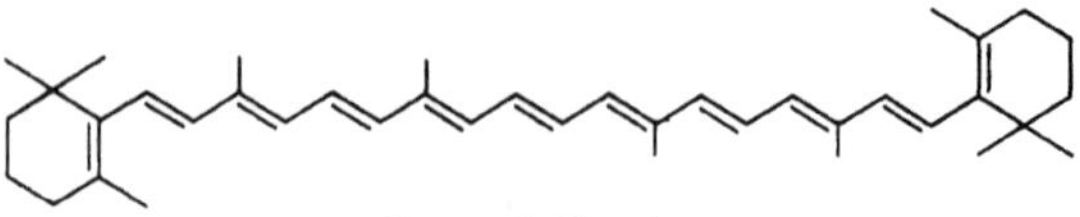

all-trans-β-Carotin

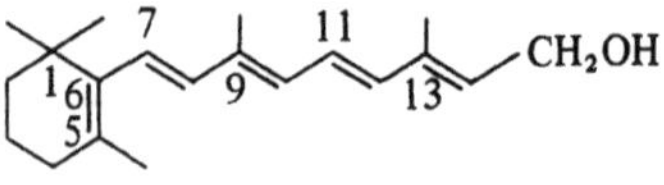

all-trans-Vitamin A
(Retinol)

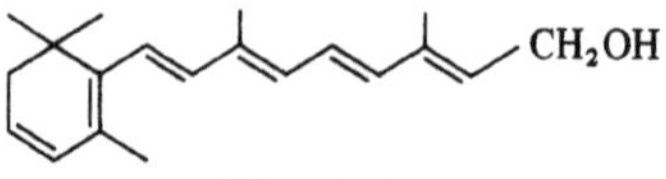

Vitamin A_2

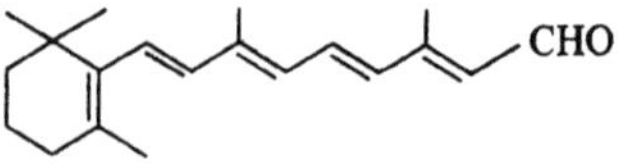

all-trans-Retinal

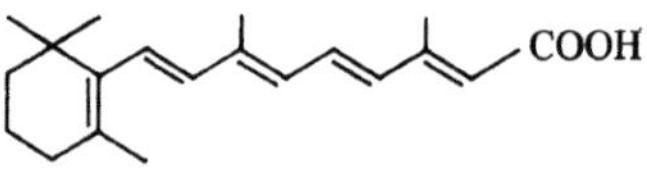

all-trans-Vitamin-A-Säure (Retinsäure)

Vitamin A entfaltet im Organismus eine Reihe voneinander unabhängiger Wirkungen. Die zuerst aufgefundene und am besten aufgeklärte ist seine Funktion beim Sehprozeß. Die Netzhaut enthält 2 Arten von Lichtreceptoren, die Zapfen und die Stäbchen. In beiden wird die Lichtempfindung durch Sehpigmente vermittelt, dem Jodopsin der Zapfen und dem Rhodopsin der Stäbchen. Beide Pigmente unterscheiden sich nur durch die Proteinkomponente. Die Carotinoidkomponente ist bei beiden Retinal (Vitamin-A-Aldehyd).

Die auftreffenden Lichtquanten bewirken eine Isomerisierung der prosthetischen Gruppe des Rhodopsin, des 11-cis-Retinal zum all-trans-Retinal, das infolge der Konfigurationsänderung nicht mehr auf das Opsin paßt und abdissoziert. Zur Regeneration des Sehpurpurs muß das all-trans-Retinal wieder in die 11-cis-Form übergeführt werden, die sich in der Dunkelphase mit dem Opsin vereinigen kann. Außerdem wird ein Teil des

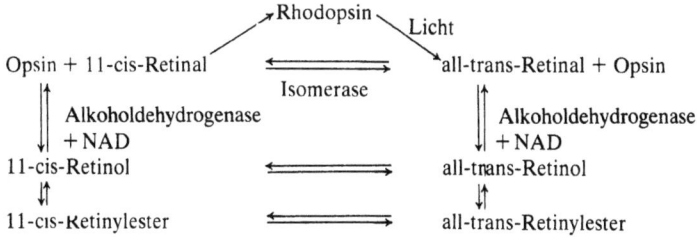

Abb. 4.8. Das Rhodopsinsystem mit dem Isomerisierungscyclus

Retinal zu Retinol hydriert, und zwar durch die Alkoholdehydrogenase. Das entstandene Retinol wird außerdem mit Fettsäuren verestert.

Die Regeneration des Sehpurpurs verläuft im Dunkeln spontan durch exergonische Reaktionen. Die Spaltung durch Licht und die Regeneration im Dunkeln verläuft bei dem Stäbchenpigment Jodopsin analog.

Das Farbensehen wird durch additive Mischung von 3 verschiedenen Spektralreizen ermöglicht, dadurch, daß in den Zapfen 3 verschiedene Sehpigmente mit γ_{max} 435, 540 und 565 nm enthalten sind. Nach Bleichung durch das Licht und Spaltung in die entsprechenden Opsine und all-trans-Retinal werden die erwähnten rot-, grün- und blauempfindlichen Sehpigmente wieder in der beschriebenen Art und Weise regeneriert.

Vitamin A hat eine große Bedeutung für die Fortpflanzung. In diesem Bereich sind Retinol und Retinal wirksam, Retinsäure ist hier völlig unwirksam. Verabreichung von Retinsäure bewirkt das Auftreten der Symptome des Vitamin-A-Mangels: Testesatrophie und Atrophie der akzessorischen Drüsen. Bei Weibchen verursacht Vitamin-A-Mangel Keratinisierung der Vaginalschleimhaut, Sistieren der Entwicklung von Embryonen nach dem 2. Tag und Resorption der Feten.

Die meisten Wirkungen des Vitamin A lassen sich auf seine membranaktiven Wirkungen zurückführen, insbesondere die klassischen Symptome des Vitamin-A-Mangels an den Epithelzellen im Sinne einer Atrophie und Verhornung, sowie an den Schleimhautzellen im Sinne des Sistierens der Schleimproduktion. Mangel an Vitamin A bewirkt eine Labilisierung biologischer Membranen und eine vermehrte Abgabe von lytisch wirkenden lysosomalen Enzymen. In noch ausgeprägterem Maße ist dies bei der Überdosierung von Vitamin A der Fall.

Retinylphosphat ist beteiligt bei Glycosylübertragungen im Rahmen der Synthese von Glycoproteinen. Ferner spielt Retinol eine Rolle bei der Zelldifferenzierung.

Mit der Nahrung aufgenommenes β-Carotin wird nur im Mittel zu 30% resorbiert. Auf die Resorption wirken viele Faktoren ein, insbesondere das

Nahrungsfett und die Gegenwart von Emulgatoren, v. a. von Gallensäuren. Retinol wird besser resorbiert. Retinylester werden vor der Resorption im Darm gespalten. β-Carotin wird in den Mucosazellen durch die 15,15′-Dioxygenase zu 2 Molekülen Retinal gespalten, die sofort zu Retinol hydriert werden. Das Retinol wird dann in der Mucosazelle verestert. Die Retinylester werden via Lymphe abtransportiert, in der sie hauptsächlich in den Chylomikronen enthalten sind. Daneben findet sich etwas freies Retinol und Retinal.

Das von der Leber an das Blut abgegebene Retinol ist dort an ein $α_1$-Globulin gebunden. Die Vitamin-A-Konzentration im Blut beträgt in der Norm 100–200 IE/100 ml. Der Gehalt des Blutes an Carotin, der zumeist 50–300 µg/100 ml beträgt, ist kein Maßstab für die Versorgung des Organismus mit Vitamin A.

Die Beziehungen zwischen Retinol, Retinal und Retinsäure zeigt die folgende Formel:

$$\text{Retinol} \underset{\text{dehydrogenase}}{\overset{\text{Alkohol-}}{\rightleftarrows}} \text{Retinal} \xrightarrow[\text{oxidase}]{\text{Aldehyd-}} \text{Retinsäure.}$$

Retinsäure kann vom Organismus nicht in Retinol zurückverwandelt werden und kann daher Retinol nicht in allen Wirkungsbereichen ersetzen, insbesondere nicht als Baustein der Sehpigmente. Verfütterte Retinsäure wird rasch durch die Galle an Glucuronsäure gebunden ausgeschieden.

Die bisher für Retinol bzw. Retinsäure nachgewiesenen Abbauwege gehen aus der Abb. 4.7 hervor.

Weg I: Ausscheidung der unveränderten Substanzen im Harn und in den Faeces.
Weg II: Decarboxylierung und Ausscheidung eines um 1 C-Atom ärmeren Metaboliten in den Faeces.
Weg III: Tieferer Abbau durch Aboxidation von 2 C-Atomen.

Die Hauptmenge (60–70%) wird unverändert ausgeschieden (Weg I).

Durch einen Mangel an Vitamin A werden in erster Linie alle Epithelzellen betroffen, im Sinne einer Atrophie, reparativer Proliferation der Basalzellen, Wachstum und Differenzierung der neuen Zellen in ein verhornendes Epithel. Bei jungen Individuen entsteht eine schwere Wachstumsstörung des Skeletts. Das Skelett des Erwachsenen wird nicht verändert. Die Entwicklung der Zähne wird durch Beeinflussung der Odontoblasten gestört, so daß die Bildung von Dentin und Schmelz beeinträchtigt wird. Bei trächtigen Tieren bewirkt Mangel an Vitamin A Mißbildungen sowie Absterben und Resorption der Feten. Das am besten bekannte und am frühesten auftretende Mangelsymptom ist die Nachtblindheit (Hemer-

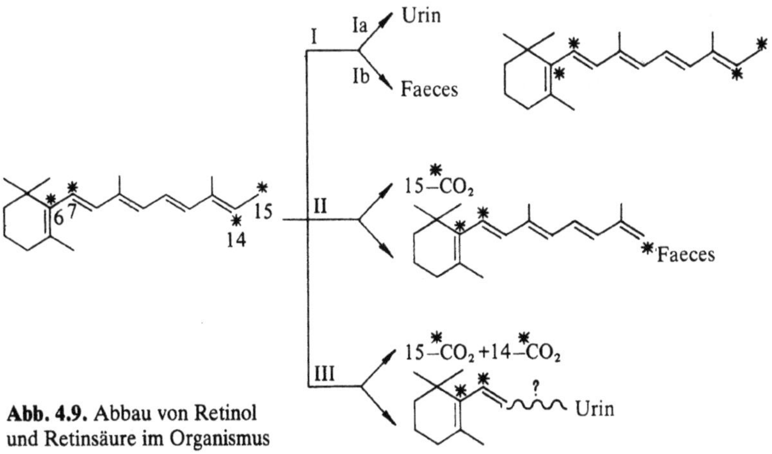

Abb. 4.9. Abbau von Retinol und Retinsäure im Organismus

alopie), bei der die Reizschwelle für die Lichteindrücke erhöht und die Adaptation an das Dämmerungssehen verlangsamt wird.

Die unterschiedliche Resorbierbarkeit von Retinol und Carotinen aus verschiedenen Lebensmitteln wird durch den Begriff des „Retinoläquivalents" berücksichtigt. Zur Vereinfachung setzt man bei gemischter Kost 1 µg Retinoläquivalent gleich 1 µg Retinol, 6 µg β-Carotin, 12 µg andere Carotinprovitamine, 3,33 IE Vitamin-A-Aktivität aus Retinol oder 10 IE Vitamin-A-Aktivität aus β-Carotin.

Von der DGE wird für Erwachsene eine tägliche Zufuhr von 800–1000 µg Retinoläquivalenten empfohlen.

Zufuhr stark überhöhter Mengen von Vitamin A bewirkt schwere Schäden (Hypervitaminose). Die wichtigsten im Tierversuch zu beobachtenden Symptome sind:

- Wachstumsstörungen und Kachexie,
- trophische Störungen der Haut, Epithelverdickungen,
- Spontanfrakturen der Knochen,
- Hämorrhagien,
- Mißbildungen der geworfenen Jungen.

Hypervitaminosen werden beim Menschen durch chronische Zufuhr von 15000 µg Retinoläquivalenten pro Tag und mehr beobachtet. Carotine führen dagegen nicht zu einer Hypervitaminose.

4.7.2 Vitamin D

Das „physiologische" Vitamin D ist das Cholecalciferol (Vitamin D$_3$). Es entsteht durch eine photochemische Reaktion in der Haut aus seinem Provitamin 7-Dehydrocholesterin, das in der Leber aus dem Cholesterin durch die Einwirkung einer Dehydrogenase gebildet wird. In einer analogen photochemischen Reaktion wird das in den Pflanzen vorkommende Ergosterin durch UV-Bestrahlung in vitro in das zuerst bekannt gewordene Vitamin D$_2$ (Ergocalciferol) übergeführt. Vitamin D$_2$ wird bei der medikamentösen Gabe von Vitamin D verabreicht. Daneben wurden noch einige andere D-Vitamine durch Bestrahlung ihrer entsprechenden Provitamine erhalten.

Mengenangaben über das Vitamin D werden auch heute noch z.T. in „Internationalen Einheiten" (IE) gemacht. Eine IE Vitamin D entspricht 0,025 µg Vitamin D$_3$.

Durch die Bestrahlung der Haut durch Sonnenlicht kann die Konzentration des Vitamin D$_3$ dort 1 IE/cm^2 erreichen, bei intensiver UV-Bestahlung bis zu 6 IE/cm^2. Von dort wird das Vitamin durch das Blut, wo es an ein α$_2$-Globulin gebunden ist, zu der Leber und den anderen Organen transportiert. Per os gegebenes Vitamin D wird zu etwa 80% resorbiert und via Lymphe, in der es in den Chylomikronen enthalten ist, der Leber zugeführt.

7-Dehydrocholesterin → Photochemische Reaktion → Cholecalciferol (D$_3$) → 25-Hydroxycholecalciferol

Ergocalciferol (D$_2$)

Die Leber hydroxyliert das Cholecalciferol zu 25-Hydroxycholecalciferol. Dieses wird in der Niere zu 1,25-Dihydroxycholecalciferol weiter hydroxyliert, das die eigentliche Wirkform des Vitamins darstellt.

Daneben werden noch zahlreiche andere, aber biologisch inaktive Metabolite gebildet, die via Galle, in der sie als Glucuronide enthalten sind, und durch den Darm ausgeschieden werden. Nach i. v.-Verabreichung fällt die Vitamin-D_3-Konzentration im Blut mit einer Halbwertszeit von 20–30 h ab. Eine kleine Menge (1,7–3,6%) der Metaboliten wird im Harn ausgeschieden, der Rest via Darm. Der normale Vitamin-D-Spiegel im Nüchternblut beträgt 0,6–1,7 IE/ml, unabhängig vom Lebensalter und der Jahreszeit.

In der Darmwand induzieren 25-Hydroxycalciferol bzw. das 1,25-Dihydroxyderivat die Bildung eines spezifischen Ca-transportierenden Proteins, das als Carrier bei dem aktiven Transport von Ca in die Mucosazelle wirkt und durch dessen Bildung die Ca-Resorption erheblich verbessert wird.

Vitamin D begünstigt die Verknöcherung des Skeletts, also die Ablagerung von Ca und Phosphat in die organische Matrix des Knochens. Da die Mineralphase des Knochens mit den Plasmamineralien in einem Gleichgewicht steht, ist die Voraussetzung der Verkalkung ein ausreichender Spiegel von Ca und Phosphat im Blut. Auf den Ca-Gehalt des Blutes ist Vitamin D durch die Verbesserung der Ca-Resorption aus dem Darm direkt wirksam. Auf die Resorption von Phosphat aus dem Darm und die Ausscheidung von Phosphat durch die Niere hat es vermutlich nur eine indirekte Wirkung durch Aktivierung der Abgabe von Parathormon.

Die Frage, ob Vitamin D, abgesehen von seiner Beteiligung bei der Bluthomöostase von Ca und Phosphat, eine direkte Einwirkung auf den Knochen hat, läßt sich gegenwärtig noch nicht befriedigend beantworten. Ein Einfluß physiologischer Dosen ist nicht eindeutig bewiesen. Hohe Vitamin-D-Dosen wirken im Sinne einer Demineralisierung. Ob Vitamin D einen Einfluß auf die Bildung der organischen Matrix des Knochens hat, ist ebenfalls nicht eindeutig geklärt.

Vitamin D greift in den Citronensäurestoffwechsel ein. Rachitische Knochen enthalten weniger Citrat als normale, deren Citratgehalt 0,5–0,7% beträgt. Nierenmitochondrien (jedoch nicht Lebermitochondrien) von Vitamin-D-verarmten Ratten zeigen schwere morphologische Veränderungen, v. a. geschwollene Cristae.

Der Vitamin-D-Bedarf des Säuglings beträgt 10 µg/Tag. Beim Erwachsenen wird auf 5 µg/Tag geschätzt. In Klimazonen mit intensiver Sonneneinstrahlung kann der exogene Bedarf auf Null zurückgehen.

Überdosierung von Vitamin („Hypervitaminose") hat schwere Folgen. Ein typisches Symptom sind pathologische Kalkablagerungen in weichen Geweben, insbesondere in der Intima von Gefäßen, die weitgehend irreversibel sind, ferner Kalkablagerungen in den Nierentubuli. Weitere Symptome sind Fertilitätsstörungen. Starke Überdosierungen führen zum Tode. Da die Spanne zwischen den erwünschten Wirkungen und den pathologischen Wirkungen nur klein ist, wird von den einschlägigen Gremien vor einer allgemeinen Vitaminierung von Lebensmitteln mit Vitamin D gewarnt. Vitamin D ist ein stark wirkendes Pharmakon, das ausschließlich in die Hand des Arztes gehört.

Normale Lebensmittel enthalten nur wenig Vitamin D. Kuhmilch kann bis zu 2,5 µg, Butter bis zu 4 µg/100 g enthalten. Eigelb enthält 0,037–0,12 µg/g.

Die Leberöle mancher Fische (Lebertran) haben z. T. einen sehr hohen Gehalt an Vitamin D, der bis zu 2500 µg/g betragen kann, zumeist jedoch im Bereich von 50–1000 µg/g gelegen ist.

4.7.3 Tocopherole

Die Tocopherole leiten sich durch Substitution von Tocol ab. Aus Naturprodukten wurden 4 Tocopherole und 4 Tocotrienole, bei denen – im Gegensatz zu den Tocopherolen – die isoprenoide Seitenkette 3fach ungesättigt ist, isoliert. Eine IE Tocopherol (Vitamin E) entspricht der biologischen Aktivität von 1 mg d-α-Tocopherol. Die Ester sind biologisch aktiver als die freien Tocopherole.

Tocol (2-Methyl-2-[4′,8′,12′-trimethyldecyl]-6-hydroxychroman)

Substitution	Tocopherol $X = C_{15}H_{31}$	Tocotrienole $X = C_{15}H_{25}$
5,7,8-Trimethyl	α-Tocopherol	α-Tocotrienol
5,8-Dimethyl	β-Tocopherol	β-Tocotrienol
7,8-Dimethyl	γ-Tocopherol	γ-Tocotrienol
8-Methyl	δ-Tocopherol	δ-Tocotrienol

In vitro wirken die Tocopherole als Antioxidantia. Jedoch wirkt das biologisch aktivste α-Tocopherol in dieser Hinsicht in vitro am schwächsten. Antioxidantia verhindern die Autoxidation ungesättigter Fettsäuren.

Besonders empfindlich gegenüber der Autoxidation sind die Polyensäuren. Die Autoxidation beginnt mit der Bildung von Hydroperoxiden, wobei Schwermetalle (insbesondere Fe^{+++}, Cu^{++}) oder Hämine u.a.m. katalytisch wirken. Aus der durch den Divinylmechanismus der Doppelbindungen in den Polyensäuren aktivierten Methylengruppe wird ein H-Atom abgespalten, das dadurch entstandene Radikal addiert O_2 unter Bildung eines Peroxidradikals.

Induktionsperiode
$$\begin{array}{c} \overset{13}{-CH} = \overset{12}{CH} - \overset{11}{CH_2} - \overset{10}{CH} = \overset{9}{CH} - \\ \text{Linolsäure} \\ \downarrow -H \\ -CH = CH - \underset{\bullet}{CH} - CH = CH - \\ \text{Linolsäure (freies Radikal)} \\ \downarrow +O_2 \end{array}$$

Kettenreaktion
$$\begin{array}{c} -CH = CH - \underset{|}{CH} - CH = CH- \quad -CH = CH - CH_2 - CH = CH - \\ O-O \qquad\qquad \text{Linolsäure} \\ \text{Linolsäureperoxidradikal} \\ -CH = CH - \underset{|}{CH} - CH = CH - \\ O-OH \\ \text{Linolsäure-11-hyroperoxid} \end{array}$$

Dieses entzieht der aktivierten Methylengruppe eines weiteren Polyensäuremoleküls unter Übergang in ein Hydroperoxid ein Wasserstoffatom. Es entsteht so ein weiteres Radikal, das Sauerstoff addiert und als Peroxidradikal mit der Methylengruppe eines weiteren Polyensäuremoleküls reagiert. So bildet sich eine Kettenreaktion aus, bei der die Autoxidation über eine Induktionszeit hinweg durch Selbstkatalyse einen immer schnelleren Verlauf nimmt. Eine Peroxidation von Polyensäuren kommt auch in vivo vor, ausgelöst zumeist durch eine Häminkatalyse. Die entstehenden Peroxidradikale und Peroxide können im Organismus durch Oxidation biologisch wichtiger Substanzen, wie z.B. Vitamin A, Aminosäuren, Proteinen und Enzymen, schädlich wirken. Ein Teil der Tocopherolwirkungen im Organismus beruht auf der Verhinderung von Autoxidationsprozessen durch die Tocopherole.

Tocopherolmangelzustände bieten ein buntes Bild von Symptomen. Man kann sie zweckmäßigerweise ätiologisch etwa wie folgt einteilen:

I. *Reine Tocopherolmangelzustände*

1. *Bedingt durch Peroxidation von ungesättigten Fettsäuren:*
   a) Encephalomalacie der Vögel infolge einer vergrößerten Permeabilität der Gefäße durch eine Schädigung durch die Peroxide.
   b) Resorptionssterilität, hauptsächlich bei Ratte und Maus auftretend. Die Feten sterben infolge des Unvermögens, ihr Gefäßsystem aufzubauen, ab und werden resorbiert. Die Resorptionssterilität war das erste beobachtete Tocopherolmangelsymptom, wodurch das Vitamin E mitunter den obsoleten Namen „Antisterilitätsvitamin" erhielt.
   c) Verminderung der Resistenz der Erythrocyten gegen hämolytisch wirkende schwache Oxidationsmittel, wie z.B. Dialursäure. Der „Hämolysetest" ist der am häufigsten angewendete Test zum Nachweis eines Tocopherolmangels.
   d) Verfärbung von Fett durch Oxidation, Bildung von Ceroid und Lipofuscin.
   e) Depigmentierung der Schneidezähne von Nagern.
   f) Veränderungen der Struktur von Mitochondrien, insbesondere durch Schwellen.

2. *Vermutlich nicht durch Peroxidation ungesättigter Fettsäuren bedingt:*
   a) Muskeldystrophie bei Nichtwiederkäuern. Sie geht mit einer Kreatinurie einher. Der Nachweis einer Kreatinurie ist nach dem Hämolysetest der wichtigste Test auf einen Tocopherolmangel geworden.
   b) Testesdegeneration bei Ratte, Kaninchen und Hund.
   c) Anämie bei Affen.

II. *Vermutlich kombinierter Mangel von Tocoperhol und Selen*

a) Lebernekrose bei der Ratte. Sie läßt sich jedoch auch ohne Gaben von Selen durch reichliche Gaben von Protein bzw. der S-haltigen Aminosäuren und von Tocopherol verhüten.
b) Muskeldystrophie von Lamm, Kalb und Truthühnern.
c) Exsudative Diathese von Vögeln, die durch eine Störung der Gefäßpermeabilität bedingt ist. Ob es sich hierbei auch um einen Selenmangelzustand handelt, ist nicht eindeutig geklärt.
Einen gewissen Schutz vor den Folgen einer Peroxidbildung bewirkt das Glutathionperoxidasesystem. Die Glutathionperoxidase enthält Selen, was die synergistische Wirkung von Selen und Tocopherol erklärt.

Tocopherylester werden im Darm gespalten. Die Resorption der Tocopherole beträgt nur etwa 20–30%. Das resorbierte Tocopherol erscheint in der Lymphe, gebunden in den Chylomikronen. Im Plasma werden die Tocopherole an Lipoproteine gebunden transportiert. Der Tocopherolspie-

α-Tocopherol → Lacton des 2-(3-Hydroxy-3-methyl-5-carboxy-pentyl)-3,5,6-trimethylhydrochinons

Tocopheronolacton („Simon-Metabolit")

gel im Plasma ist normalerweise um 1 mg/100 ml gelegen. Bisher wurde nur ein Metabolit des Tocopherols, nämlich Tocopheronolacton („Simon-Metabolit") im Harn nachgewiesen.

Die wünschenswerte Höhe der Tocopherolzufuhr beträgt 12 mg Tocopheroläquivalente pro Tag. Diese Äquivalente beziehen sich auf die wirksamste Verbindung, das d-α-Tocopherol. Um die Milligramme Tocopheroläquivalente in einem Nahrungsmittel zu ermitteln, werden die Milligramme der einzelnen Tocopherole mit einem Äquivalenzfaktor multipliziert und die erhaltenen Werte zu den Milligrammen an d-α-Tocopherol addiert. Die Äquivalenzfaktoren sind für d-β-Tocopherol 0,5; d-γ-Tocopherol 0,25; α-Tocotrienol 0,3; all-rac-α-Tocopherylacetat 0,67.

4.7.4 Vitamin K

In der Natur wurden die beiden K-Vitamine K_1 und K_2 aufgefunden. Eine optimale Aktivität setzt eine Länge der isoprenoiden Seitenkette dieser K-Vitamine von 3–5 Isoprenresten voraus. Auch gewisse Derivate des Naphtochinons ohne isoprenoide Seitenkette haben eine Vitamin-K-Wirksamkeit und werden in großem Umfange medikamentös angewendet, wie z. B. die „Vitamine" K_3, K_4 und K_5. Ihre biologische Aktivität ist dadurch bedingt, daß sie in vivo in das für den Menschen „physiologische" Vitamin $K_{2(20)}$ durch Einbau einer 20 C-Atome (4 Isoprenreste) umfassenden isoprenoiden Seitenkette am C-Atom (3) umgewandelt werden.

Das klassische Versuchstier für den Vitamin-K-Mangel ist das Huhn, weil bei Vögeln die bei Mensch und Säugetier umfangreiche Synthese von Vitamin K durch die Darmbakterien infolge der Kürze des Dickdarms nur äußerst gering ist.

Die zuerst bekannt gewordene Funktion des Vitamin K ist sein Einfluß auf die Blutgerinnung, dadurch bedingt, daß das Vitamin K bei der Bildung von 4 der Blutgerinnungsfaktoren benötigt wird, und zwar für den Faktor II

Vitamin K₁
(2-Methyl-3-phytyl-1,4-naphthochinon, Phyllochinon)

Vitamin K₂ (Menachinon)

Vitamin K₃
(2-Methyl-1,4-naphthochinon, Menadion)

Vitamin K₄
(2-Methyl-1,4-naphthohydrochinon)

Vitamin K₅
(2-Methyl-1-hydroxy-4-aminonaphthalin)

(Prothrombin), den Faktor VII (Proconvertin), den Faktor IX (Christmas-Faktor) und den Faktor X (Stuart-Faktor), die in Anwesenheit von Vitamin K durch Carboxylierung von Glutaminsäureresten zu γ-Carboxyglutaminsäure in ihre gerinnungsaktive Form übergeführt werden.

HOOC−CH(NH$_2$)−CH$_2$−CH(COOH)$_2$
γ-Carboxyglutaminsäure

Ein Mangel an Vitamin K verursacht eine Hemmung der Blutgerinnung, die sich durch eine Verlängerung der Prothrombinzeit nachweisen läßt.

Derivate des Cumarins und Dicumarins wirken als Antagonisten des Vitamin K und werden klinisch zwecks Verlängerung der Blutgerinnungszeit verwendet, insbesondere die Präparate Dicumarol und Marcumar.

Dicumarol
3,3′-Methylen-bis-(4-hydroxycumarin)

Marcumar
3−(1′-Phenylpropyl)-4-hydroxycumarin

Die Resorptionsraten der Vitamine K_1 und K_2 sind nur gering, während Menadion (Vitamin K_3) praktisch quantitativ resorbiert wird. Im Darm werden aus den Vitaminen K_1 und K_2 die isoprenoiden Seitenketten durch die Darmbakterien abgespalten. Das entstehende 2-Methylnaphthochinon wird dann resorbiert und in der Leber durch Einbau einer neuen isoprenoiden Seitenkette in das für den Menschen physiologische Vitamin $K_{2(20)}$ übergeführt. Im Blut ist Vitamin K an die Lipoproteine gebunden. Im Stoffwechsel wird ein dem Tocopheronolacton analoger Metabolit gebildet, der im Harn ausgeschieden wird.

Normalerweise benötigt der Mensch infolge der ausgiebigen Synthese von Vitamin K durch die Darmbakterien keine exogene Zufuhr des Vitamins. Nach Schädigung der Darmbakterien durch eine längere Antibioticatherapie empfiehlt sich eine Vitamin-K-Zufuhr in der Größenordnung von 1 mg/Tag. Neugeborenen pflegt man durch Verabreichung von Vitamin K an die Mutter einige Tage vor der Geburt einen Schutz vor einem Prothrombinmangel bis zur Besiedlung des Darms durch Mikroorganismen (was etwa 1 Woche erfordert) zu geben.

4.7.5 Ubichinone (Coenzyme Q)

In den Mitochondrien sind tetrasubstituierte Benzochinone mit einer isoprenoiden Seitenkette enthalten, die nach demselben Prinzip aufgebaut sind wie die K_2-Vitamine. Aufgrund ihres ubiquitären Vorkommens erhielten sie den Namen Ubichinone. Die isoprenoide Seitenkette umfaßt zumeist 35 bis 50 C-Atome entsprechend 7-10 Isoprenresten (Ubichinon-35 = Coenzym Q_7 bis Ubichinon-50 = Coenzym Q_{10}). Der Gesamtbestand des Menschen an Ubichinonen beträgt 0,5-1,5 g, die Zufuhr mit der Nahrung 5-10 mg/Tag.

Die Ubichinone haben – zum mindesten in der Norm – keinen Vitamincharakter, da sie vom Organismus in ausreichendem Umfange synthetisiert werden. Der Benzochinonanteil entsteht aus Phenylalanin bzw. Tyrosin, die isoprenoide Seitenkette auf dem für diese Stoffklasse üblichen Syntheseweg über Mevalonsäure. Ein Ubichinonmangel wurde beim Menschen noch nie beobachtet. Möglicherweise könnte ein Mangel durch eine hochgradige Zerstörung der Ubichinone im Organismus durch gesteigerte Lipidperoxidation entstehen oder vielleicht auch bei einem schweren Mangel an Phenylalanin.

Nach Gaben von ^{14}C-Ubichinonen wurden etwa 4% resorbiert. Im Verlaufe von 72 h werden 0,4% der Aktivität im Harn ausgeschieden. Die Ubichinone werden im Organismus analog wie die Tocopherole zu Metaboliten abgebaut, die dem Tocopheronolacton entsprechen.

Die Ubichinone sind als Elektronenüberträger in die Atmungskette eingeschaltet, und zwar zwischen den Flavinenzymen und den Cytochromen.

Neben den Ubichinonen kommen in den Zellen noch Isomere derselben vor, die den Chromanring enthalten und als Ubichromenole bezeichnet werden.

Ubichinon-50 (Coenzym Q_{10})

$$CH_3O-\underset{O}{\overset{O}{\underset{\|}{C}}}\!\!\!<\!\!\!\begin{array}{c}CH_3\\CH_2-CH=C\\|\\CH_3\end{array}\!\!\!\left[-CH_2-CH_2-CH=\underset{CH_3}{\overset{|}{C}}-\right]_9\!\!\!CH_3$$

4.7.6 Thiamin

Thiamin (Vitamin B_1) ist in Form von Thiaminpyrophosphat (Cocarboxylase) als Coenzym bei einer Reihe von Stoffwechselreaktionen beteiligt, v. a. bei der Decarboxylierung von α-Ketosäuren (Pyruvat und α-Ketoglutarat, verzweigte α-Ketosäuren) sowie bei den durch die Transketolase bewirkten Reaktionen. Hinsichtlich der Mechanismen und der Bedeutung dieser Reaktionen muß auf die einschlägigen Lehrbücher der Biochemie verwiesen werden.

Thiamin wird als freies Thiamin resorbiert. Sein Resorptionsmechanismus ist noch nicht eindeutig geklärt. Nach Untersuchungen mit ^{14}C-Thiamin erfolgt eine Resorption praktisch quantitativ. Die alte Auffassung, daß bei hohen Gaben ein Block in der Resorption auftrete, hat sich als unzutreffend erwiesen. Jedoch wird Thiamin nach Gabe hoher Dosen in steigendem Umfange via Galle sowie auch Darmmucosa ausgeschieden und in den Faeces eliminiert. Vollblut enthält etwa 6–12 µg Thiamin/ml, und zwar vorwiegend in den Zellen.

Die biologische Halbwertszeit des Thiamins beträgt beim Menschen 9,5 bis 18,5 Tage, in Abhängigkeit von der Dosis. Bei Verabreichung von physiologischen Dosen macht unverändertes Thiamin etwa 50% der Ausscheidung aus. Der Rest wird in Form von Metaboliten ausgeschieden. Nach Verabreichung von im Thiazolring mit ^{14}C-markiertem Thiamin wurden im Harn 18 Metabolite nachgewiesen, von denen jedoch nur ein Teil identifiziert werden konnte. Die wichtigsten Metaboliten sind Thiaminsäure, Methylthiazolessigsäure und Pyramin. Ein Teil des Vitamins wird tiefer abgebaut, wie aus der Ausatmung von $^{14}CO_2$ und aus der Ausscheidung von Sulfat im Harn hervorgeht.

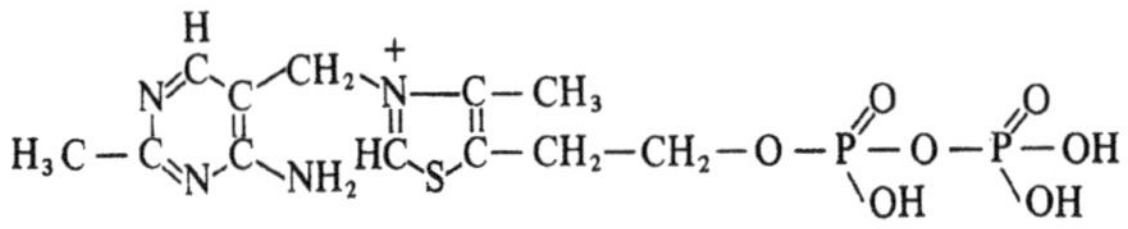

Thiaminpyrophosphat (Cocarboxylase)

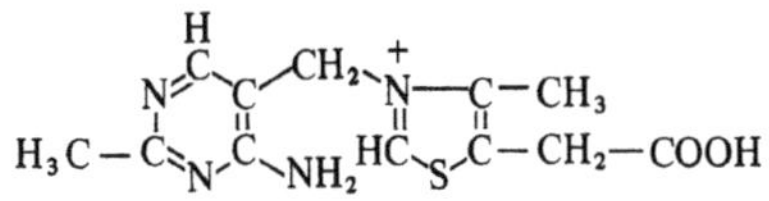

Thiaminsäure 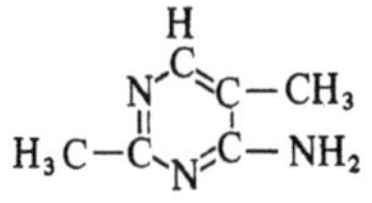 **Pyramin**

Viele Fische enthalten Thiaminase, ein Enzym, das Thiamin hydrolytisch spaltet. Durch Verfüttern von rohem Fisch wurden in Tierfarmen schwere Thiaminmangelzustände erzeugt.

Auch in pflanzlichem Material sind thiaminzerstörende Faktoren enthalten. Als besonders aktiv in dieser Beziehung haben sich bestimmte Flavonoide erwiesen, wie z. B. die Chlorogensäure und die 3,4-Dihydroxyzimtsäure (Kaffeesäure), die in pflanzlichen Lebensmitteln weit verbreitet sind.

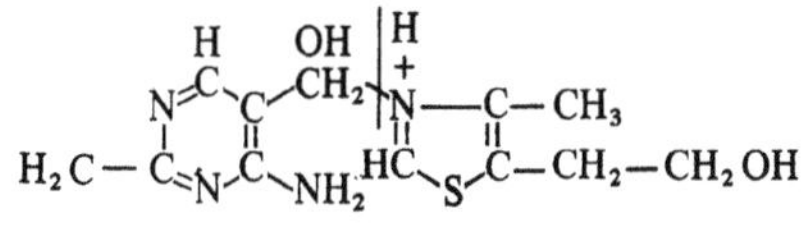

Thiamin

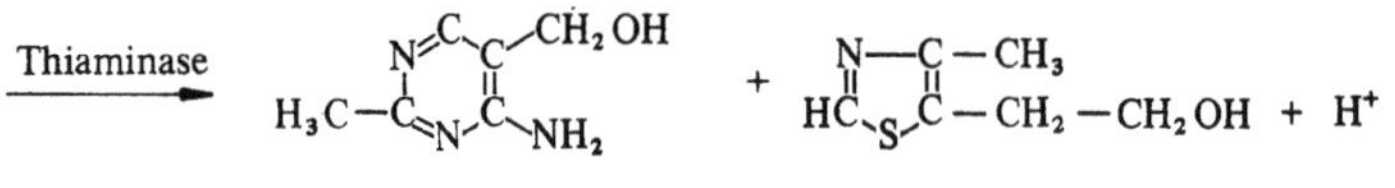

Thiaminase ⟶

2-Methyl-4-amino-5-hydroxymethylpyrimidin **4-Methyl-5-hydroxy-ethylthiazol**

Thiamin wurde im Zusammenhang mit der Beriberi des Menschen entdeckt, einer Mangelkrankheit, die in großem Umfange in den hauptsächlich von Reis lebenden Ländern auftrat, wenn anstelle des genuinen Reiskorns „polierter" Reis verzehrt wurde. Durch das Polieren des Reiskorns werden die Kleiebestandteile, insbesondere der Keim, entfernt, in denen die Spurenelemente, Vitamine und andere wichtige Nahrungsfaktoren vorwiegend lokalisiert sind. Die Beriberi ist eine Mangelkrankheit, die nicht allein durch einen Thiaminmangel verursacht wird, sondern eine komplexe Avitaminose, bei der noch der Mangel an anderen B-Vitaminen beteiligt ist.

Ein reiner Thiaminmangel äußert sich beim Menschen in Gewichtsverlusten, Anorexie, Muskelschwäche, Tachykardie, Veränderungen des EKG, psychischen Veränderungen (Müdigkeit, Depressionen, Verschlechterung des Gedächtnisses u. a. m.). Im Tierversuch treten bei schwerem Thiaminmangel Krämpfe auf, bei denen in charakteristischer Weise der Hals nach hinten verdreht wird. Später gehen die Krämpfe zumeist in Lähmungen über. Im Tierversuch tritt der Tod zumeist nach 6 Wochen einer Vitamin-B_1-freien Ernährung ein.

Im Thiaminmangel ist der Gehalt der Organe an den mit Thiaminpyrophosphat als Coenzym arbeitenden Enzymen vermindert. Diagnostisch verwertbar ist v. a. die Abnahme der Transketolase in den Erythrocyten und deren Aktivierbarkeit durch Thiaminpyrophosphat.

Die wünschenswerte Höhe der Thiaminzufuhr für den Menschen beträgt nach den Empfehlungen der Deutschen Gesellschaft für Ernährung 1,3 mg/Tag.

Es gibt nur wenige Lebensmittel mit einem höheren Gehalt an Thiamin. Die ergiebigste Quelle sind Getreidekörner. Wie schon erwähnt, ist in ihnen das Thiamin, wie auch die anderen B-Vitamine, hauptsächlich im Keim lokalisiert, also in den „Kleiebestandteilen", die beim Ausmahlen des Getreides zu Weißmehl beseitigt werden. Eine ausreichende Versorgung des Menschen mit Thiamin in der modernen Industriegesellschaft ist daher zu einem besorgniserregenden Engpaß in der Ernährung geworden, da der Konsum an Getreideprodukten ständig abnimmt und zudem Weißbrot und andere Erzeugnisse aus weißem, nieder ausgemahlenem Mehl immer mehr bevorzugt werden. Auch der auf Kosten stärkehaltiger Produkte zunehmende Rohrzuckerkonsum trägt zu diesem Engpaß in der Vitaminversorgung bei. Reichlich Thiamin und andere B-Vitamine enthält die Hefe. Infolge der Verschlechterung der Versorgung mit Thiamin ist man in verschiedenen Staaten, teils durch gesetzliche Regelung, teils auf freiwilliger Basis, dazu übergegangen, die hellen Mehle mit Thiamin, zum Teil auch noch mit anderen B-Vitaminen (insbesondere mit Riboflavin und Niacin) anzureichern („Mehlvitaminierung").

Thiamin wird durch schweflige Säure bzw. Sulfite aufgespalten und dadurch biologisch inaktiviert. Ein Teil der toxischen Wirkung der Sulfite ist auf diesen Umstand zurückzuführen. Sulfite spielen heute noch eine große Rolle bei der Erzeugung und Verarbeitung von Lebensmitteln. Ihre ADI (acceptable daily intake) wurde von der Weltgesundheitsorganisation auf 0,35 mg/kg KG, also auf rund 25 mg/Tag (als SO_2 berechnet) begrenzt.

4.7.7 Riboflavin

Riboflavin wirkt im Organismus in Form der Coenzyme Riboflavin-5-phosphat (Flavinmononucleotid, FMN) oder Flavin-Adenin-Dinucleotid (FAD). Die Flavinenzyme werden häufig auch als „gelbe Fermente" bezeichnet. Manche von ihnen sind in die Atmungskette eingeschaltet, manche können unmittelbar mit Sauerstoff reagieren und hydrieren ihn dabei zu H_2O_2. Zur Zeit sind rund 100 Flavinenzyme bekannt. Riboflavin greift daher in sehr viele Stoffwechselbezirke ein.

Riboflavin
(6,7-Dimethyl-9-[D-1'-ribityl]-isoalloxazin)

Riboflavin wird im Organismus phosphoryliert. Die höchste Konzentration findet sich in der Leber, in der auch die meisten Flavinenzyme vorkommen. Mit Hilfe von ^{14}C-Riboflavin wurde $t_{1/2}$ des Vitamins bei der Ratte zu 6,5 Tagen bestimmt.

Die Ausscheidung erfolgt hauptsächlich im Harn. Bei der üblichen Ernährung scheidet der Mensch 0,25–0,80 mg/Tag aus, z.T. als freies Riboflavin, z.T. phosphoryliert. Metabolite des Vitamins wurden im Harn nicht aufgefunden. Die Ausscheidung durch die Faeces ist sehr unterschiedlich und unabhängig von der alimentären Zufuhr, da die Darmbakterien Riboflavin produzieren.

Riboflavinmangel äußert sich bei der Ratte in Wachstumsstörungen, Anämie, Degeneration des Nervengewebes, Vascularisierung der Cornea, Katarakt und Erlöschen des Sexualcyclus. Während der Trächtigkeit führt Riboflavinmangel zu embryonalen Entwicklungsstörungen. Leichte Ariboflavinosen sind beim Menschen relativ häufig, schwere sehr selten.

Symptome der leichten Ariboflavinose sind Rhagaden in den Mundwinkeln („Cheilosis"), Atrophie der Zungenschleimhaut, Rötung und Schuppenbildung der Haut um Augen, Nase und Lippen, ferner Dystrophie der Fingernägel.

Die wünschenswerte Höhe der Zufuhr beträgt beim Menschen 1,7 mg je Tag. Kuhmilch enthält 1,1–1,8 mg/l.

4.7.8 Nicotinsäure

Nicotinsäure und Nicotinsäureamid sind in gleicher Weise als Vitamin wirksam. Man bezeichnet sie daher häufig mit dem gemeinsamen Namen Niacin. Da der Organismus einen Teil des Tryptophans in Nicotinsäure umwandelt, setzt sich die gesamte Versorgung mit Niacin aus einem exogenen Anteil aus der Nahrung und einem endogenen Anteil aus dem Tryptophanstoffwechsel zusammen. Man pflegt daher den Niacinbedarf bzw. die wünschenswerte Höhe der Zufuhr in „Niacinäquivalenten" anzugeben, wobei ein Niacinäquivalent entweder 1 mg Nicotinsäure oder 60 mg Tryptophan gleichgesetzt wird, da aus 60 mg Tryptophan im Mittel 1 mg Nicotinsäure im Stoffwechsel entsteht. Die wünschenswerte Höhe der Zufuhr beträgt 15–18 Niacinäquivalente.

Nicotinsäure entfaltet ihre biochemischen Wirkungen in Form der beiden Coenzyme NAD und NADP. Näheres hierüber findet man in den Lehrbüchern der Biochemie.

Niacin liegt in der Nahrung zumeist in Form der beiden Coenzyme vor, die leicht im Darm zur freien Nicotinsäure aufgespalten und in dieser Form resorbiert werden. In den Zerealien ist Nicotinsäure z. T. in gebundener und für den Organismus praktisch unverwertbarer Form enthalten. Aus Weizenkleie wurde Niacytin isoliert, das keine einheitliche Substanz ist und bei einer Hydrolyse außer Nicotinsäure noch Glucose, Pentosen, substituierte Zimtsäuren und Aminophenol liefert. Nach Verfütterung von Niacytin wird als Metabolit Trigonellin ausgeschieden, was darauf hinweist, daß im Organismus keine freie Nicotinsäure entsteht und der Pyridinring in gebundener Form methyliert wird.

Nach Verabreichung von Nicotinsäure werden neben unveränderter Nicotinsäure und Nicotinsäureamid noch mehrere Metaboliten ausgeschieden, v. a. N^1-Methylnicotinsäureamid, das 2-Pyridon des N^1-Methylnicotinsäureamid, sowie Nicotinursäure (Nicotinylglycin). Nach Versuchen mit ^{14}C-Nicotinsäure wird nur ein kleiner Prozentsatz zu $^{14}CO_2$ oxidiert. Die Gesamtausscheidung von Nicotinsäure und ihren Metaboliten beträgt beim Menschen in der Norm 10–30 mg. Während der Gravidität nimmt die Ausscheidung von Nicotinsäure und deren Metaboliten stark zu.

Nicotinsäure

Nicotinsäureamid

Die klassische Niacinavitaminose ist die Pellagra, die früher in den Ländern auftrat, in denen die Bevölkerung sich hauptsächlich von Mais ernährte. Die Pellagra ist aber eine komplizierte Mangelkrankheit, an deren Entstehen ein Mangel an mehreren Vitaminen beteiligt ist, wenngleich die auffallenden Symptome mit dem Mangel an Niacin zusammenhängen. Untersuchungen, bei denen ein hoher Leucinzusatz zur Diät zu pellagraähnlichen Symptomen führte, lassen es möglich erscheinen, daß es sich bei einseitiger Ernährung mit Mais um eine Leucin-Tryptophan-Imbalance handelt. Die wichtigsten Symptome der Pellagra betreffen die Haut (Dermatitis und Pigmentierung, v. a. an den dem Sonnenlicht ausgesetzten Partien), den Verdauungstrakt (Glossitis, Durchfälle und Erbrechen) und das Nervensystem (psychosomatische Störungen im Bereich aller Sinne, Verwirrungszustände, schmerzhafte Sensationen in den Extremitäten, Ataxie).

N^1-Methylnicotin- 2-Pyridon des Nicotinursäure Trigonellin
säureamid N^1-Methylnicotin-
 säureamid

Biochemisch läßt sich ein Niacinmangel durch Verminderung der Ausscheidung von Nicotinsäure und N^1-Methylnicotinsäureamid nachweisen. Empfindlicher ist der 2-Pyridon/N^1-Methylnicotinsäureamid-Quotient im Harn (normal 1,3–4,0), da das Pyridon schon Wochen, bevor klinische Mangelerscheinungen auftreten, verschwindet. Ein Quotient unter 1,0 kann als Hinweis auf einen latenten Mangel angesehen werden.

4.7.9 Pantothensäure

Die Wirkform der (+)-Pantothensäure (α,γ-Dihydroxy-β,β-dimethylbutyryl-β'-alanin) im Organismus ist das Coenzym A (CoA), das bei allen Acylübertragungen als Coenzym beteiligt ist. Pantothenol, der der Pantothensäure zugrundeliegende Alkohol, hat ebenfalls Vitamincharakter, da er

$$HOCH_2 - \underset{\underset{CH_3}{|}}{\overset{\overset{CH_3}{|}}{C}} - CH(OH) - CO - NH - CH_2 - CH_2 - COOH$$

Pantothensäure

vom Organismus zu Pantothensäure oxidiert werden kann. Auch Ester der Pantothensäure sind als Vitamine wirksam.

Aus der Nahrung wird Pantothensäure im wesentlichen in Form des CoA aufgenommen, das dann im Verdauungstrakt zu freier Pantothensäure aufgespalten und in dieser Form resorbiert wird. Der Pantothensäurespiegel im Blut beträgt etwa 0,1 µg/ml, die Ausscheidung im Harn 3–5 mg/Tag. Steigt der Blutspiegel auf etwa 0,12 µg/ml an, so nimmt die Ausscheidung im Harn stark zu. In den Zellen liegt die Pantothensäure praktisch ausschließlich als CoA vor.

Die Symptome eines Mangels an Pantothensäure sind vielfältig und bei den verschiedenen Species unterschiedlich stark ausgeprägt. Man kann sie in 6 Gruppen einteilen:

1. Wachstumsstörungen, Gewichtsverluste, plötzliche Todesfälle,
2. Veränderungen im Haarkleid oder Federkleid (Dermatitis, Depigmentierung),
3. Störungen von seiten des Nervensystems (Ataxie, Lähmungen),
4. Symptome von seiten des Magen-Darm-Trakts, häufig in Form von fast unstillbaren Durchfällen, die zum Kollaps führen,
5. Störung der Produktion der Nebennierenrindenhormone,
6. Hemmung der Antikörperbildung.

Ein alimentärer Pantothensäuremangel des Menschen wurde wegen der weiten Verbreitung des Vitamins in der Natur (daher auch der Name Pantothensäure) noch nicht beobachtet. Jedoch gelang es, experimentell einen Pantothensäuremangel durch Verabreichung des Pantothensäureantagonisten ω-Methylpantothensäure zu erzeugen. Die Frühsymptome waren Anorexie und leichte Ermüdbarkeit. Nach 3 Wochen traten dann schwere Paraesthesien, Ataxie, Gleichgewichtsstörungen und Reflexstörungen auf, die zum Abbruch des Versuchs zwangen.

Der Pantothensäurebedarf des Menschen ist unbekannt. Bei der üblichen Ernährung beträgt die Zufuhr 6–12 mg/Tag, was offensichtlich ausreichend ist. Eine junge Ratte benötigt am Tag 2,5 mg/kg, ein erwachsenes Tier 0,1 mg.

4.7.10 Vitamin-B_6-Gruppe

Die Vitamin-B_6-Gruppe (Pyridoxingruppe) enthält die 3 B_6-Vitamine Pyridoxol, Pyridoxal und Pyridoxamin, die leicht gegenseitig ineinander übergehen können. Die Wirkform der Pyridoxingruppe ist das Pyridoxal-5-phosphat. Die gegenseitigen Beziehungen der genannten Substanzen gehen aus dem folgenden Schema hervor.

Pyridoxol ⇌ **Pyridoxal** ⇌ **Pyridoxamin**

Pyridoxal-5-phosphat

Pyridoxol-5-phosphat — **Pyridoxamin-5-phosphat**

Pyridoxal-5-phosphat ist Coenzym von verschiedenen Enzymsystemen:

- Aminosäurendecarboxylasen,
- Transaminasen,
- δ-Aminolävulinsäuresynthetase,
- H_2O aus Aminosäuren abspaltenden Enzymen (Serindehydratase, Threonindehydratase, Homoserindehydratase),
- H_2S aus Aminosäuren abspaltenden Enzymen (Cysteindesulfhydrase),
- aminosäurenspaltende Enzyme (Kynureninase, Threoninaldolase, Serinhydroxymethyltransferase),
- Biosynthese von Sphingosin aus Palmityl-CoA und Serin,
- Lysyloxidase (Quervernetzung von Kollagen).

Der Pyridoxinbestand des Menschen beträgt etwa 40–150 mg. Die in der Nahrung vorhandenen B_6-Vitamine werden nach Dephosphorylierung im Darm resorbiert, und zwar passiv durch Diffusion. Die Tagesaufnahme pflegt im allgemeinen 2–3 mg zu betragen. Im Blut findet man 5 µg/100 ml. Die Ausscheidung beträgt in der Norm 1,5–4,0 mg, davon 20–50% in Form des biologisch inaktiven Metaboliten Pyridoxinsäure, der durch Oxidation von Pyridoxal zu der entsprechenden Carbonsäure entsteht. Nach Gabe größerer Pyridoxindosen wird die Belastungsdosis innerhalb weniger Stunden im Harn ausgeschieden. Versuche mit ^3H-Pyridoxin ergaben für die Halbwertszeit des Vitamins im Menschen 18–31 Tage.

Außer durch den Harn wird eine gewisse Menge an pyridoxinaktivem Material auch durch die Faeces ausgeschieden, normalerweise etwa 0,5 bis 0,8 mg, bedingt durch eine Vitamin-B_6-Synthese durch die Darmbakterien.

Da Pyridoxin in erster Linie mit dem Aminosäurenstoffwechsel verknüpft ist, führt Pyridoxinmangel zu schweren Ausfallserscheinungen. Im Tierversuch wird außer Wachstumsstörungen, Fortpflanzungsstörungen, teratogenen Wirkungen v. a. eine Dermatitis beobachtet. Diese beginnt in den stammfernen Regionen. Bei manchen Species entwickelt sich eine Anämie.

Bei Kindern wurden mitunter Pyridoxinmangelzustände, bedingt durch eine thermische Zerstörung des Vitamins in Fertignahrungen, beobachtet. Studien über den experimentellen Vitamin-B_6-Mangel beim Menschen (erzeugt durch Vitamin-B_6-freie Ernährung oder Verabreichung des Pyridoxinantagonisten Desoxypyridoxin) ergaben ähnliche Mangelsymptome wie im Tierversuch (Anorexie, Nausea, Dermatitis, Cheilosis, Conjunctivitis und Polyneuritis).

Ein typisches Symptom sind ferner Störungen in der Funktion des ZNS: Ataxie, Paresen, epileptoide Krämpfe, ferner Veränderungen des EEG. Die Störungen im Bereich des ZNS hängen vermutlich mit Stoffwechselstörungen der Glutaminsäure zusammen, die im ZNS eine Transmitterfunktion hat, ferner mit der mangelhaften Bildung der γ-Aminobuttersäure, die durch Decarboxylierung der Glutaminsäure durch eine pyridoxalabhängige Decarboxylase entsteht.

Biochemische Tests auf einen Vitamin-B_6-Mangel sind verminderte Ausscheidung des Vitamins sowie eine erhöhte Ausscheidung von Xanthurensäure, insbesondere nach Belastung mit Tryptophan.

Die wünschenswerte Zufuhr an Pyridoxin beträgt 1,6–1,8 mg, die normalerweise durch die Ernährung gewährleistet ist. Der Pyridoxinbedarf steigt, wie Tierversuche ergeben haben, mit zunehmender Eiweißzufuhr.

Kynurensäure

Xanthurensäure

Desoxypyridoxin

4.7.11 Cholin

Cholin kommt im Organismus als Baustein von Phospholipiden vor. Es kann zwar vom Organismus synthetisiert werden, die Syntheserate ist aber von dem Umfang der im Organismus möglichen Transmethylierungsprozesse abhängig. Durch bestimmte Ernährungsformen lassen sich daher im Tierversuch Cholinmangelzustände erzeugen. Die Hauptsymptome des Cholinmangels sind Nierenhämorrhagien und Leberverfettungen, u. U. auch Wachstumsverzögerungen und – nur bei Vögeln – Störungen des Knochenwachstums („Perosis").

Zur experimentellen Erzeugung eines Cholinmangels verfüttert man Diäten, die arm an Cholin und Methyldonatoren, insbesondere an Methionin, sind.

Ursache der Hauptsymptome des Cholinmangels ist der mangelhafte Abtransport der in der Leber synthetisierten Fettsäuren, und zwar infolge einer Hemmung der Lipoproteinsynthese und des fehlenden Abtransports in Form von Phospholipiden. Eine alimentäre Leberverfettung läßt sich aber nur bei denjenigen Species erzeugen, deren Leber Cholinoxidase enthält, durch die laufend größere Mengen Cholin abgebaut werden.

Die eine experimentelle Leberverfettung verhütenden bzw. beseitigenden Substanzen nennt man „lipotrope Faktoren". Neben dem Cholin und den Methyldonatoren wie Methionin wirken auch noch andere Substanzen lipotrop, wie z. B. Inosit mit einem noch unbekannten Reaktionsmechanismus.

Cholin entsteht endogen durch Methylierung von Ethanolamin, vorwiegend am Phosphatidylethanolamin. Die Ausscheidung von freiem Cholin im Harn beträgt in der Norm 2–6 mg. Der Abbau des Cholins vollzieht sich entweder via dem durch Transmethylierung entstandenen Ethanolamin oder oxidativ:

$$\text{Cholin} \xrightarrow{\text{Cholindehydrogenase}} \text{Betainaldehyd} \xrightarrow{\text{Betainaldehyddehydrogenase}} \text{Betain.}$$

Betain kann als Methyldonator zur Bildung von Methionin aus Homocystein benützt werden. Die Umsatzkapazität des Organismus für Betain ist jedoch beschränkt, und nach Zufuhr größerer Mengen, z. B. aus Rüben, wird Betain zum großen Teil unverändert im Harn ausgeschieden.

Durch Cholinzufuhr kann der Cholinspiegel im Blut manipuliert werden. Dieser wiederum hat Einfluß auf die Acetylcholinsynthese im Gehirn und auf die Funktion cholinerger Synapsen (Growdon u. Wurtman 1979).

Die alimentäre Aufnahme des Menschen an Cholin beträgt gegenwärtig etwa 0,4–0,9 g/Tag. Ein Cholinmangel wurde noch nie beim Menschen beobachtet.

4.7.12 Biotin

In den Lebensmitteln ist Biotin der Hauptmenge nach an Eiweiß gebunden enthalten, oder in Form von Biocytin (ε-N-Biotinyllysin). Biotin wurde im Zusammenhang mit der Beobachtung entdeckt, daß man durch Verfütterung größerer Mengen von rohem Eiklar bestimmte Mangelzustände erzeugen kann.

Eiklar enthält das Glykoprotein Avidin, das mit Biotin einen festen Komplex bildet (Komplexkonstante 10^{-15} M) und dadurch das Biotin unverwertbar macht. Der Komplex ist außerordentlich stabil. Durch Erhitzen des Eiklars wird das Avidin denaturiert und vermag dann keinen Komplex mit Biotin mehr zu bilden. Injiziert man den Avidin-Biotin-Komplex, so wird er *in vivo*, und zwar durch die Leber, gespalten. Per os gegeben ist der Komplex biologisch vollkommen inaktiv.

Biotin wirkt in Form von 1-N-Carboxybiotin („aktiviertes CO_2") als Coenzym bei Carboxylierungen. Die Carboxylierung von Acetyl-CoA zu Malonyl-CoA ist ein wichtiger Schritt bei der Biosynthese der Fettsäuren.

```
        O
        ‖
        C
    HN´  `NH
    HC───CH
   H₂C    CH─(CH₂)₄─COOH
      \S/
```
Biotin
(2-Keto-3,4-imidazolino-2-tetra-
hydrothiophen-n-valeriansäure)

```
        O
        ‖
        C
    HN´  `NH
    HC───CH
   H₂C    CH─(CH₂)₄─CO─NH─(CH₂)₄─CH(NH₂)─COOH
      \S/
```
Biocytin (ε-N-Biotinyllysin)

Die Carboxylierung von Propionyl-CoA zu Methylmalonyl-CoA ist beim Abbau der ungeradzahligen Fettsäuren beteiligt. Ein weiteres Beispiel einer biotinabhängigen Carboxylierung ist die Carboxylierung von β-Crotonyl-CoA zu β-Methylglutaconyl-CoA, die beim Abbau von L-Leucin eine Rolle spielt.

Das in den Lebensmitteln enthaltene, an Eiweiß gebundene Biotin wird im Verdauungstrakt in Freiheit gesetzt. Das freie Biotin wird resorbiert. Der Biotinspiegel im Blut beträgt 0,1–0,6 µg/100 ml. Bei der üblichen Ernährung werden 30–50 µg/Tag an Biotin im Harn ausgeschieden. Nach Belastung mit 50–100 µg Biotin werden 30–70% der Dosis innerhalb kurzer

Zeit im Harn eliminiert. Das im Harn ausgeschiedene biologisch aktive Material ist ein Gemisch von unverändertem Biotin und Biotinsulfoxid.

$$\begin{array}{c} \text{O} \\ \text{HN}^{\diagdown}\text{C}^{\diagup}\text{NH} \\ | \quad\quad | \\ \text{HC} \!-\!-\! \text{CH} \\ | \quad\quad | \\ \text{H}_2\text{C}\diagdown_{\text{S}}\diagup\text{CH}-(\text{CH}_2)_4-\text{COOH} \\ \| \\ \text{O} \end{array}$$

Biotinsulfoxid

^{14}C-carboxylmarkiertes Biotin wird in vitro durch Leber- oder Nierenschnitte oxidativ abgebaut. Die Organe enthalten Biotin praktisch ausschließlich an Protein gebunden.

Die charakteristischen Symptome des Biotinmangels sind Dermatitis, Haarverluste, progressive Paralyse und Verluste der Fortpflanzungsfähigkeit.

Biotin wird bei Mensch und Tier in erheblichem Umfange durch die Darmbakterien synthetisiert. Beim Menschen entspricht die Ausscheidung im Harn etwa der Höhe der alimentären Zufuhr. Gleichzeitig werden in den Faeces größere Mengen Biotin eliminiert als der Zufuhr entspricht. Es ist anzunehmen, daß der Mensch normalerweise von der exogenen Zufuhr von Biotin unabhängig ist. Sein Biotinbedarf wird auf 100–200 µg/Tag geschätzt. Eine exogene Biotinzufuhr ist bei Schädigung der Darmflora durch eine Antibioticatherapie erforderlich.

4.7.13 Folsäure

Neben der Folsäure (Pteroylglutaminsäure) kommen in Naturprodukten noch Verbindungen vor, in denen der Pteroinsäurerest mit mehr als 1 Mol Glutaminsäure verknüpft ist (z. B. Pteroyltriglutaminsäure, Pteroylheptaglutaminsäure). Diese Folsäureconjugate sind für den Menschen voll als Vitamin aktiv, da sie von ihm enzymatisch („Folsäureconjugase") zu der freien Folsäure aufgespalten werden.

Folsäure ist in Form von der als Coenzym wirkenden 5,6,7,8-Tetrahydrofolsäure bei allen C_1-Transferreaktionen beteiligt: Methyltransfer, Hydroxymethyltransfer, Formyltransfer und Formiminotransfer. Bezüglich der Einzelheiten dieser Transfermechanismen muß auf die einschlägigen Fachbücher der Biochemie verwiesen werden. Durch diese Transferreaktionen ist die Folsäure bei vielen biochemischen Prozessen, wie Synthese von Purinen und Nucleinsäuren, beteiligt. Folsäureantagonisten werden

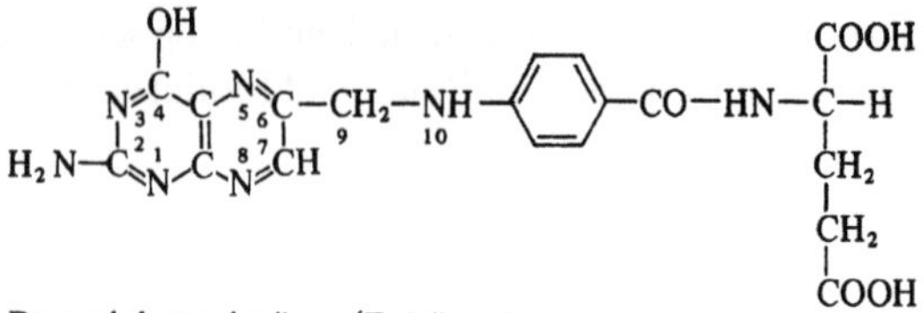

Pteroylglutaminsäure (Folsäure)
N-[4-{[(2-Amino-4-hydroxy-6-pteridyl)-methyl]-amino}-benzoyl]-glutaminsäure

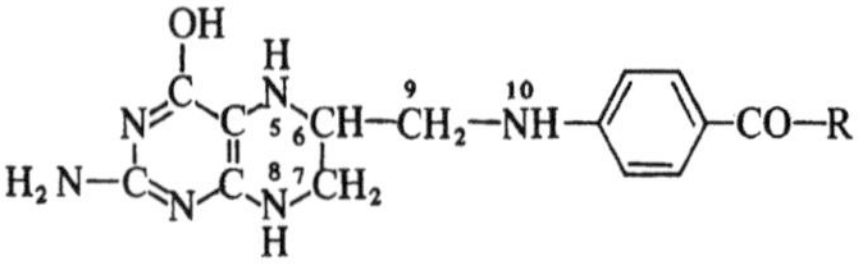

5,6,7,8-Tetrahydrofolsäure

daher therapeutisch für die Unterdrückung von pathologischem Wachstum verwendet. Weiterhin wird Folsäure zum Abbau von Histidin via Urocaninsäure und Formiminoglutaminsäure benötigt. Eine vermehrte Ausscheidung von Formiminoglutaminsäure, insbesondere nach Belastung mit Histidin, ist ein guter Test für das Vorliegen eines Folsäuremangels.

Folsäure wird aus dem Darm aktiv resorbiert und als freie Folsäure durch die Pfortader der Leber zugeführt. Der normale Folsäurespiegel im Plasma beträgt etwa 0,5 ng/ml. Bei der üblichen Aufnahme von Folsäure in der Größenordnung von 1 mg/Tag werden im Harn 2–4 µg ausgeschieden. Bei Belastung mit Folsäure steigt die Ausscheidung stark an. Nach einer Belastungsdosis von 5 mg werden innerhalb 24 h 35–75% der Dosis im Harn ausgeschieden.

Folsäure wird im Organismus unter Beteiligung der Xanthinoxidase zu Isoxanthopterin abgebaut. Das gleichfalls im Harn vorhandene Xanthopterin (Uropterin) entsteht nicht aus Folsäure.

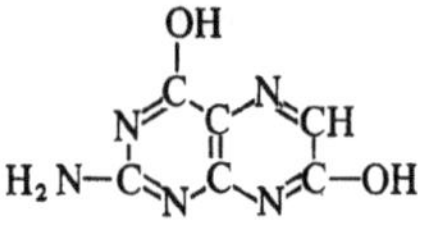

Isoxanthopterin

Folsäuremangel bewirkt eine Reihe von Ausfallserscheinungen, deren Auftreten und Intensität bei den einzelnen Species unterschiedlich sind. Die wichtigsten Symptome sind:

- Störungen der Bildung der Blutzellen (makrocytäre, hyperchrome Anämie, Leucopenie und Thrombopenie),
- Schleimhautveränderungen im Bereich der Mundhöhle und des Intestinaltrakts,
- Dermatitis,
- Störungen der Fortpflanzung und Auftreten von Mißbildungen,
- Herabsetzung der Antikörperbildung,
- Knochenveränderungen (typisch für Hühner).

Der Bedarf des Menschen an Folsäure beträgt 0,4 mg/Tag.

4.7.14 Vitamin B_{12}

Das Vitamin B_{12} wird nur von Mikroorganismen synthetisiert. In den Lebensmitteln kommt es hauptsächlich in Form des Coenzyms an Eiweiß gebunden vor. Das Coenzym entsteht aus dem Vitamin B_{12} (Cyanocobalamin) durch kovalente Bindung von 5'-Desoxyadenosin an das Kobaltatom anstelle der Cyangruppe.

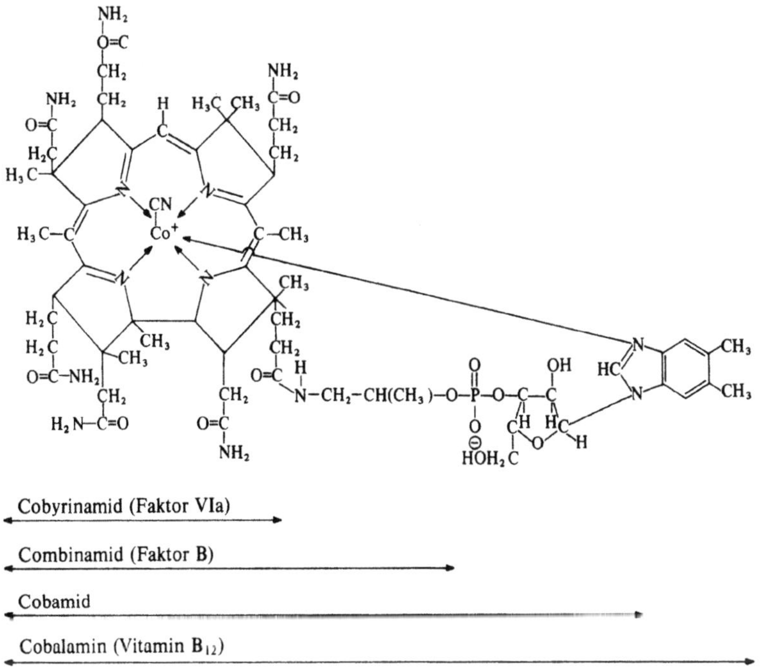

Cobyrinamid (Faktor VIa)

Combinamid (Faktor B)

Cobamid

Cobalamin (Vitamin B_{12})

Während bei Mikroorganismen eine Vielzahl von Reaktionen bekannt ist, an denen Cobalamin-Coenzym beteiligt ist, kennt man beim Menschen nur 2:

1. die Isomerisierung von Methylmalonyl-Coenzym A zu Succinyl-Coenzym A, die beim Abbau der Propionsäure beteiligt ist,
2. den Transfer der Methylgruppe von N^5-Methyltetrahydrofolsäure auf Homocystein unter Bildung von Methionin.

Im Magen-Darm-Trakt wird das Vitamin B_{12} aus der Eiweißbindung in Freiheit gesetzt. Seine Resorption kann durch 2 Mechanismen erfolgen:

1. durch passive Diffusion, die aber nur bei sehr hohen Dosen (Größenordnung in mg) eine Rolle spielt,
2. durch den Intrinsic-factor-Mechanismus. Der Intrinsic factor ist ein Glykoprotein, das von der Magenschleimhaut gebildet wird und das Vitamin bindet. Die Resorption des gebundenen Vitamins findet hauptsächlich im Ileum statt. Die häufigste Störung des Vitamin-B_{12}-Status, die perniziöse Anämie, ist durch mangelhafte Bildung des Intrinsic factor infolge von Veränderungen der Magenschleimhaut bedingt.

Im Blut ist das Vitamin B_{12} an 2 spezifische Proteine gebunden: Transcobalamin I, ein α_1-Globulin, und Transcobalamin II, ein β-Globulin. Der normale Vitamin-B_{12}-Spiegel im Blut beträgt 0,2–0,5 ng/ml. Die Aufnahme von Vitamin B_{12} in die Zellen findet in Form des proteingebundenen Vitamins statt. Der Gehalt der Leber beträgt im Mittel etwa 0,65 µg/g Feuchtgewicht, der der Niere 0,34. Die anderen Organe enthalten 0,05–0,15 µg/g, das Gehirn 0,03. In der Leber sind über 50% des Bestands in den Mitochondrien enthalten.

Der Gesamtbestand des Menschen an Vitamin B_{12} ist bei 2–5 mg gelegen, wovon rund 70% in Form des Coenzyms vorliegen. Die biologische Halbwertszeit des Vitamin-B_{12}-Pool beträgt 1360 Tage. Hydroxocobalamin wird rascher in das Coenzym übergeführt als Cyanocobalamin und daher auch langsamer durch die Niere ausgeschieden. Nach parenteraler Zufuhr von Vitamin-B_{12} erfolgt die Ausscheidung vorwiegend via Galle und Darm.

Der Minimalbedarf für eine ausreichende Hämopoese beträgt 1–2 µg je Tag. Normalerweise ist die Zufuhr bei 5–15 µg/Tag gelegen. Bei einer zu geringen Zufuhr dauert es – infolge der langen Halbwertszeit – lange, bis sich eine Anämie (das Hauptmangelsymptom) entwickelt. Eine Anämie pflegt aufzutreten, wenn der Bestand des Organismus auf etwa 0,5 mg abgefallen ist.

Für die Versorgung des Menschen mit dem Vitamin B_{12} sind tierische Lebensmittel die besten Quellen.

Die empfehlenswerte Zufuhr wird mit 3–5 µg/Tag beziffert. Vegetarier strengster Richtung haben eine nur sehr geringe Vitamin-B_{12}-Aufnahme und daher auch einen erniedrigten Vitamin-B_{12}-Blutspiegel. Sie zeigen häufig Symptome eines Vitamin-B_{12}-Mangels, insbesondere Paraesthesien und Veränderungen der Zungenschleimhaut, die sofort auf Vitamin-B_{12}-Gaben ansprechen.

4.7.15 Ascorbinsäure

Von den 4 stereoisomeren Ascorbinsäuren sind die L-Ascorbinsäure (L-Xyloascorbinsäure) und die D-Araboascorbinsäure (D-Isoascorbinsäure, Erythorbsäure) biologisch aktiv. L-Ascorbinsäure ist das eigentliche Vitamin C, D-Araboascorbinsäure hat nur etwa 5% der Vitaminwirksamkeit, wirkt aber wie die Ascorbinsäure als kräftiges Reduktionsmittel und wird daher mitunter in der Lebensmittelindustrie verwendet.

$$
\begin{array}{cc}
\text{CO}\!\!\rule[0.5ex]{1em}{0.4pt} & \text{CO}\!\!\rule[0.5ex]{1em}{0.4pt} \\
| & | \\
\text{HO–C} & \text{HO–C} \\
\parallel & \parallel \\
\text{HO–C} & \text{HO–C} \\
| & | \\
\text{H–C–O}\!\!\rule[0.5ex]{1em}{0.4pt} & \text{H–C–O}\!\!\rule[0.5ex]{1em}{0.4pt} \\
| & | \\
\text{HO–C–H} & \text{H–C–OH} \\
| & | \\
\text{CH}_2\text{OH} & \text{CH}_2\text{OH} \\
\\
\text{L-Ascorbinsäure} & \text{D-Araboascorbinsäure} \\
\text{(L-Xyloascorbinsäure)} &
\end{array}
$$

Außer den Primaten, dem Meerschweinchen und einigen Vogelarten können alle Tierspecies Ascorbinsäure im eigenen Stoffwechsel bilden, und zwar in der Stoffwechselkette

Glucose ⟶ Glucuronsäure ⟶ Glucurono-γ-lacton ⟶
L-Gulonon-γ-lacton ⟶ 2-Ketogulono-γ-lacton ⟶ Ascorbinsäure.

Beim Menschen und den Tierspecies, die keine Ascorbinsäure zu bilden vermögen, fehlt infolge einer Genmutation die L-Gulonolactonoxidase, ein Flavinenzym, das L-Gulono-γ-lacton zum 2-Ketogulono-γ-lacton oxidiert. Der letzte Schritt, die Umlagerung des 2-Ketogulono-γ-lacton in Ascorbinsäure, ist nicht enzymatisch. 2-Ketogulono-γ-lacton hat beim Meerschweinchen eine volle Vitamin-C-Wirkung.

L-Ascorbinsäure hat im Organismus eine Reihe biochemischer Wirkungen:

1. *Beteiligung bei Hydroxylierungen,* v. a.:
Prolin → Hydroxyprolin, eine wichtige Teilreaktion bei der Kollagensynthese, was verständlich macht, daß die bekannten Symptome des Ascorbinsäuremangels (Skorbut) die mesenchymalen Gewebe, insbesondere Bindegewebe, Knochen, Knorpel und Zähne, betreffen.
Dopamin → Noradrenalin.
Tryptophan → 5-Hydroxytryptophan, ein Schritt bei der Bildung von 5-Hydroxytryptamin (Serotonin).
Hydroxylierungsreaktionen bei der Biosynthese von Carnitin aus Lysin.
Bei der Dopaminhydroxylierung dient L-Ascorbinsäure als Wasserstoffdonator. Der Wirkungsmechanismus der Beteiligung an den anderen Hydroxylierungsreaktionen ist noch nicht völlig geklärt.

2. *Begünstigung der Eisenresorption (Reduktion).*

3. *Beteiligung beim Elektronentransport,* von dem v. a. im Stoffwechsel der Pflanzen vielfältiger Gebrauch gemacht wird. Im tierischen Organismus wurde in den Mikrosomen die folgende Elektronentransportkette nachgewiesen:

$$2 \text{ Ascorbinsäure} + 1/2 \text{ O}_2 \xrightarrow{\text{Cytochrom b}_5} 2 \text{ Semidehydroascorbinsäure} + \text{H}_2\text{O}$$

$$2 \text{ Semidehydroascorbinsäure} + \text{NADH} + \text{H}^+$$

$$\xrightarrow{\text{Transhydrogenase}} 2 \text{ Ascorbinsäure} + \text{NAD}^+.$$

Semidehydroascorbinsäure ist ein kurzlebiges Radikal, das auch 1-Elektronenübergänge im Bereich des Ascorbinsäurestoffwechsels möglich macht.

4. *Weitere Wirkungen:*
Beteiligung bei der Oxidation der p-Hydroxyphenylbrenztraubensäure zu Homogentisinsäure. Beim Mangel an Ascorbinsäure werden daher nach Belastung mit Tyrosin größere Mengen an p-Hydroxybrenztraubensäure und p-Hydroxyphenylmilchsäure im Harn ausgeschieden.
Beteiligung bei der Hydrierung von Folsäure zu Tetrahydrofolsäure.

Die Konzentration der Ascorbinsäure im Plasma hängt von der Höhe der Zufuhr des Vitamins ab. Bei einer Zufuhr von 75–100 mg/Tag beträgt der Plasmaspiegel 1,0–1,4 mg/100 ml, bei einer Zufuhr von 15–25 mg/Tag 0,1–0,3 mg/100 ml. Der Plasmaspiegel fällt nach 40–50 Tagen ascorbinsäurefreier Ernährung auf praktisch 0 ab, während die klinischen Mangelsymptome erst nach 80–120 Tagen Vitamin-C-freier Ernährung deutlich werden. Zwischen der Ascorbinsäure im Plasma und in den Organen stellt

```
        CO                      CO                     CO
        |                       |                      |
   HO — C      −H⁺         •O — C      −H⁺         OC
        ‖                       ‖    O                 |    O
   HO — C    O      ⇌     ⁻OC        ⇌           OC
        |                       |                      |
    H — C —┘               H — C —┘              H — C —┘
        |                       |                      |
   HO — C — H              HO — C — H            HO — C — H
        |                       |                      |
      CH₂OH                   CH₂OH                  CH₂OH
```

L-Ascorbinsäure   Semidehydroascorbinsäure   Dehydroascorbinsäure

sich rasch ein Gleichgewicht ein. Die höchste Ascorbinsäurekonzentration hat die Nebennierenrinde (etwa 40 mg/100 g), die Leber enthält 5 bis 15 mg/100 g. Von diagnostischer Bedeutung ist die Bestimmung der Ascorbinsäurekonzentration in den Leukocyten. Sie beträgt bei Sättigung der Gewebe mit Ascorbinsäure 25–30 mg/100 ml. Eine Konzentration von etwa 15 mg/100 ml läßt vermuten, daß die Ascorbinsäurezufuhr ungenügend ist und höchstens 10–15 mg/Tag beträgt.

    Der Ascorbinsäurepool des Menschen beträgt bei Sättigung etwa 1,5 g. Zwischen dem Ascorbinsäurespiegel im Blut und der Größe des Pools besteht eine gesetzmäßige Beziehung, solange der Pool über 0,3 g beträgt. Klinische Skorbutsymptome treten auf, wenn der Pool unter 0,3 g abgefallen ist. Der Abbau der Ascorbinsäure beträgt 3,2 ± 1% der Größe des Pools je Tag.

    Die Ausscheidung der Ascorbinsäure erfolgt praktisch ausschließlich durch die Niere. Bei einem Ascorbinsäurespiegel im Plasma von 1 mg/100 ml beträgt die Ausscheidung im Harn etwa 20 mg. Bei einem Plasmaspiegel über 1,4 mg/100 ml steigt die Ausscheidung steil an und erreicht 80% und mehr der Zufuhr. Beträgt der Plasmaspiegel 0,4 mg/100 ml, ist die Ausscheidung bei etwa 20% der Zufuhr gelegen.

    Der Abbau der Ascorbinsäure vollzieht sich über Dehydroascorbinsäure und 2,3-Diketogulonsäure. Aus den C-Atomen 1 und 2 der Ascorbinsäure (bzw. der Diketogulonsäure) entsteht Oxalsäure. Untersuchungen mit ^{14}C-Ascorbinsäure haben gezeigt, daß ein Teil der Ascorbinsäure vollständig zu $^{14}CO_2$ oxidiert wird. Der Reaktionsmechanismus ist noch ungeklärt. Im Harn werden vom Menschen – abgesehen von Ascorbinsäure und Dehydroascorbinsäure – Ketogulonsäure und Oxalsäure ausgeschieden. Bei chronischer Gabe sehr hoher Ascorbinsäuremengen werden bis zu 80% der Dosis als Dehydroascorbinsäure ausgeschieden. Die Oxalsäureausscheidung wird nur unbedeutend vermehrt. Bei einer oxalsäurefreien Ernährung stammen etwa 40% der ausgeschiedenen Oxalsäure aus dem Abbau der Ascorbinsäure.

Beim Menschen verläuft wie bei Primaten allgemein der Hauptanteil des Abbaus von Ascorbinsäure zu einer Reihe wasserlöslicher Verbindungen mit dem intakten Kohlenstoffskelett der Ascorbinsäure, unter denen 5-Ketoascorbitol etwa 35–40% ausmacht (Tolbert 1985).

In den Zellen liegt Ascorbinsäure fast ausschließlich als solche vor. Dehydroascorbinsäure ist die Transportform des Vitamins, das in dieser Form in die Zellen eindringt, vermutlich wegen der größeren Lipoidlöslichkeit der Dehydroascorbinsäure.

Die klassischen Symptome des Ascorbinsäuremangels (Skorbut) sind Hämorrhagien am ganzen Körper, Gingivitis mit Hypertrophie des Zahnwalls, Hämaturie, Melaena, subperiostale, äußerst schmerzhafte Blutungen, Blutungen in die Muskulatur, herabgesetzte Erythropoese, Verminderung der Resistenz gegen Infektionen.

Über die wünschenswerte Höhe der Zufuhr an Ascorbinsäure gehen die Meinungen auseinander. Manche Gremien (wie z.B. die Deutsche Gesellschaft für Ernährung) halten den Zustand einer Sättigung des Organismus mit Ascorbinsäure für wünschenswert, wofür eine Tagesaufnahme von etwa 75 mg erforderlich ist. Eine Expertenkommission der Weltgesundheitsorganisation empfiehlt eine Ascorbinsäurezufuhr von nur 30 mg je Tag für den Erwachsenen, in der Gravidität von 50 mg. Hauptargument für diese niedere Schätzung ist der Umstand, daß die klinischen Symptome des Skorbuts mit der geringen Menge von 10 mg Ascorbinsäure je Tag heilbar sind.

Da Ascorbinsäure jedoch noch andere Funktionen hat, als nur Skorbut zu verhindern, sprechen viele Überlegungen für eine wünschenswerte Zufuhr von 75 mg/Tag (Degkwitz 1985).

4.7.16 Megavitamintherapie

In zunehmendem Maße wird unter der ebenso klangvollen wie nichtssagenden Bezeichnung „orthomolekulare Therapie" der Einsatz von Vitaminen in weit über den physiologischen Bedarf hinausgehenden, im Grammbereich liegenden Dosen, propagiert. In der Tat haben manche Vitamine in hohen Dosen pharmakologische Wirkungen, die bei bestimmten Indikationen gezielt genutzt werden können. Eine derartige Therapie sollte aber vom Arzt verordnet und überwacht werden. Die freie Verfügbarkeit vieler Vitamine verleitet immer mehr Menschen, unseriösen Werbeaussagen folgend, auf eigene Faust hohe Vitaminmengen einzunehmen. Dies bringt nicht nur in vielen Fällen keinen Nutzen, sondern kann auch gefährlich sein.

Bei den Vitaminen A und D liegt nur eine kleine Spanne zwischen erwünschter und toxischer Dosis. Aber auch bei anderen Vitaminen können bei langdauernder überhöhter Zufuhr schädliche Wirkungen eintreten. Als Folge monate- bis jahrelanger Einnahme von Pyridoxin in Dosen bis 2 g pro Tag ist eine „periphere sensorische Neuropathie" als neues Krankheitsbild beschrieben worden (Schaumburg et al. 1983; Parry u. Bredesen 1985). Kaum vorherzusehen sind Wechselwirkungen zwischen solch hohen Vitamindosen und anderen Arzneimitteln.

Literatur

Alhadeff L, Gualteri CT, Lipton M (1984) Toxic effects of watersoluble vitamins. Nutr Rev 42:33–40

Ammon R, Dirscherl W (Hrsg) (1974) Fermente, Hormone, Vitamine, Bd III/1. Thieme, Stuttgart

Bäßler KH, Lang K (1981) Vitamine. Steinkopff, Darmstadt

Degkwitz E (1985) Neue Aspekte der Biochemie des Vitamin C. Z Ernährungswiss 24:219–230

Deutsche Gesellschaft für Ernährung (1985) Empfehlungen für die Nährstoffzufuhr, 4., erweiterte Aufl. Umschau, Frankfurt

Growdon JH, Wurtman RJ (1979) Dietary influences on the synthesis of neurotransmitters in the brain. Nutr Rev 37:129–136

Parry GJ, Bredesen DE (1985) Sensory neuropathy with low-dose pyridoxine. Neurology 35:1466–1468

Schaumburg H, Kaplan J, Windebank A, Vick N, Rasmus S, Pleasure D, Brown MJ (1983) Sensory neuropathy from pyridoxine abuse. A new megavitamin syndrom. N Engl J Med 309:445–448

Tolbert BM (1985) Metabolism and function of ascorbic acid and its metabolites. In: Hanck A, Hornig D (eds) Vitamins. Nutrients and therapeutic agents. Int J Vit Nutr Res [Suppl] 27:121–138. Huber, Bern Stuttgart Toronto

5 Different wirkende natürliche Bestandteile der Nahrung und Zusatzstoffe

5.1 „Toxische Proteine"

Manche Lebensmittel enthalten „toxische Proteine", wie z. B. Trypsininhibitoren oder Inhibitoren anderer Proteasen, Hämagglutinine, Thiaminasen, Spurenelemente (Eisen, Jod) blockierende Proteine und dgl. Da die Proteine durch Hitzedenaturierung ihre spezifischen physiologischen Eigenschaften verlieren, werden die „toxischen Proteine" beim Kochen der Lebensmittel inaktiviert.

Proteaseninhibitoren wurden in tierischem und pflanzlichem Material in großer Zahl aufgefunden, z. B. in Colostrum, Eiklar, Sojabohnen, anderen Bohnen, Erbsen, Kartoffeln. Beispielsweise wurden in Kartoffeln mindestens 13 Inhibitoren von Trypsin und Chymotrypsin, in Bohnen 5 Inhibitoren aufgefunden. In vitro hemmen die Proteaseninhibitoren die enzymatische Spaltung von Proteinen. Ihr Wirkungsmechanismus in vivo ist komplexer. Am besten untersucht sind die Verhältnisse bei den Sojabohnen. Verfütterung roher Sojabohnen bewirkt u. a. eine Wachstumsverzögerung, die aber auf die gleichzeitig vorhandenen Hämagglutinine und vielleicht noch andere differente Proteine zurückzuführen ist. Durch die Verfütterung roher Sojabohnen wird eine Hypertrophie und Hyperfunktion des Pankreas bewirkt, die reversibel ist und nach Sistieren der Verfütterung wieder zurückgeht. Daß rohe Leguminosen infolge ihres hohen Gehalts an Enzyminhibitoren und Hämagglutininen unverträglich sind, ist schon seit langem bekannt. Da diese Proteine hitzelabil sind, ist dieses Problem jedoch ohne praktische ernährungsphysiologische Bedeutung.

Eiklar von Hühnern enthält 4 differente Proteine: den Trypsininhibitor Ovomucoid, die Mucopolysaccharase Lysozym, das eisenbindende Conalbumin und das biotinbindende Avidin. Das Ovomucoid hemmt jedoch nicht menschliche Proteasen. Zudem sind alle 4 angeführten differenten Proteine stark hitzelabil.

5.2 Pflanzenphenole

Unter den Pflanzenphenolen sind Chlorogensäure (3-Caffeylchinasäure) und ihre Isomeren, ferner das Cynarin (1,4-Dicaffeylchinasäure) wegen ihrer physiologischen Wirkungen zu erwähnen. Chlorogensäure wirkt in Dosen von 3,75 mg/kg zentral erregend. Die hierfür erforderlichen Konzentrationen werden im Kaffee erreicht. Chlorogensäure und ihre Isomeren kommen auch in Gemüse, Kartoffeln und Obst vor, jedoch in wesentlich geringeren Konzentrationen. Cynarin, das in den Artischocken enthalten ist, hat eine choleretische Wirkung.

Chlorogensäure (3-Caffeylchinasäure)

Manche Pflanzenphenole sind potente Antihistaminsubstanzen. Am stärksten wirksam sind diejenigen, die 2 OH-Gruppen in o-Stellung besitzen, wie 3,4-Dihydroxyzimtsäure (Kaffeesäure), Chlorogensäure und Catechin. Hauptmetabolit der Zimtsäurederivate (Kaffeesäure, Ferulasäure) ist die Vanillinsäure. Bei freier Nahrungswahl scheidet der Mensch am Tag etwa 5–25 mg Vanillinsäure im Harn aus. Bei einer an pflanzlichen Lebensmitteln freien Ernährung sinkt die Vanillinsäureausscheidung auf 0,5–1 mg/Tag ab. Diese geringe endogene Ausscheidung ist dadurch bedingt, daß Adrenalin, Noradrenalin, Dihydroxyphenylethylamin (DOPA) zu Vanillinsäure metabolisiert werden.

Zu den in der Pflanzenwelt weit verbreiteten Phenolen gehören auch die Flavonoide (Flavone, Flavonole, Flavanole und Flavanone). Sie wurden früher mitunter als Vitamin P bezeichnet, eine Bezeichnung, die verlassen wurde, da sie zwar gewisse pharmakologische Wirkungen haben, jedoch keinen Vitamincharakter, d. h. ihre Nichtzufuhr bedingt keine Ausfallserscheinungen. Die bekanntesten Substanzen aus dieser Reihe sind Rutin und Quercetin (Aglykon des Rutins). Sie haben eine gewisse Capillarwirksamkeit im Sinne einer Verminderung der Permeabilität und Fragilität. Sie verstärken die Ascorbinsäurewirkung, hemmen die oxidative Zerstörung von Adrenalin und verwandten Substanzen, hemmen die Histaminwirkung, hemmen die Hyaluronidase und stabilisieren Kollagen. Einige Autoren wollen bei der chronischen Verfütterung großer Dosen von Rutin und anderen Flavonoiden eine Verlängerung der Lebensdauer von Versuchstieren gesehen haben.

Die mit den Flavonoiden nahe verwandten Catechine, die gleichfalls in der Pflanzenwelt weit verbreitet sind, haben ebenfalls gewisse pharmakologische Wirkungen, wie Verstärkung der Ascorbinsäurewirkung und Verminderung des Blutcholesterinspiegels.

Zu erwähnen sind schließlich noch die „hydrolysierbaren" Tannine, die bei einer Säurehydrolyse oder enzymatischen Hydrolyse neben einem Zucker Gallussäure (Gallotannine) oder Ellagsäure (Ellagtannine) liefern. Verfütterung von Gallussäure in Dosen von über 2% im Futter wirkt toxisch im Sinne einer Verschlechterung der Verwertung der Nahrungsproteine durch endogene N-Verluste.

5.3 Oxalsäure

Oxalsäure verschlechtert wegen der Unlöslichkeit ihres Calciumsalzes die Calciumresorption. Der tierische Organismus vermag Oxalsäure nicht abzubauen. Dagegen können die Darmbakterien Oxalsäure metabolisieren. Kleinere Mengen Oxalsäure (20–60 mg) entstehen beim Menschen im Stoffwechsel, und zwar im wesentlichen aus Glycin und Ascorbinsäure. Verabreichung von Glykolsäure und Ethylenglykol bedingen eine erhebliche Oxalurie. Mangel an Vitamin B_6 verstärkt die Oxalurie.

Exogene Oxalsäure wird nur schlecht resorbiert. Nach Aufnahme von 500 g Spinat, entsprechend einer Zufuhr von 3,3 g Oxalsäure, werden nur etwa 0,2 g Oxalsäure vermehrt im Harn ausgeschieden. Ursache der schlechten Resorption sind Unlöslichkeit des Calciumoxalats und Zerstörung von Oxalsäure durch die Darmbakterien.

Die Gefahr einer stärkeren Oxalurie besteht in der Bildung von Harnsteinen. Rund ⅔ aller Harnsteine enthalten Calciumoxalat.

5.4 Cancerogene Substanzen

Cancerogene Kohlenwasserstoffe (1,2-Benzanthracen, 3,4-Benzpyren, 1,2, 5,6-Dibenzanthracen, 1,12-Benzperylen, Chrysen) sind in der Umgebung des Menschen ubiquitär verbreitet, so daß sie mit dem Trinkwasser und der Nahrung laufend in kleinen Mengen aufgenommen werden. Daß Pflanzen und Mikroorganismen diese polycyclischen cancerogenen Kohlenwasserstoffe synthetisieren, wurde wahrscheinlich gemacht. Die Hauptmengen entstehen aber bei der unvollständigen Verbrennung organischer Verbindungen. Die Industrialisierung hat daher eine nicht unerhebliche Kontaminierung der Umwelt mit cancerogenen Kohlenwasserstoffen zur Folge. Erdproben haben regelmäßig einen gewissen Gehalt an polycyclischen

Kohlenwasserstoffen. Er ist am geringsten in industriefernen, sandigen Böden, am größten in der Nähe verkehrsreicher Straßen und Industriezentren. Der Luftstaub über großen Städten enthält ebenfalls nicht unerhebliche Mengen an solchen Kohlenwasserstoffen.

Es ist daher verständlich, daß pflanzliche Lebensmittel je nach Standort, Expositionszeit und Größe der Oberfläche mit mehr oder minder großen Mengen cancerogener Kohlenwasserstoffe kontaminiert sind. Der höchste Wert wurde bei Grünkohl festgestellt (24,5 µg/kg 3,4-Benzpyren), der niederste bei Tomaten (0,22 µg/kg 3,4-Benzpyren). Obst, das in der Nähe von verkehrsreichen Straßen geerntet worden war, enthielt bis zu 10 µg/kg 3,4-Benzpyren. Waschen von Obst und Gemüse beseitigt nur etwa 10% der Kontamination.

Fische, Krebse und Muscheln konzentrieren die polycyclischen Kohlenwasserstoffe. In Küstengewässern, insbesondere in der Nähe stark verunreinigter Flußmündungen, enthalten die Meerestiere daher wesentlich höhere Konzentrationen. Als Beispiel sei erwähnt, daß Muscheln in der Bucht von Neapel bis über 500 µg/kg Benzpyren enthalten können.

Tierische Fette sind frei von polycyclischen Kohlenwasserstoffen. Dagegen werden in rohen Pflanzenölen unterschiedliche Mengen gefunden. Durch das Raffinieren der Öle wird der größte Teil der polycyclischen Kohlenwasserstoffe beseitigt. Durch Erhitzen der Fette auf Temperaturen von etwa 200 °C, wie es beim Braten und Fritieren der Fall ist, nimmt der Gehalt der Fette an den cancerogenen Kohlenwasserstoffen bedeutend ab.

Zur Bildung der cancerogenen Kohlenwasserstoffe werden Temperaturen von etwa 500–600 °C benötigt. Dies ist der Fall, wenn Fett auf glühende Holzkohlen tropft, wie z.B. beim Grillen von Fleisch über einem offenen Holzkohlenfeuer. In Fleisch, das auf diese Weise gegrillt wurde, lassen sich bedeutende Mengen polycyclischer Kohlenwasserstoffe nachweisen.

Ein großes Interesse hat die Frage gefunden, ob beim Räuchern von Lebensmitteln cancerogene Kohlenwasserstoffe entstehen. Bei der „Kalträucherung" und der „Kurzzeitheißräucherung" (unter 3 h) werden nur niedere Konzentrationen erreicht (0,1–1 ppb 3,4-Benzpyren). Dagegen können bei der „Schwarzräucherung", die 1–3 Monate durchgeführt wird, u.U. größere Mengen (bis zu 55 ppb 3,4-Benzpyren) entstehen. Die Schwarzfärbung entsteht durch eine Reaktion zwischen dem Eiweiß und phenolischen Rauchbestandteilen.

In geröstetem Kaffee, ferner in der Brotkruste ist der Gehalt an den polycyclischen Kohlenwasserstoffen außerordentlich gering.

Organische N-Nitrosoverbindungen, die bei der Reaktion zwischen sekundären Aminen und salpetriger Säure entstehen, haben sich als außerordentlich potente Cancerogene erwiesen. Infolge der Verwendung von Nitrat als Düngemittel ist es weit in der Natur verbreitet, z.B. im Trinkwasser und in Pflanzen, insbesondere im Spinat. Nitrat wird durch Mikroorganismen leicht zu Nitrit reduziert, so daß kleinere Mengen Nitrit mit der Nahrung aufgenommen werden, z. Z. im Mittel (bei großen Schwankungen) etwa 1,5 mg/Tag. Da die Nahrung sekundäre Amine enthält (z. B. Prolin, Hydroxyprolin, Dimethylamin), können im Magen Nitrosamine entstehen. Nitrosamine wurden auch im Tabakrauch festgestellt.

Die Nitrosierungsreaktion wird durch Rhodanide katalytisch beschleunigt. Speichel enthält 12–35 µg/100 ml Rhodanid sowie auch 1–15 ppm Nitrit. Ascorbinsäure, welche die Nitrosierungsreaktionen hemmt, fehlt im Speichel.

5.5 Anderweitige differente Nahrungsbestandteile

Pflanzen der Brassica-Familie (Kohlarten) enthalten goitrogene Substanzen, welche die Aufnahme von Jod in die Schilddrüse hemmen bzw. die Jodierung von Tyrosin zu Thyroxin blockieren, wie z. B. Rhodanid oder L-5-Vinylthiooxazolidon.

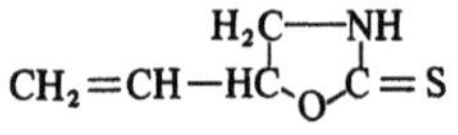

$$CH_2=CH-HC\underset{O}{\overset{H_2C-NH}{|}}C=S$$

L-5-Vinylthiooxazolidon

Die Goitrogene gehen in die Kuhmilch über. In Gegenden mit endemischem Kropf (z. B. Finnland) wurden in der Milch bis zu 100 µg/l Vinylthiooxazolidon gefunden.

Manche tropische Nahrungspflanzen enthalten Substanzen, aus denen enzymatisch oder durch Hydrolyse Blausäure in Freiheit gesetzt wird.

In der neueren Zeit haben die Mykotoxine, insbesondere die Aflatoxine, großes Aufsehen erregt. Die Aflatoxine wurden 1960 in England entdeckt, als etwa 100 000 Truthühner durch die Verfütterung von verschimmeltem Erdnußmehl zugrunde gingen. Die Aflatoxine werden durch einige Stämme

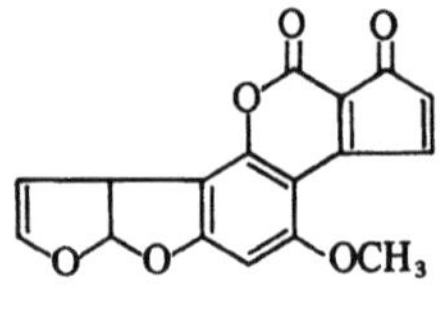

Aflatoxin B_1

des Schimmelpilzes Aspergillus flavus gebildet. Sie gehören zu den stärksten Toxinen, die bekannt sind. Sie wirken hepatotoxisch und erzeugen Lebertumoren. Die LD_{50} beträgt für das Aflatoxin B_1 bei Entenküken 0,36 mg/kg KG. Aflatoxine wurden nach Befall mit Schimmelpilzen v. a. in den folgenden Lebensmitteln aufgefunden: Erdnüsse, Sojabohnen, Zerealien (Weizen, Reis, Mais, Gerste), Erbsen, Bohnen, Käse. Die Aflatoxine dringen von den verschimmelten Stellen aus erheblich in die Tiefe. In verschimmeltem Vollkornbrot wurden z. B. 7 cm von dem Pilzmycel entfernt noch bedeutende Mengen Aflatoxin gefunden.

Ein weiterer Schimmelpilz, der hauptsächlich Reis befällt, ist der Aspergillus ochraceus. Das von ihm gebildete Mykotoxin Ochratoxin hat etwa dieselbe Toxizität wie das Aflatoxin.

Man kennt heute etwa 80 toxinbildende Schimmelpilzarten. Vor dem Verzehr verschimmelter Lebensmittel ist daher dringend zu warnen.

Weiterhin ist noch an die Kontamination von Lebensmitteln mit Rückständen von Pesticiden (Pflanzenschutzmittel) und Insecticiden sowie mit Quecksilber und Blei zu erinnern.

5.6 Lebensmittelzusatzstoffe

Zusatzstoffe sind nach dem in der Bundesrepublik geltenden Lebensmittelrecht vom 15. August 1974 „Stoffe, die dazu bestimmt sind, Lebensmittel zur Beeinflussung ihrer Beschaffenheit oder zur Erteilung bestimmter Eigenschaften oder Wirkungen zugesetzt zu werden; ausgenommen sind Stoffe, die natürlicher Herkunft oder den natürlichen chemisch gleich sind und nach allgemeiner Verkehrsauffassung überwiegend wegen ihres Nähr-, Geschmackswertes oder als Genußmittel verwendet werden".

Durch diese Definition wurde der alte Begriff „Fremdstoffe" aufgegeben und durch „Zusatzstoffe" ersetzt, wodurch der Anschluß an die weltweite Nomenklatur „Food Additives" geschaffen wurde.

Die Zahl der gegenwärtig verwendeten Lebensmittelzusatzstoffe ist groß. Die wichtigsten Kategorien der Zusatzstoffe sind in der Tabelle 5.1 zusammengestellt.

Es ist selbstverständlich, daß bei einer anerkannten Notwendigkeit der Verwendung eines Zusatzstoffs bei Lebensmitteln jegliches gesundheitliche Risiko für den Verbraucher ausgeschlossen sein muß. Zur Beratung des Gesetzgebers auf diesem Gebiet wurden daher auf nationaler und internationaler Ebene Expertenkommissionen eingesetzt. In der Bundesrepublik, die als erster Staat diese Notwendigkeit erkannt hatte, wurde von der Deutschen Forschungsgemeinschaft die „Kommission zur Prüfung fremder Stoffe bei Lebensmitteln" berufen. Auf internationaler Ebene ist das

Tabelle 5.1. Lebensmittelzusatzstoffe (Food Additives)

---

1. *Substanzen mit chemischer Wirkung*
   Antimikrobielle Substanzen („Konservierungsmittel")
   Antioxidantia
   Bleichungsmittel
   Enzyme
2. *Substanzen mit physikalischer Wirkung*
   Farbstoffe
   Dickungs- und Geliermittel
   Schaumbildende Stoffe
   Schaumverhindernde Stoffe
   Backtriebsmittel
   Überzugssubstanzen
   Entmischungen verhütende Substanzen
   Trennmittel
3. *Substanzen zur Verbesserung des Geruchs oder Geschmacks*
   Süßstoffe
   Aromastoffe
   Geschmacksverstärkende Mittel
   Rauchbestandteile

---

wichtigste Gremium das „Joint FAO/WHO Expert Committee on Food Additives".

Die beiden schwierigsten Punkte bei der Arbeit dieser Kommissionen ist die Feststellung des „no effect level" einer Substanz, also der maximalen Menge, bei deren Zufuhr noch keine Symptome einer Schädigung erkennbar sind. Die ständige Verfeinerung der morphologischen und biochemischen Untersuchungsmethoden läßt immer kleine Abweichungen von der Norm erkennen, die begreiflicherweise bezüglich der Relevanz immer schwieriger zu deuten sind, je geringer sie werden. Der andere schwierige Punkt betrifft die Übertragbarkeit eines tierexperimentell gewonnenen Ergebnisses auf den Menschen. Zur Eliminierung dieser Schwierigkeit hat man den Weg eingeschlagen, eine große Sicherheitsspanne einzuführen. Zumeist wird eine Sicherheitsspanne von 1:100 verlangt, das heißt, daß die Aufnahme einer Substanz durch den Menschen maximal $\frac{1}{100}$ des im Tierversuch ermittelten „no effect level" betragen darf. Das Joint FAO/WHO Expert Committee on Food Additives pflegt die duldbare Höhe der Zufuhr einer Substanz als „Acceptable Daily Intake" (ADI) in mg/kg KG anzugeben. Der ADI/Wert wird praktisch immer von den nationalen Gremien übernommen. Er kann als die Menge verstanden werden, die ein Mensch täglich über die gesamte Lebenszeit hinweg aufnehmen kann, ohne Schaden zu erleiden, und wird errechnet aus dem „no effect level" an der empfindlichsten Tierart und einem Sicherheitsfaktor von 100:

$$\text{ADI (mg/kg KG)} = \frac{\text{Dosis ohne Wirkung (mg/kg KG)}}{100}.$$

Daraus ergibt sich die zulässige Höchstmenge in Lebensmitteln (mg/kg Lebensmittel):

$$\frac{\text{ADI} \cdot \text{kg KG}}{\text{täglicher Verzehr (kg)}}.$$

Mit dem Faktor 100 ist eine sehr hohe Sicherheit gewährleistet. Bei Kochsalz beispielsweise besteht lediglich ein Sicherheitsfaktor von 2 zwischen der üblichen Aufnahme und der Menge, die bei vielen Personen über längere Zeit hinweg nachteilige Wirkungen (Entwicklung von Bluthochdruck) hat.

Literatur

Kühnert P, Pölert W, Schroeter KA (Hrsg) (1978) Lebensmittelzusatzstoffe. Deutscher Fachverlag, Frankfurt

Nüse KH, Franck R (Hrsg) (1978) Zulassung und Verkehr mit Zusatzstoffen bei Lebensmitteln. Heymanns, Köln

Zipfel W (1978) Lebensmittelrecht. Kommentar der gesamten lebensmittelrechtlichen Vorschriften. Beck'sche Verlagsbuchhandlung, München

6 Veränderungen der Lebensmittel durch Zubereitung und Verarbeitung

Ein großer Teil der Lebensmittel wird nicht roh, sondern nach „Zubereitung" verzehrt, und zwar aus verschiedenen Gründen, hauptsächlich zwecks Schaffens neuer Geschmackswerte, aber auch zwecks Aufschließung sonst nur schlecht verwertbarer Lebensmittel. Die Zubereitung erfolgt hauptsächlich durch Einwirkung von Hitze (Kochen, Backen, Rösten etc.).

20% und mehr der in der Welt erzeugten Lebensmittel fallen dem Verderb anheim und kommen der Menschheit nicht zugute. Die Haltbarmachung von Lebensmitteln ist daher ein Problem erster Ordnung. Praktisch alle Lebensmittel stammen aus dem Tier- oder Pflanzenreich. Kommen sie noch als lebende Gebilde in unsere Hand, wie z.B. Obst und Gemüse, so machen sie durch ihren Eigenstoffwechsel allerlei Veränderungen durch, und zwar hauptsächlich in Richtung der Verarmung an gewissen Bestandteilen. Stammen sie aus einem toten Organismus, so laufen in ihnen die üblichen postmortalen Autolyseprozesse ab. In beiden Fällen kommen noch sekundäre Veränderungen hinzu, hauptsächlich durch den Befall mit Mikroorganismen oder anderweitigen Schädlingen, ferner durch Belichtung, Kontakt mit dem Luftsauerstoff und ähnliche Einflüsse der Umgebung. Eine Haltbarmachung von Lebensmitteln setzt daher voraus, daß sowohl die in ihnen ablaufenden, in erster Linie durch die Eigenenzyme bedingten Veränderungen abgestoppt, als auch die Mikroorganismen abgetötet, bzw. in ihrer Entwicklung gehemmt werden. Zur Haltbarmachung stehen mancherlei Methoden zur Verfügung. Viel verwendet werden physikalische Methoden, wie Sterilisieren, Pasteurisieren, Trocknen, Kühlen, Tiefgefrieren, Sterilfiltrieren, um nur die wichtigsten zu nennen. Die Haltbarmachung durch solche physikalischen Verfahren ist aber nicht immer möglich, sei es wegen der besonderen Eigenart des Lebensmittels, sei es aus technischen oder ökonomischen Gründen.

Daher wird vielfach auch von einer „chemischen Haltbarmachung" Gebrauch gemacht, bei der dem Lebensmittel bestimmte Substanzen zugesetzt werden. Beispiele sind die schon uralten Methoden des Einsalzens, Pökelns, Räucherns, Einlegen in starke Zuckerlösungen oder in Alkohol. In der neueren Zeit kamen Zusätze bacteriostatisch oder fungistatisch wirkender Substanzen, also die Verwendung von „Konservierungsmitteln", hinzu. Voraussetzung für die Wahl des Verfahrens zur Haltbarmachung ist – abgesehen von der technischen Durchführbarkeit und der Wirtschaftlichkeit –, daß die Geschmackswerte weitestgehend erhalten bleiben, keine Abnahme des Nährwerts stattfindet und keine gesundheitlich bedenklichen Substanzen eingeschleppt werden, sei es durch Zusatz oder in dem Lebensmittel durch die Behandlung entstehend, was z.B. durch Einwirkung zu hoher Temperaturen geschehen könnte. Es ist daher verständlich, daß die Methoden der Lebensmittelkonservierung in dem Lebensmittelgesetz mitberücksichtigt sind. Zur Beratung der Regierungsstellen hinsichtlich der gesundheitlichen Fragen wurden auf nationaler und internationaler Ebene wissenschaftliche Kommissionen berufen.

Die Einwirkung von Hitze auf Lebensmittel

Zubereitung und Haltbarmachung von Lebensmitteln erfolgen am häufigsten durch Erhitzen, wobei zumeist Temperaturen im Bereich von 100 bis 120 °C verwendet werden. Das Ausmaß der dabei auftretenden Veränderungen hängt von den beiden Faktoren Temperatur und Zeit ab, wobei i. allg. kürzeres Erhitzen auf höhere Temperaturen schonender ist als längeres Erhitzen auf weniger hohe Temperaturen.

Die Einwirkung der genannten Temperaturen auf Eiweiß in Abwesenheit von Kohlenhydraten bewirkt lediglich eine Denaturierung (im biochemischen Sinne), d. h. eine Veränderung der Konformation ohne Eingriff in die Aminosäurensequenz. Durch die Denaturierung wird die Löslichkeit vermindert, gleichzeitig werden reaktive Gruppen (NH_2-, COOH-, OH-, SH-Gruppen) in Freiheit gesetzt, wodurch häufig die enzymatische Spaltbarkeit des Proteins wesentlich verbessert wird. Die Hitzeresistenz der einzelnen Proteine ist unterschiedlich. Zumeist beginnt die Denaturierung bei Temperaturen von 60–80 °C. Bei Gegenwart mehrerer löslicher Proteine nebeneinander führt Erhitzen zur Ausbildung von Aggregationen, z. B. in der Milch zwischen Casein und den β-Lactoglobulinen.

In den meisten Lebensmitteln liegen neben den Proteinen auch reduzierende Kohlenhydrate vor. Beim Erhitzen von Proteinen in Gegenwart von reduzierenden Zuckern tritt die „Maillard-Reaktion" (nichtenzymatische Bräunungsreaktion) auf. Sie hat ernährungsphysiologische Auswirkungen:

1. wegen der möglichen Minderung der biologischen Wertigkeit der Proteine;
2. wegen der Bildung von charakteristischen Geruchs- und Geschmacksstoffen, was z.B. beim Backen und Braten sehr erwünscht ist, mitunter aber auch sehr unerwünscht sein kann durch Ausbildung eines „Kochgeschmacks".

Die Maillard-Reaktion läuft – natürlich entsprechend wesentlich langsamer – schon bei tieferen Temperaturen ab. Sie kann daher schon bei der Lagerung auftreten und begrenzt häufig die Lagerungshäufigkeit von Lebensmitteln.

Die Maillard-Reaktion ist ein äußerst komplexes Geschehen, bei dem eine Unzahl von Reaktionsprodukten entsteht. Aufgrund von Untersuchungen an Modellsystemen aus Aminosäuren und reduzierenden Zuckern kann man folgende Phasen unterscheiden:

I. Anfangsphase: In ihr entstehen farblose Reaktionsprodukte ohne Absorption im fernen UV-Bereich.
   1. Kondensation zwischen den Zuckern und der Aminogruppe (reversibel).
   2. „Amadori"-Umlagerung der Aldosylaminosäuren zu Ketosylaminosäuren (irreversibel).

II. Mittlere Phase: In ihr entstehen farblose bis schwach gelblich gefärbte Reaktionsprodukte mit starker UV-Absorption.
   3. Dehydratisierung der Zuckerkomponente.
   4. Spaltung der Zuckerkomponente.
   5. Strecker-Abbau der Aminosäuren (Decarboxylierung).

III. Endphase: Bildung tiefbrauner, hochmolekularer Produkte durch Polymerisationen und Entstehung heterocyclischer Verbindungen, z. B. Hydroxymethylfurfural (HMF), Alkylpyrazine und Methylimidazol.

Am reaktionsfähigsten sind die basischen Aminosäuren. Die Minderung der biologischen Wertigkeit der Proteine durch die Maillard-Reaktion ist hauptsächlich durch die dabei entstehenden Verluste an Lysin bedingt. In erhitzten Lebensmitteln findet man daher immer Fructoselysin, das bei der Säurehydrolyse Furosin (ε-N-(2-Furoylmethyl)-L-lysin) liefert.

Beim ordnungsgemäßen Kochen, Braten oder Backen sind die Lysinverluste praktisch gleich Null, desgleichen auch bei sachgemäß hergestellten Dosenkonserven.

Nährwert und Verträglichkeit von Lebensmitteln können durch Erhitzen entscheidend verbessert werden, wenn sie „toxische Proteine", wie Proteaseinhibitoren, Hämagglutinine oder Vitamine bzw. Spurenelemente blockierende Proteine enthalten (s. S. 142).

Durch Erhitzen von Fetten für längere Zeiten auf hohe Temperaturen, v. a. an der Luft (d. h. in Gegenwart von Sauerstoff), treten schwere Veränderungen auf, die zu einer erheblichen Abnahme des Nährwerts, ja zum Auftreten toxischer Substanzen Anlaß geben. Als Träger der toxischen

Eigenschaften haben sich die entstehenden cyclischen Verbindungen erwiesen.

Diesen Befunden an ungewöhnlich stark thermisch belasteten Fetten („overheated fats") kommt jedoch, wie neuere ausgedehnte Untersuchungen gezeigt haben, keine praktische Bedeutung zu, da die unter normalen küchentechnischen oder industriellen Verhältnissen erhitzten Fette wesentlich milderen Bedingungen unterworfen werden. Die hierbei verwendeten Temperaturen liegen unter 200°C, die Erhitzungszeiten sind gering und die Durchmischung mit Luft ist nicht intensiv. Analytisch findet man in ihnen eine nur geringe Abnahme der Jodzahl bzw. der ungesättigten Fettsäuren und eine unbedeutende Erhöhung des Gehalts an freien Fettsäuren und an oxidierten Fettsäuren. Ein sicherer Wegweiser ist der Geschmack bzw. Geruch, da „overheated fats" von dem Konsumenten als „ranzig" abgelehnt werden. Auch die zum Frittieren verwendeten Fette sind gesundheitlich unbedenklich, wenn das Frittieren ordnungsgemäß erfolgt, d. h. die Frittierapparate eine einwandfrei arbeitende Temperaturregulation haben, jede lokale Überhitzung unmöglich ist und die Temperatur von 200°C nicht überschritten wird. Der häufig geäußerte Verdacht, daß beim Erhitzen von Fetten, z. B. auch beim Frittieren, cancerogene Kohlenwasserstoffe entstehen, ist unzutreffend. Hierzu wären Temperaturen von 500–600°C erforderlich. Im Gegenteil, der „normale" Gehalt an diesen Kohlenwasserstoffen nimmt durch die küchentechnische Behandlung der Fette, insbesondere auch Frittieren, sogar erheblich ab.

Einige Vitamine sind thermolabil und werden daher bei der Zubereitung der Speisen und bei der Hitzekonservierung der Lebensmittel in einem mehr oder minder großen Umfange zerstört. Näheres hierüber s. S. 108.

Literatur

Lang K (Hrsg) (1960) Veränderungen der Nahrung durch industriell und haushaltsmäßige Verarbeitung. Wissenschaftliche Veröffentlichungen der Deutschen Gesellschaft für Ernährung. Steinkopff, Darmstadt

Lang K, Zöllner N (Hrsg) (1971) Hitzesterilisierung und Werterhaltung von Lebensmitteln. Wissenschaftliche Veröffentlichungen der Deutschen Gesellschaft für Ernährung. Steinkopff, Darmstadt

7 Empfehlungen zu Menge und Zusammensetzung der Nahrung

Allen Empfehlungen über zweckmäßige Ernährung gehen Überlegungen zum Bedarf an den einzelnen Nährstoffen und essentiellen Nahrungsfaktoren voraus. Nun ist aber „Bedarf" ein unklarer Begriff, der meist im Sinne des „Minimalbedarfs" verwendet wird, also die Menge an einem Stoff angibt, die gerade reicht, um Schäden zu vermeiden. Der Bedarf variiert mit dem Kriterium, das man als Maßstab anlegt (z. B. verschiedene klinisch-chemische Parameter, Wachstum, Fortpflanzung, Lebensdauer etc.) und ist nicht konstant, sondern ändert sich mit physiologischen oder pathologischen Zuständen. Auch ein „Optimalbedarf" läßt sich nicht festlegen, weil der Begriff „optimale Gesundheit" nicht definiert werden kann. Man sollte daher den Ausdruck Bedarf nach Möglichkeit vermeiden. Ernährungswissenschaftliche Gremien vieler Länder haben sich mit den Problemen befaßt und sind dazu übergegangen, Zahlen anzugeben, welche eine Sicherheitsspanne beinhalten, die der physiologischen und individuellen Schwankungsbreite Rechnung tragen. Die Deutsche Gesellschaft für Ernährung z. B. versteht unter „empfehlenswerter Höhe der Nährstoffzufuhr" Mengen, bei deren Aufnahme gesunde Personen erfahrungsgemäß frei von Ernährungsschäden bleiben. Der von der FAO/WHO verwendete Ausdruck „safe level of intake" bezeichnet diejenige Menge, die als notwendig angesehen wird, um den physiologischen Bedarf zu decken und die Gesundheit fast aller Individuen einer definierten Gruppe zu erhalten. Bei dieser Gruppe handelt es sich ebenfalls um normale, gesunde Menschen.

Bezüglich Einzelheiten soll hier auf die Broschüre der Deutschen Gesellschaft für Ernährung *Empfehlungen für die Nährstoffzufuhr* verwiesen werden, in der die empfehlenswerten Mengen für die Energiezufuhr sowie für alle Nährstoffe und essentiellen Nahrungsbestandteile für verschiedene Lebensalter aufgeführt sind. Ähnliche Aufstellungen in verschiedenen Ländern stimmen nicht völlig überein, weil die Sicherheitsspannen unterschiedlich breit angelegt werden können.

Als günstigste Form der Ernährung hat sich eine abwechslungsreiche, gemischte Kost herausgestellt, in der die Hauptnährstoffe zur Energielieferung etwa folgende Beiträge beisteuern: Protein 10–12%, Fette 25–35% und Kohlenhydrate den Rest. Da Proteine mehr als Bausteinlieferanten und nicht so sehr als Energielieferanten dienen müssen, wird für den Fall geringer Energiezufuhr eine Absolutklausel für die Proteinzufuhr eingebaut: Sie soll beim gesunden Erwachsenen 0,8 g/kg KG und Tag betragen und im Tagesdurchschnitt 30 g Protein tierischer Herkunft enthalten. Bei geringem Energiebedarf bzw. Energiezufuhr steigt daher der wünschenswerte relative Anteil an Protein.

Da die Cholesterinkonzentration im Blutplasma als wichtiger Risikofaktor für Herz- und Gefäßerkrankungen vom Verhältnis der mehrfach ungesättigten zu den gesättigten Fettsäuren in der Nahrung abhängt, sollte der Anteil der gesättigten Fette nicht mehr als 15% der insgesamt zugeführten Energie betragen. Bei Kohlenhydraten sollte der Anteil an raffinierten Kohlenhydraten (Zucker) zugunsten komplexer Kohlenhydrate reduziert werden (s. 8.2).

Literatur

Deutsche Gesellschaft für Ernährung (1975) Empfehlungen für die Nährstoffzufuhr, 3. Aufl. Umschau, Frankfurt
National Academy of Sciences (1974) Recommended Dietary Allowances, 8th edn. Washington
WHO (1965) Protein requirements. Tech Rep Ser 301
WHO (1973) Energy and protein requirements. Tech Rep Ser 522

8 Fehlernährung als Krankheitsursache

Fehlernährung ist eine falsche Ernährung, falsch im Hinblick auf Menge und/oder Zusammensetzung aus Nährstoffen und Nahrungsfaktoren. Was für normale Menschen gut ist, kann für Patienten mit bestimmten Erkrankungen Fehlernährung sein. Ernährung muß also jeweils auf die besondere Situation des einzelnen zugeschnitten sein.

8.1 Überernährung

Die häufigste Form der Fehlernährung in den hochzivilisierten Ländern ist die Überernährung. Ursache ist ein Mißverhältnis zwischen Energiebedarf und Energiezufuhr. Während 1925 73% der deutschen Bevölkerung einen Energiebedarf von 3000–3400 kcal/Tag hatten, haben heute 90% der Bevölkerung einen Energiebedarf von 2600 kcal/Tag oder weniger, aber die Energiezufuhr liegt im Durchschnitt bei 3300 kcal/Tag. Da alle im Überschuß über den Energiebedarf hinaus zugeführten Nährstoffe in Fett umgewandelt werden, ist die Entwicklung von Übergewicht nur eine Frage der Zeit und des Ausmaßes an Überschuß. Ein Energieüberschuß von nur 100 kcal/Tag führt in 10 Jahren zu einem Fettansatz von etwa 30 kg. Als Folge oder begünstigt durch Übergewicht findet man gehäuft Krankheiten wie Diabetes mellitus, Gicht, Hochdruck, Herz- und Gefäßerkrankungen, Gallensteinleiden und mechanisch bedingte orthopädische Erkrankungen. So ist es zu verstehen, daß mit zunehmendem Übergewicht die Lebenserwartung sinkt.

8.2 Falsche Nährstoffrelationen

Ein in Tabelle 8.1 dargestellter Vergleich der von der Deutschen Gesellschaft für Ernährung empfohlenen Nährstoffrelationen mit den derzeitig tatsächlichen Verhältnissen zeigt, daß es erhebliche Abweichungen vom Wünschenswerten gibt.

Insbesondere zeigt sich ein Trend zu überhöhtem Fettkonsum auf Kosten des Kohlenhydratverbrauchs. Fast noch wichtiger jedoch sind Verschiebun-

Tabelle 8.1. Empfohlene und tatsächliche Nährstoffaufnahme in Prozent der Energiezufuhr (abgerundete Werte)

	Empfohlen	Tatsächlich
Protein	12	12
Fett	25–35	40
Kohlenhydrate	45–60	38
Alkohol	0	10

gen innerhalb der Nährstoffklassen. So enthalten die verzehrten Nahrungsfette im Durchschnitt zuviel gesättigte und zuwenig mehrfach ungesättigte Fettsäuren. Dies wirkt sich ungünstig im Sinne eines erhöhten Serumcholesterinspiegels aus. Besonders auch in der Fraktion der Kohlenhydrate kann man einschneidende Veränderungen feststellen. Man registriert einen zunehmenden Rückgang des Verzehrs komplexer Kohlenhydrate aus stärkeliefernden Pflanzen (Zerealien, Kartoffeln etc.) zugunsten raffinierter Kohlenhydrate (Zucker). Weiterhin werden zunehmend helle, niedrig ausgemahlene Mehlsorten höher ausgemahlenen Sorten oder Vollkornprodukten vorgezogen. Da raffinierte Kohlenhydrate nur Energie, aber keine begleitenden Nahrungsfaktoren wie Mineralstoffe, Spurenelemente oder Vitamine liefern, und da bei der Ausmahlung des Mehls die hauptsächlich im Kern und in den Hüllschichten konzentrierten Vitamine und Spurenelemente verlorengehen, führt dieser Trend insgesamt zu einer Verschlechterung der Versorgung mit Mineralstoffen und Vitaminen. Insbesondere bei der Versorgung mit Thiamin, dessen Hauptquelle Zerealien sind, ist ein Engpaß eingetreten. Der erhöhte Zuckerverbrauch ist ferner an der erheblichen Zunahme der Häufigkeit von Zahncaries beteiligt.

8.3 Mangelernährung

Die klassischen Bilder des Mangels an Protein oder an Protein und Energie sind aus Untersuchungen in den notleidenden Gebieten der Erde gut bekannt. Überraschend ist, daß auch in den hochzivilisierten Ländern solche Erscheinungen vorkommen. So haben Untersuchungen von Bistrian et al. (1974) in städtischen Krankenhäusern und Universitätskliniken der USA ein erschreckend häufiges Vorkommen von Proteinmangel aufgedeckt. Etwa 50% der chirurgischen Patienten zeigten Anzeichen von leichter bis schwerer Fehlernährung. Der Grund dafür liegt darin, daß die heute bestehenden Möglichkeiten zu einer ausreichenden Nahrungszufuhr (s. 9.2) nicht rechtzeitig genutzt wurden.

8.4 Hauptsächliche Engpässe in der Ernährung

Der Bedarf an den meisten Vitaminen, Mineralstoffen und Spurenelementen ist unabhängig von der Energiezufuhr konstant. Bei einer an den derzeitigen Energiebedarf angepaßten Ernährung ist deshalb der ausreichenden Zufuhr dieser Nahrungsfaktoren besondere Beachtung zu schenken. Insbesondere ist das wichtig bei der Durchführung von Abmagerungskuren. Spezielle Engpässe kann es bei der Versorgung mit Thiamin aus den oben (s. 8.2) angeführten Gründen geben. Die Versorgung mit Folsäure ist häufig während der Schwangerschaft wegen des gesteigerten Bedarfs unzureichend. Dauermedikation mit oralen Contraceptiva können den Folsäurebedarf ebenso wie den Pyridoxinbedarf steigern.

Auf dem Sektor der Mineralstoffe besteht ein besonderer Engpaß bei der Versorgung mit Eisen. Etwa 50% der Frauen im Menstruationsalter haben einen latenten Eisenmangel. Ein besonderer Grund für diesen Engpaß ist die schlechte Resorbierbarkeit von Eisen aus Nahrungsmitteln. Die schlechte Resorbierbarkeit des Eisens, insbesondere aus pflanzlichen Nahrungsmitteln, erklärt das häufige Vorkommen starken Eisenmangels in Entwicklungsländern mit geringem Konsum von Nahrungsmitteln tierischen Ursprungs. Bei den Mineralstoffen hat sich auch Magnesium als limitierender Faktor erwiesen. Weiterhin ist Jodmangel in der Bundesrepublik weitverbreitet, mit einem deutlichen Nord-Süd-Gefälle, da Seefische einen besonders hohen Jodgehalt haben. Zur Frage der Speisesalzjodierung s. Kap. 4.6.10.

8.5 Ernährung und Therapie

Wenn falsche Ernährung zu Krankheiten führt, so ist umgekehrt richtige Ernährung ein wichtiges Instrument der Therapie.

In diesem Rahmen lassen sich Ernährungsmaßnahmen in 3 Stufen mit zunehmender Intensität einordnen:

1. Richtige Ernährung kann verhindern, daß Therapie erforderlich wird. Somit ist richtige Ernährung eine der wichtigsten und wirkungsvollsten Maßnahmen der Präventivmedizin und ein wesentliches Instrument zur Kostensenkung im Gesundheitswesen.
2. Ernährung kann die Therapie unterstützen, sie dient als Basistherapie. Beispiele: Diät bei Diabetes mellitus, Gicht, Hochdruck, Niereninsuffizienz, Pankreasinsuffizienz, Hyperlipidämien.
3. Ernährung als Hauptbestandteil der Therapie oder als ausschließliche Therapie. Hier geht es meist um die Behandlung von Defekten, seien sie

funktionell, anatomisch oder definierte Enzymdefekte. Beispiele: Zustände nach umfangreichen Dünndarmresektionen, gluteninduzierte Enteropathie, angeborene Enzymdefekte im Bereich des Kohlenhydrat- oder Aminosäurenstoffwechsels. Schließlich die parenterale Ernährung bei Unmöglichkeit oraler Ernährung.

Diese Überlegungen zur Rolle der Ernährung in der Therapie leiten über zum Kapitel „Diätetik und besondere Ernährungsformen".

8.6 Erfassung des Ernährungszustands

Über- und Unterernährung lassen sich grob zunächst aus der Körpergröße-Gewichts-Relation erkennen. Man geht dabei von einem mittleren optimalen Körpergewicht, auch als „Idealgewicht" bezeichnet, aus und erlaubt eine Abweichung von ± 10%. Amerikanische Lebensversicherungen haben Tabellen errechnet, die angeben, welchem Körpergewicht die größte Lebenserwartung zukommt. Von diesen Werten weicht das hier meist gebrauchte Broca-Gewicht erheblich ab. Man kann nach Ott (1963) mit diesem jedoch das Idealgewicht nach folgenden Formeln leicht errechnen:

A = Broca-Gewicht (Körpergröße in cm − 100) kg,
Optimales Körpergewicht für Männer = A − (A − 52) · 0,2,
Optimales Körpergewicht für Frauen = A − (A − 52) · 0,4.

Bedarfsberechnungen sollten immer das optimale Körpergewicht als Basis haben.

Vordergründig ist immer die Schätzung der Eiweißbestände und der Fettdepots. Für beide gibt es einfache anthropometrische Messungen, wobei sich für die Praxis besonders die Messung des mittleren Oberarmumfangs und die Dicke der Tricepshautfalte (mit sog. Caliper) bewährt hat. Die Tricepshautfalte gibt ein Maß für die gespeicherten Fettdepots. Zusammen mit dem Armumfang läßt sich der Muskelumfang errechnen nach der Formel:

Armmuskelumfang = Armumfang − Tricepshautfalte · 3,14 (in cm).

Tabelle 8.2. Standardwerte

	Umfang des mittleren Oberarms	Tricepshautfalte	Umfang des mittleren Oberarmmuskels
Männer	29,3 cm	1,25 cm	25,3 cm
Frauen	28,5 cm	1,65 cm	23,2 cm

Da die Muskulatur ca. 40–50% der Körpermasse ausmacht, stellt sie ein gutes Maß für den Eiweißbestand dar.

Ein sehr brauchbarer Parameter zur Schätzung der Muskelmasse bzw. der fettfreien Körpermasse (engl.: lean body mass = LBM) stellt auch die Kreatininmenge im 24-h-Harn dar.

Etwa 98% des Kreatininbestands des Organismus finden sich vor allem als Kreatininphosphat im Muskel. Davon werden in 24 h rund 2% in einer nichtenzymatischen Reaktion in das nicht weiter verwertbare Kreatinin umgewandelt, welches im Harn ausgeschieden wird: Die Höhe dieser Ausscheidung hängt in erster Linie von der Größe der Muskelmasse ab und erlaubt eine Schätzung derselben nach der Formel:

Tageskreatinin (g) · 20 = Muskelmasse (kg).

Die optimale Kreatininausscheidung in mg läßt sich wieder aus dem optimalen Körpergewicht errechnen, indem man das optimale Körpergewicht bei Männern mit 22, bei Frauen mit 17 multipliziert. Nach der Formel:

$$\frac{\text{gemessene Kreatininausscheidung im 24-h-Urin}}{\text{optimale Kreatininausscheidung im 24-h-Urin}} \cdot 100$$

ergibt sich in Prozenten ausgedrückt der Kreatininindex als Maß für den Ernährungszustand. Naturlich sind nur deutlich erniedrigte Werte unter 90% relevant. Berücksichtigt muß noch werden, daß im akuten Streß durch vermehrten Muskelabbau vorübergehend erhöhte Werte auftreten können. Ein unkritisches Anwenden der genannten und ähnlichen Methoden kann zu Fehldiagnosen führen. Durch Kombination mehrerer Parameter kann die Diagnose gesichert werden.

Einen Rückschluß auf die Größe des metabolischen Stickstoffpools als Anhalt für die Proteinreserven erlaubt die Bestimmung der Nüchternharnstoffausscheidung pro Zeiteinheit bezogen auf Kreatinin. Hierzu wird der über Nacht produzierte Harn verworfen und dann zur Bestimmung der Harnstoff- und Kreatininausscheidung während 3 h Nüchternharn gesammelt. Das Prinzip dieser Bestimmung beruht darauf, daß Harnstoff als Abbauprodukt von Nahrungsprotein nach 8 h eliminiert ist. Die dann weiterhin erfolgende Harnstoffausscheidung spiegelt die Größe des endogenen Stickstoffpools. Man erfaßt also mit dieser Methode den Ernährungszustand im Hinblick auf Protein, im Gegensatz zur Bestimmung der täglichen Harnstoffausscheidung, die Auskunft über die aktuelle Proteinzufuhr gibt.

Eine dynamische Methode zur Ermittlung der Proteinverwertung (Proteinkatabolismus unter Proteinzufuhr) ist die Bestimmung der Harnstoffproduktionsrate (PU), bei der auch die Änderung des Harnstoffpools während der Untersuchungsdauer berücksichtigt wird (Pool = gesamte Harnstoffmenge im Organismus):

$$PU = UH \cdot V_U + \left(\frac{\Delta BH}{100} \cdot KG \cdot F\right).$$

PU g Harnstoff/24 h,
UH g Harnstoff in 1 l Urin,
V_U Urinvolumen (l) in 24 h,
ΔBH Harnstoffkonzentration im Blut (mg/dl) zu Beginn minus Konzentration am Ende der 24-h-Sammelperiode,
KG Körpermasse in kg,
F Faktor zur Ermittlung des Gesamtkörperwassers (Männer: 0,60; Frauen: 0,55).

Bei Nahrungs- bzw. Eiweißmangel reagieren sehr schnell bestimmte Serumproteine. Serumalbumin ist zur Erfassung grober Mangelzustände geeignet, sinkt jedoch infolge seiner relativ hohen Halbwertszeit von 20 Tagen erst spät. Ein Wert unter 3,4% signalisiert jedenfalls deutlichen Eiweißmangel. Viel schneller reagiert Transferrin, doch ist dessen Serumkonzentration nicht nur vom Ernährungszustand, sondern auch vom Eisenhaushalt abhängig. Als empfindlicher Parameter hat sich neuerdings das Präalbumin erwiesen, für welches leicht durchzuführende Bestimmungsmethoden entwickelt wurden. Auch verschiedene Komplementkomponenten, der C_3-Aktivator und Cholinesterase, haben sich als brauchbare Indikatoren erwiesen.

Eiweißmangel beeinträchtigt auch die Abwehrfunktionen des Körpers. Lymphocytenzählung und Erfassung der Hautreaktionen nach intracutaner Applikation verschiedener Antigene, wie PPD (gereinigtes Tuberculoprotein), Candidavaccin, Streptokinase-Dornase, Mumps etc. geben wichtige Hinweise.

Es existiert jedenfalls eine ganze Reihe von Parametern, die uns wertvolle Hinweise auf den Ernährungszustand insbesondere von Patienten, aber auch von ganzen Bevölkerungsgruppen geben, und den Erfolg einer Ernährungstherapie kontrollieren lassen. Es zeigt sich bei zunehmender Anwendung dieser Methoden, daß Syndrome wie „Kwashiorkor" oder „Marasmus" nicht nur in „fernen Entwicklungsländern" zu Hause sind, sondern u. a. zum klinischen Alltag gehören.

Literatur

Alleyne GAO, Hay RW, Picou DI, Stanfield JP, Whitehead RG (eds) (1977) Protein-energy malnutrition. Arnold, London
Bistrian BR, Blackburn GL, Hallowell E, Heddle R (1974) Protein status of general surgical patients. J Am Med Assoc 230.858–860

Bistrian BR, Blackburn GL, Sherman M, Scrimshaw NS (1975a) Therapeutic index of nutritional depletion in hospitalized patients. Surg Gynecol Obstet 141:512–516

Bistrian BR, Blackburn GL, Scrimshaw NS, Flatt JP (1975b) Cellular immunity in semistarved states in hospitalized adults. Am J Clin Nutr 28:1148–1155

Gross WL, Schlaak M (1977) Zelluläre Immunreaktivität im Hauttest. Dtsch Med Wochenschr 102:1852–1853

Jelliffe DB (ed) (1966) The assessment of the nutritional status of the community. WHO Genf Monogr Ser 53

Law DK, Dudrick ST, Abdou NI (1974) The effects of protein calorie malnutrition on immune competence of the surgical patients. Surg Gynecol Obstet 139:257–266

Ott H (1963) Normalgewicht und Optimalgewicht. Ernährungsumschau 10:49–52

Seltzer CC, Goldman RF, Mayer J (1965) The triceps skinfold as a predictive measure of body density and body fat in obese adolescent girls. Pediatrics 36:212–218

WHO (1971) Food fortification. Protein-calorie malnutrition. Tech Rep Ser 477

Wirths W (1974) Ermittlung des Ernährungszustandes. In: Cremer H-D, Hötzel D (Hrsg) Ernährungslehre und Diätetik. Thieme, Stuttgart

9 Diätetik und besondere Ernährungsformen

Das griechische Wort „Diaita" bedeutet Lebensweise. In der hippokratischen Medizin verstand man darunter die Lehre von der „gesunden Lebensweise". Auf die Ernährungslehre bezogen stellt sich also die Frage nach der „richtigen Ernährung" des gesunden und des kranken Menschen.

In der deutschsprachigen Medizin bedeutet „Diät" eine Kostform, die zur Prophylaxe oder Therapie einer bestimmten krankhaften Veränderung des Organismus dient oder besonderen Lebensumständen (z. B. Wachstum oder Schwangerschaft) bzw. besonderen Leistungen (z. B. Leistungssport) Rechnung trägt.

Das englische Wort „diet" hat die weite Bedeutung von Kost (hospital diet = Krankenhauskost). Die falsche Übersetzung mit Diät bzw. die Identifizierung mit dem deutschen Diätbegriff hat schon zu vielen Mißverständnissen geführt.

Trotz aller wissenschaftlichen Fortschritte sind die bereits vorhandenen Erkenntnisse über die „wünschenswerte Normalkost" selbst innerhalb der Medizin noch wenig verbreitet. Die spezielle Diätetik, d. h. die Ernährung bei bestimmten krankhaften Zuständen, erfolgt oft noch nach Prinzipien, welche anfangs unseres Jahrhunderts in Ermangelung genügender physiologischer und v. a. biochemischer Erkenntnisse mehr oder weniger hypothetisch entwickelt wurden. Schlagworte, wie Fäulnis und Entgiftung, Säftefluß, Stuhlregulierung, Schonung und Umstimmung spielen dabei eine wesentliche Rolle. Eine gewisse Organ- und Syndrombezogenheit drückt sich in Bezeichnungen aus wie Herzdauerkost, Gallenkost, Ulcuskost, Basedow-Kost etc. Ungerechtfertigt erscheinen sog. basenüberschüssige Kostformen (z. B. AEK-Diät = alkalisierende Eiweiß-Kohlenhydrat-Diät) oder gar so extreme Diätformen, wie z. B. die sog. Schaukelkost. Rein weltanschaulich determiniert sind der Vegetarismus und das sog. Heilfasten (letzteres ist nicht zu verwechseln mit der niedercalorischen Diät bei Fettsucht).

Der Ersatz von Wissenschaft durch Glaubenssätze wird deutlich durch Ausdrücke wie „Sonnenlichtnahrung" etc. Wir sind heute jedoch nicht mehr auf Spekulationen angewiesen und können Ernährungsrichtlinien von der Biochemie ableiten.

Ausgangspunkt für alle diätetischen Maßnahmen muß die bilanzierte Normalkost sein, welche bei pathologischen Zuständen so abzuwandeln ist, daß unerwünschte Veränderungen im Stoffwechsel verhindert oder weitestgehend kompensiert werden.

Einige, wenn auch unvollständige Beispiele zu diesem Thema seien in den folgenden Abschnitten gebracht, nur um zu demonstrieren, wie das vorliegende ernährungsphysiologische und biochemische Wissen anwendbar ist.

9.1 Bilanzierte Ernährung

Unter bilanzierter Ernährung verstehen wir eine Kostform, welche die Grundnährstoffe in optimaler Relation zueinander und alle essentiellen Faktoren in ausreichender Menge enthält, so daß, vom Standpunkt der Ernährung her, Leistungsfähigkeit und Wohlbefinden unbegrenzt aufrechterhalten werden können.

Bei den einzelnen Nährstoffen sollte auf folgende Punkte geachtet werden:

Eiweiß: Um Stoffwechselstörungen (Disbalancen) zu vermeiden, sollten Proteine mit genügend hoher biologischer Wertigkeit aufgenommen werden. Die biologische Wertigkeit wird – wie früher gezeigt – durch das „Aminosäurepattern" der Proteine bestimmt, ist jedoch auch in Korrelation zum Zustand des Individuums und zur Höhe der Eiweißzufuhr zu bringen. Das beste Aminosäurepattern ist für minimale (siehe Niereninsuffizienz) und maximale (z.B. nach Traumen) Stickstoffzufuhr verschieden. Insuffiziente Proteine können durch Supplementierung mit Aminosäuren (Tabelle 9.1) aufgewertet werden. Wie ebenfalls schon erwähnt, können geeignete Gemische von Proteinen geringer biologischer Wertigkeit eine hohe Wertigkeit erhalten.

Tabelle 9.1. Biologische Wertigkeit verschiedener Nahrungsproteine

Protein	gN[a]
Vollei	1,7
Casein	2,5
Casein + Methionin	1,7
Weizengluten	8,0
Weizengluten + Lysin	3,0

[a] Gramm Stickstoff erforderlich für 50 g Gewichtszunahme bei Ratten.

Fett: Wie im Abschn. 4.2 (Lipide) gezeigt, ist nur eine bestimmte Menge essentieller Fettsäuren, wie sie besonders in gewissen pflanzlichen Ölen vorkommen, notwendig. Energetisch kann das übrige Fett unserer Nahrung beispielsweise durch Kohlenhydrate ersetzt werden. Die Verwendung von Fett in der Normalkost ergibt sich organoleptisch aus der Schwierigkeit, schmackhafte Speisen ohne Fett zu bereiten, physiologisch aus der Möglichkeit, ohne osmotische und volumenmäßige Belastung des Verdauungstrakts größere Energiemengen zuzuführen. Neue Küchentechniken kommen mit geringen Fettmengen aus.

Da der Zivilisationsmensch meist relativ geringe körperliche Aktivität benötigt, ist sein Energiebedarf entsprechend gering. Insgesamt erscheint es deshalb günstig, den Fettverbrauch einzuschränken und für ein günstiges Verhältnis von Polyensäuren zu gesättigten Fettsäuren zu sorgen (s. 4.2.1).

In neuerer Zeit gewinnen die sog. mittelkettigen Triglyceride an Bedeutung, welche u. a. besonders leicht verdaulich sind und deshalb bei Störungen der Fettverdauung, bei Sportlern und auch für ältere Menschen interessant erscheinen.

Kohlenhydrate: Der Genuß von Mono- und Disacchariden sollte eingeschränkt werden zugunsten der höhermolekularen Stärke bzw. geeigneten Fraktionen partiell abgebauter Stärke. Mono- und Disaccharide bedeuten in höheren Mengen genossen einerseits eine osmotische Belastung, andererseits kommt es oft auch durch die schnelle Resorption zu Störungen der Stoffwechselregulation. Rohrzucker liefert sog. „leere Calorien", d. h. er enthält im Gegensatz zu stärkehaltigen Getreideprodukten keine Vitamine. In Kombination mit gesättigten Fetten kann hoher Rohrzuckerkonsum zu einem Anstieg der Plasmatriglyceride führen. Ferner hängt der zunehmende Rohrzuckergenuß eng mit dem zunehmenden Cariesbefall der Bevölkerung zusammen. Lactose wird im Gegensatz zum Säugling vom erwachsenen Organismus schlecht verwertet, was sich oft in Form von Diarrhöen äußert.

Insgesamt erscheint es günstig, die tägliche Nahrungsmenge auf möglichst viele kleinere Mahlzeiten zu verteilen. Auf diese Weise vermeidet man Stoßbelastung mit Gegenregulationen, die zu Störungen der Homöostase führen können.

9.2 Spezielle Formen der bilanzierten Ernährung

Auch eine ausgewogene Normalkost ist natürlich ziemlichen Schwankungen unterworfen, welche eine genaue Stoffwechselführung nicht erlauben.

Tabelle 9.2. Prinzipien künstlicher Nährlösungen

Nährstoffdefinierte Diät (NDD)	Sog. Formuladiät, vorwiegend hochmolekular
Chemisch definierte Diät (CDD)	Als Elementardiät monomolekular; sonst vorwiegend niedermolekular
Parenterale Diät	Chemisch definiert; vorwiegend monomolekular

Tabelle 9.3. Techniken künstlicher Ernährung

Enteral	Oral
	Gastral
	Jejunal
Parenteral	Periphervenös
	Zentralvenös

Außerdem ist bei verschiedenen Zuständen eine Ernährung mit konventioneller Kost schwierig oder gar unmöglich. Die moderne Lebensmitteltechnologie wie auch die pharmazeutische Technologie haben deshalb unter Zugrundelegung neuester pathophysiologischer und biochemischer Erkenntnisse sehr spezielle Kostformen entwickelt (s. Tabelle 9.2).

Hinzu kommen die modernen Techniken der „künstlichen Ernährung", wobei je nach Applikationsort nochmals unterschieden werden kann (s. Tabelle 9.3). Enterale Darreichung erfolgt vorwiegend über gastrale, duodenale und jejunale Sonden oder über Jejunostomie oder Gastrostomie. Die zunehmende Anwendung von Pumpen ermöglicht die Verwendung tragbarer Systeme, welche eine künstliche Langzeiternährung ohne Immobilisierung des Patienten durchführen läßt.

9.2.1 Definierte bilanzierte Diäten

Definierte bilanzierte Diäten sind standardisiert und kontrolliert und enthalten ein homogenes Nährstoffangebot, das keiner küchentechnischen Bearbeitung mehr bedarf. Solche Diätformen sind in ihrem quantitativen und qualitativen Gehalt an ernährungsphysiologisch wirksamen Stoffen auf einen bestimmten Verwendungszweck hin bilanziert. Man kann unterscheiden zwischen bedarfsdeckender bilanzierter Diät und Ergänzungsnahrungen oder Supplementen. Die bedarfsdeckende bilanzierte Ernährung dient einer gezielten Stoffwechselführung zur Aufrechterhaltung einer physiologischen Stoffwechselsituation, oder sie dient der Korrektur einer pathologischen Stoffwechselsituation. Sie muß als einzige zugeführte Nahrung ungestörten Stoffwechsel und volle Leistungsfähigkeit über längere Zeit gewährleisten können.

Ergänzungsnahrungen oder Supplemente sind für sich allein nicht bedarfsdeckend. Sie dienen zur Ergänzug einer dem Bedarf nicht entsprechenden insuffizienten Basisernährung. Basisernährung und Supplement ergeben zusammen eine vollwertige bilanzierte Ernährung. Als Beispiele seien angeführt: Bedarfsadaptierte Ergänzung normaler Nahrung bei Leistungssportlern oder bei Stoffwechselerkrankungen stoffwechseladaptierte Ergänzungen, wie etwa die Supplementierung einer Proteinminimaldiät mit essentiellen Aminosäuren bei Niereninsuffizienz oder gar der Einsatz der Ketoanaloga essentieller Aminosäuren. Diese Probleme gewinnen an Bedeutung und wir bewegen uns hier in dem Bereich, in dem Ernährung nicht mehr nur Unterstützung der Therapie ist, sondern selbst zur Therapie wird.

Grundsätzlich sind 2 Formen der definierten, bilanzierten Diät zu unterscheiden:
1. Die nährstoffdefinierte Diät (NDD), welche dem Begriff der „Formuladiät" gleichzustellen ist und vorwiegend aus konventionellen Nährstoffen besteht.
2. Die chemisch definierte Diät (CDD), welche vorwiegend aus den Bausteinen der Nährstoffe besteht, die synthetisch oder durch Abbau gewonnen sein können.

9.2.1.1 Nährstoffdefinierte Diäten (NDD)

Darunter versteht man heute die bislang auch unter Formuladiät definierten Ernährungsformen. Den industriell vorgefertigten Präparaten wird heute gegenüber küchentechnisch hergestellten Formuladiäten zunehmend der Vorzug gegeben. Hierfür liegen mehrere Gründe vor. Zunächst ist nicht nur ein relativ hoher Arbeitsaufwand für die sachgemäße Bereitung notwendig – es ist insbesondere auch infolge der Schwankungen der Inhaltsstoffe in Grundnahrungsmitteln schwierig, eine Standardisierung durchzuführen. Die herkömmlichen Nahrungsmittel lassen auch nur eine begrenzte Anpassung an besondere Stoffwechselbedürfnisse zu. Zudem ist die Gefahr von Infektionen höher als bei den industriell vorgefertigten Präparaten, bei welchen Rohstoffe, Verarbeitung und Endprodukt einer mikrobiologischen Kontrolle unterworfen werden. Beispielsweise berichten Kominos et al. (1977) aus der Verbrennungsstation des Mercy-Hospitals in Pittsburgh PA über eine Infektionshäufigkeit von 32% bei Patienten, die selbsthergestellte Sondenkost erhielten, vorzugsweise durch Kontamination mit Pseudomonas aeruginosa. Diese Infektionshäufigkeit sank bei Übergang zu industriell hergestellter Sondenkost auf 6% ab.

Die entsprechenden Präparate sollten nach den oben genannten Prinzipien der „bilanzierten Ernährung" aufgebaut, wasserlöslich und im Geschmack zumindest neutral sein. Sie müssen deshalb als einzige zugeführte Nahrung einen ungestörten Stoffwechsel lange Zeit aufrechterhalten können, sind aber auch als Zusatzkost geeignet, eine insuffiziente Kost (wie Brei- und Suppenkost) aufzuwerten.

9.2.1.2 Chemisch definierte Diäten (CDD)

Seit es der synthetischen bzw. präparativen Chemie gelingt, die Bausteine der Grundnährstoffe sowie die Vitamine zu synthetisieren oder anderweitig rein darzustellen, und die Ernährungswissenschaft alle essentiellen Bestandteile unserer Nahrung erfaßt hat, wurde es möglich, komplette und chemisch definierte „Elementardiäten" zu entwickeln.

Solche Kostformen unterscheiden sich von konventioneller Nahrung dadurch, daß sie „künstlich" aus reinen L-Aminosäuren, einfachen Kohlenhydraten, essentiellen Fetten, Vitaminen und Mineralstoffen zusammengesetzt sind und keine hochmolekularen oder ungenau definierbaren Stoffe, wie Polypeptide oder Peptone, enthalten. Da sie keine Ballaststoffe enthalten, werden sie praktisch rückstandslos verwertet. Aus den genannten Eigenschaften ergibt sich eine Anwendung überall dort, wo als Nahrungsquelle eine definierte, bilanzierte Kost mit geringstem Rückstand verlangt wird, bzw. wo die elementare Form eine leichte Resorption ohne besondere Verdauungsleistung ermöglichen soll. Ursprünglich für exakte Stoffwechseluntersuchungen entwickelt, fand die CDD besondere Beachtung als „Astronautenkost". Für lange Weltraumflüge erschienen die Bilanzierbarkeit, die Schlackenfreiheit und die lange Haltbarkeit in kompakter Form besonders interessant. CDD stellt ein wasserlösliches Pulver dar, das meist mit Aromen versetzt wird, um den z. T. unangenehmen Geschmack einiger Aminosäuren zu überdecken. Beim Einsatz von CDD konnten Effekte erzielt werden, die für die Medizin von größtem Interesse sind.

Eine ballaststofffreie, rasch resorbierbare Nahrung führt verständlicherweise zu einer Reduktion des Darminhalts und der Defäkation, was nicht nur für Astronauten, sondern besonders auch für viele Kranke bedeutungsvoll ist. Gleichzeitig erniedrigt sich auch der Keimgehalt des Darmtrakts.

Da die CDD bereits in den obersten Darmabschnitten rasch und praktisch vollständig resorbiert wird, eignet sie sich speziell zur Ernährung nach

Darmresektionen, insbesondere beim „Short-gut-Syndrom", bei Darmfisteln und ähnlichen Zuständen. Darüber hinaus erscheint sie wertvoll für die Vorbereitung zur Darmchirurgie. Obwohl der Patient eine adäquate Ernährung erhält – was ihm ohne Zweifel hilft, den Operationsstreß besser zu überwinden –, findet der Operateur einen leeren Darm vor. Auch postoperativ führt die CDD zu Erleichterungen, da sie dem Patienten die Belästigung durch Gasbildung im Verdauungstrakt und die Schwierigkeiten bei der Stuhlentleerung (z. B. nach Hämorrhoidektomie) erspart. Die angeführten Wirkungen der Elementardiät kann man auch für die Vorbereitung zur röntgenologischen oder endoskopischen Untersuchung des Darmtrakts nützen.

Zu den Anwendungsmöglichkeiten der CDD in der inneren Medizin gehört v. a. die Ernährung bei Maldigestions- (z. B. bei Pankreasinsuffizienz) und Malabsorptionssyndrom (Cöliakie, Morbus Crohn, Colitis ulcerosa u. a.).

Es hat sich in Langzeituntersuchungen gezeigt, daß man mit der Elementardiät mehrere Tiergenerationen ohne Entstehung von Mangelzuständen ernähren kann und daß auch der Mensch lange Zeit ausschließlich von dieser künstlichen Nahrung leben kann. Das beweist, daß die Ernährungswissenschaft heute tatsächlich alle essentiellen Bestandteile der Nahrung kennt und für phantasiereiche Spekulationen nicht mehr viel Platz ist. Nebenbei zeigten diese Untersuchungen wie auch die Ergebnisse bei langfristiger parenteraler Ernährung, daß auch nach langfristiger künstlicher ballaststofffreier Ernährung der Darm durchaus nicht irreversibel atrophiert.

Wie bereits dargestellt, dürfte die Entwicklung von Präparaten auf der Basis definierter Di- bzw. Oligopeptide besonders interessante Aspekte zeigen. Sie können wegen der geringen Osmolarität und wegen ihrer im Verhältnis zu den Aminosäuren bevorzugten Resorption bisherigen Elementardiäten überlegen werden.

Die idealen Gemische aus synthetischen Di- und/oder Tripeptiden sind wegen der zu hohen Kosten im Augenblick noch nicht zugänglich. Man muß deshalb vorerst möglichst eng geschnittene und gut definierte Fraktionen aus Proteinhydrolysaten verwenden. Das bedeutet keineswegs ein Comeback der alten Hydrolysate, die sowohl chemisch wie auch resorptionskinetisch ungenügend definiert waren. Die Mindestanforderung für ein Peptidgemisch müßte nach Caspary wie folgt aussehen: Mehr als 95% des Gesamtstickstoffanteils sollte als Oligopeptide (70–90%) von nicht mehr als 6 Aminosäuren und freien Aminosäuren (10–30%) vorliegen.

Da die CDD in ihrer Zusammensetzung nahezu beliebig manipulierbar sind, kann man mit ihnen in Zukunft den verschiedensten Stoffwechselsituationen gerecht werden. Ein wichtiges Anwendungsgebiet sind sicher die später noch zu erwähnenden angeborenen Störungen des Aminosäurenstoffwechsels.

9.2.2 Parenterale Ernährung

Ohne Zweifel stellt die komplette parenterale Ernährung die extreme Form einer bilanzierten synthetischen Diät dar. Sie ist immer dann indiziert, wenn eine Ernährung per os oder Sonde nicht oder nicht in genügendem Maße möglich ist. Nahrungskarenz und Streß führen zu einem katabolen Stoffwechsel mit Verlust an Gewebe und Enzymen. Es ist heute nicht mehr gerechtfertigt, solche z.T. schwerwiegenden Verluste als schicksalhaft hinzunehmen. Tabelle 9.4 stellt die wichtigsten Indikationen dar.

Die entscheidenden Fortschritte wurden auch hier durch die Möglichkeit geschaffen, mittels reiner Aminosäuren, geeigneter Energiequellen (Monosaccharide, Polyole, Ethylalkohol, Fettemulsionen), Mineralstoffen und Vitaminen dem Bedarf des Kranken angepaßte und gut verträgliche „Nährlösungen nach Maß" herzustellen. Hinzu kamen neue Infusionstechniken, die es z.B. durch Anwendung des Cava-Katheters ermöglichen, eine intravenöse Infusion auch über sehr lange Zeiträume durchzuführen. Monate bis Jahre während Infusionsperioden sind heute keine Seltenheit mehr. Blut- und Plasmatransfusionen werden z.T. noch angewandt. Sie stellen zwar unter bestimmten Umständen eine wirksame Therapie der akuten Hypoproteinämie dar, vermögen jedoch keine wirksame Nährfunktion auszuüben.

Eine zentrale Stellung in der parenteralen Ernährung hat das verwendete Aminosäurengemisch. Umfangreiche Stoffwechseluntersuchungen mit

Tabelle 9.4. Indikationen für künstliche Nahrungszufuhr (der Patient kann, will oder darf nicht essen)

Patient	Beispiele
Kann nicht	Bewußtlosigkeit
	Dauernarkosen
	Stenosen
Darf nicht	Therapeutische Ausschaltung
	Frische Anastomosen
	Perforation
	Atonie
Will nicht genügend essen	Anorexie
	Geisteskrankheit oder Psychose
	Körperliche Abgeschlagenheit
	Fieber

Bilanzen führten zu bedarfsadaptierten Gemischen essentieller und nichtessentieller (besser unspezifischer) Aminosäuren, mit denen eine optimale Bilanzierung des Stickstoffhaushalts gelingt.

Im Gegensatz zur peroralen Ernährung, bei der die resorbierten Aminosäuren via Pfortader primär die Leber passieren, gelangen sie bei der parenteralen Ernährung unmittelbar in die Peripherie. Während die verzweigtkettigen Aminosäuren (Leucin, Isoleucin, Valin) überwiegend in den peripheren Geweben metabolisiert werden und bei peroraler Ernährung die Leber weitgehend unverändert durchlaufen, werden die restlichen essentiellen Aminosäuren (Lysin, Methionin, Phenylalanin, Threonin und Tryptophan) vorzugsweise in der Leber verstoffwechselt und in einem modifizierten Muster der Peripherie angeboten. Dies mag ein Grund dafür sein, daß sich das optimale Aminosäurenmuster für perorale und für parenterale Ernährung unterscheidet. Müller-Wecker u. Kofranyi et al. zeigten, daß die biologische Wertigkeit des gleichen Aminosäurengemischs bei parenteraler und bei peroraler Verabreichung um bis zu 100% differieren kann.

Aminosäurenmuster, die hinsichtlich ihres biologischen Werts bei oraler Anwendung optimal sind, können aus diesem Grund bei parenteraler Anwendung von geringerem Wert sein. Im Laufe der letzten Jahre zeichnet sich eine schrittweise Optimierung von Aminosäurenmustern für die intravenöse Ernährung ab. Es zeigte sich dabei, daß es für die meisten therapeutischen Zwecke nicht angebracht ist, sich bei der Bewertung am Stickstoffminimum zu orientieren. Eine minimale Bedarfsdeckung muß noch nicht eine optimale Organfunktion bedeuten. Die zur Deckung des Aminosäurenbedarfs nötigen Dosierungen sind abhängig von Lebensalter und Stoffwechselsituationen (Tabelle 9.5).

Die Herstellung kompletter Aminosäurengemische bereitet oft technische Schwierigkeiten wegen limitierter Löslichkeit (z. B. Tyrosin) oder Stabilität (z. B. Glutamin) einzelner Aminosäuren. Diese Schwierigkeiten können durch den Einsatz synthetischer Dipeptide umgangen werden, welche auch bei parenteraler Ernährung vom Körper gut utilisiert werden.

Wichtig ist, daß gleichzeitig mit den Aminosäuren eine adäquate Energiemenge und Mineralstoffe, v. a. Kalium und Magnesium infundiert werden, um eine anabole Verwertung zu ermöglichen. Für Kalium emp-

Tabelle 9.5. Aminosäurenbedarf bei parenteraler Ernährung (in g/kg KG und Tag)

Erwachsene	0,8–1,6
Säuglinge, Schwangere, Patienten in der postoperativen Phase	1,6–2,0
Frühgeborene, hypotrophe Neugeborene und Neugeborene	2,0–3,0
Niereninsuffizienz (hier Deckung des endogenen Stickstoffminimums)	0,4

fiehlt sich eine Zufuhr von 30–40 mmol/4200 kJ (bzw. 1000 kcal). Für die energetische Versorgung bewährten sich in Kombination mit Aminosäuren die Polyole Sorbit und Xylit. Bei den klinisch relevanten Zufuhrraten konkurrieren die beiden Polyole nicht um die ihre Metabolisierung einleitende Sorbitdehydrogenase, so daß sie zusammen gegeben werden können.

Die sog. „Zuckeraustauschstoffe" (Fructose, Sorbit und Xylit) spielen in der parenteralen Ernährung v. a. auch wegen der in der Postaggressionsphase (z. B. nach Operationen) mehr oder weniger ausgeprägten Glucoseverwertungsstörung eine zunehmende Rolle. Glucose ist bei Streßzuständen Produkt, aber nicht Substrat des Leberstoffwechsels. Für die Gluconeogenese müssen Aminosäuren herangezogen werden. Die Zuckeraustauschstoffe hingegen können auch in dieser Phase als Vorläufer der Glucose bzw. des Glykogens dienen und zeigen deshalb einen stickstoffsparenden Effekt. Der Versuch, das Disaccharid Maltose als Energiequelle bei der parenteralen Ernährung einzusetzen muß als gescheitert gelten, da bei niedriger Umsatzkapazität die renalen Verluste sehr hoch sind.

Eine wichtige Energiequelle bei der parenteralen Ernährung stellen die heute verfügbaren, gut verträglichen Fettemulsionen dar. Da Fett keine osmotische Wirkung hat, können mit solchen Emulsionen größere Energiemengen auch über periphere Venen zugeführt werden. Darüber hinaus stellen Fettemulsionen eine wichtige Quelle essentieller Fettsäuren bei der parenteralen Ernährung dar. Da der Transport langkettiger Fettsäuren in die Mitochondrien carnitinabhängig ist, kann die zusätzliche Anwendung von Carnitin von Vorteil sein.

Schnelle i. v.-Zufuhr und Überdosierung der einzelnen Substrate können zu Störungen der Homöostase führen. Die Tabellen 9.6 und 9.7 zeigen die für eine gut verträgliche und effektive Infusionstherapie empfehlenswerten Richt- und Grenzwerte. Eine Mischung von Fructose, Xylit und Glucose im Verhältnis 2:1:1 zeigte die geringsten Veränderungen bei den gemessenen kritischen Parametern und erwies sich bei einer Dosierung von 0,5 g Gesamtkohlenhydrat pro kg und Stunde als gut verträglich.

Tabelle 9.6. Richtwerte für Infusionsgeschwindigkeit

Aminosäuren (ausgedrückt in g N)	0,02–0,03 g/kg/h
Glucose (Kontrolle der Blutglucose!)	bis 0,5 g/kg/h
Zuckeraustauschstoffe: Fructose, Sorbit	bis 0,25 g/kg/h
Xylit	bis 0,125 g/kg/h
Fructose-Glucose-Xylit-Kombination (2:1:1)	bis 0,5 g/kg/h
Fett	< 0,15 g/kg/h
Kalium	< 25 mmol/h beim Erwachsenen

Tabelle 9.7. Tagesrichtdosen

Kohlenhydrate	
Minimum	1,5 g/kg
Maximum	6,0 g/kg
Zuckeraustauschstoffe (Fructose, Sorbit, Xylit)	
Maximum	je 3,0 g/kg
Fett	1–2 g/kg

Tabelle 9.8. Beispiel einer Lösung für totale parenterale Ernährung (TPE) (24-h-Infusion von 3 · 1-l-Lösung beim Erwachsenen)

	In 1 l	In 3 l	Infusionsgeschwindigkeit
Aminosäuren	25,0 g	75,0 g	0,007 g N/kg/h
Sorbit	70,0 g	210,0 g	0,125 g /kg/h
Xylit	70,0 g	210,0 g	0,125 g /kg/h
Gesamtenergie		8400 kJ (2000 kcal)	
Natrium	50 mmol	150 mmol	
Kalium	30 mmol	90 mmol	3,75 mmol/h
Magnesium	2,5 mmol	7,5 mmol	
Calcium	2,5 mmol	7,5 mmol	
Phosphat	10 mmol	30 mmol	

Dazu adäquate Mengen der wasserlöslichen Vitamine, evtl. auch Spurenelemente, z. B. Zn

Am schonendsten ist die kontinuierliche 24-h-Infusion. Hier bleiben die Applikationsraten immer unter den Richt- und Grenzwerten.

Neuerdings fand man, daß es möglich ist, für kurz- bis mittelfristige parenterale Ernährung den Gehalt an Kohlenhydraten (bzw. Polyolen) im obigen Schema auf ca. ⅓ zu erniedrigen und trotzdem eine relevante Verbesserung der Stickstoffbilanz zu erzielen. Man kann mit einer solchen Infusionslösung eine komplikationsarme periphervenöse parenterale Ernährung durchführen. Voraussetzung für die Effizienz ist offenbar eine Sicherung der Aminosäurenversorgung (mindestens 1 g/kg/Tag) und ein minimales Kohlenhydratangebot von ca. 150 g/Tag für den Erwachsenen. Xylit in einer Dosis von 100–200 g/Tag (1,5–3,0 g/kg) hat sich bei dieser Form einer hypocalorischen Ernährung als Kohlenhydrat besonders bewährt.

Bei einer langfristigen parenteralen Ernährung wird eine Phosphatsubstitution notwendig. Langfristige parenterale Ernährung mit phosphatarmen bzw. -freien Infusionslösungen in Form der in Amerika üblichen „Hyperalimentation" führte zu Hypophosphatämien mit schweren klinischen Störungen. Neben der Deckung des Phosphatbedarfs sollte der Calciumhaushalt berücksichtigt sowie der Spurenelementbedarf gedeckt werden.

Eine komplette parenterale Ernährung ist nicht immer notwendig. Für viele Kranke ist bereits eine partielle parenterale Ernährung nützlich, welche die Verluste des Körpers in erträglichen Grenzen hält. Man schätzt, daß bis zu 10% aller Krankenhauspatienten eine partielle Ernährung und bis zu 5% eine komplette parenterale Ernährung benötigen. Auf Intensivpflegestationen müssen sogar bis zu 80% der Patienten intravenös ernährt werden.

Eine wichtige Indikation für parenterale Ernährung ist die Behandlung von Frühgeburten. Im Grunde wird bereits der Fetus über die Placenta parenteral ernährt. – Selbst die intrauterine Ernährung placentar unterernährter Feten wird experimentell untersucht.

9.3 Ernährungsformen für verschiedene Lebensphasen

9.3.1 Ernährung im Säuglingsalter

Daß die optimalen Ernährungsformen für verschiedene Lebensabschnitte unterschiedlich sind, wird offenbar, wenn man an die Ernährung des Säuglings denkt. Hierfür hat die Natur in Form der Muttermilch eine spezielle Fertigkost bereitgestellt. Da diese nicht immer zur Verfügung steht, hat man sich seit langer Zeit bemüht, tierische Milch mit differenter Zusammensetzung so abzuwandeln, daß sie den ernährungsphysiologischen Bedürfnissen des Säuglings entsprechen.

Lange Zeit glaubte man, daß die Frauenmilch nicht voll ersetzbar sei und hat zum Beweis ihrer Überlegenheit Sterblichkeitsstatistiken herangezogen, die jedoch heute keine Gültigkeit mehr haben. Trotz der noch anhaltenden Diskussion über das Optimum gelang es dank den Fortschrit-

Tabelle 9.9. Durchschnittliche Zusammensetzung von Frauen- und Kuhmilch

	Protein (%)	Fett (%)	Kohlenhydrat (%)	kJ/l	(kcal/l)
Frauenmilch	1,2	4	7	2900	(700)
Kuhmilch	3,3	3,5	4,8	2700	(650)

Tabelle 9.10. Anteil essentieller Aminosäuren in Frauen- und Kuhmilch (in % der Gesamtproteine)

	Frauenmilch	Kuhmilch
Histidin	1,9	2,4
Isoleucin	7,2	6,4
Leucin	13,4	10,8
Lysin	6,6	7,8
Methionin + Cystin	4,3	3,5
Phenylalanin + Tyrosin	10,5	11,0
Threonin	5,2	4,6
Tryptophan	1,8	1,5
Valin	7,5	6,9

ten der pädiatrischen Ernährungsforschung, sog. „adaptierte" Milchpräparate mit ausgezeichneten ernährungsphysiologischen Eigenschaften herzustellen. Im Grunde handelt es sich dabei um speziell nach dem Bedarf des Säuglings bilanzierte Formuladiäten.

Mit über 50% Fettenergie stellt die Frauenmilch eine ausgesprochen fettreiche Nahrung dar. Der Gehalt der Proteine an essentiellen Aminosäuren von Frauen- und Kuhmilch ist äußerst ähnlich, woraus man auf ähnliche biologische Wertigkeit schließen kann (Tabelle 9.10).

9.3.2 Ernährung des alten Menschen

Besondere Verhältnisse liegen auch im Alter vor. Veränderte Erfordernisse an Nährstoffen im Vergleich zum jungen Menschen auf der einen Seite, soziologisch-ökonomische, psychologische Probleme und v. a. biologische Besonderheiten auf der anderen Seite machen es oft sehr schwer, wenn nicht gar unmöglich, alten Menschen eine ihren Bedürfnissen optimal angepaßte Ernährung angedeihen zu lassen.

Im Alter ist der Energiebedarf vermindert, wobei an dieser Verminderung sowohl der Grundumsatz (s. Tabelle 9.11) als auch – infolge reduzierter Mobilität und Aktivität – der Leistungszuwachs beteiligt sind.

Gleichzeitig besteht jedoch ein besonders hoher Bedarf an hochwertigen Proteinen. Eiweißzufuhren, die bei jungen Erwachsenen für eine positive Bilanz noch ausreichen, können bei alten Menschen zu negativen Stickstoffbilanzen führen. Gerade im Hinblick auf die Zusammenhänge zwischen Eiweißzufuhr und körperlicher Leistung, verschiedenen Stoffwechselfunktionen und auch der Infektanfälligkeit halten viele Ernährungsphysiologen im Alter eine Eiweißzufuhr von 1,2–1,5 g/kg für optimal (gegenüber 1,0 g/

Tabelle 9.11. Energiebedarf von Referenzpersonen bei leichter körperlicher Arbeit

Geschlecht	Gewicht	Alter Jahre	Energiebedarf kJ	(kcal)
Mann	70 kg	22	11700	(2800)
		65	10000	(2400)
Frau	58 kg	22	8400	(2000)
		65	7100	(1700)

Tabelle 9.12. Täglicher Methionin- und Lysinbedarf zweier männlicher Altersgruppen

	Methionin	Lysin
Junge Männer	1,1 g	0,85 g
Ältere Männer	2,4–3,0 g	1,4–2,8 g

kg für den jungen Erwachsenen). Wichtig ist dabei der Einsatz hochwertiger Proteine, da offenbar im Alter v. a. der Bedarf an essentiellen Aminosäuren erhöht ist (s. Tabelle 9.12).

Verminderter Energiebedarf zusammen mit hohem Eiweißbedarf bedeuten, daß ein erhöhter prozentualer Anteil der Gesamtenergie in Form von Eiweiß notwendig ist. Wird entsprechend dem geringen Energiebedarf von der gewohnten Kosten einfach weniger genommen, kann es zu mehr oder weniger ausgeprägtem Eiweißmangel kommen, der, kaschiert durch das gewohnte Bild der „Altersschwäche", nicht erkannt wird. Dem reduzierten Energiebedarf alter Menschen sollte entsprochen werden durch Herabsetzung der Zufuhr tierischer Fette sowie der Mono- und Disaccharide. Auch Faktoren, die in der Zivilisationsnahrung an und für sich nahe dem Limit sind, wie z.B. die Versorgung mit Vitamin B_1, sollten in der Geriatrie besondere Beachtung finden.

Besondere Probleme entstehen auch im Klimakterium. Viele Frauen zeigen hier eine Regression in die orale Phase; in dem „Lebensabschnitt der Verluste" hält sich die Frau am Essen schadlos. Sie behält nicht nur ihre bisherigen Verzehrgewohnheiten bei, sondern steigert sogar in vielen Fällen trotz geringeren Bedarfs die Nahrungsaufnahme. Dabei wird nicht nur zuviel Energie aufgenommen, vielmehr – und das erscheint noch schwerwiegender – verschieben sich die Relationen der Grundnährstoffe in unerwünschter Weise. Auch hier geht die Verschiebung zuungunsten des Eiweißanteils bei überhöhter Energiezufuhr vor sich. Die Folgen der Fehlernährung sind vielfältig. Verständlicherweise sieht der Gynäkologe

Klimakterium und Senium allzuleicht nur unter dem Blickwinkel hormonaler Veränderungen. Man sollte sich indessen bewußt sein, daß zahlreiche Beschwerden, Störungen und Gefahren dieses Lebensabschnitts ihre Ursache in einer fehlerhaften Ernährung haben.

9.3.3 Ernährung während der Schwangerschaft

Daß die Ernährung in der Schwangerschaft von besonderer Bedeutung ist, weiß auch der Laie. Trotzdem stehen erst seit relativ kurzer Zeit verläßliche ernährungswissenschaftliche Daten zur Verfügung.

Die Steigerung des Energiebedarfs der Graviden wird meist überschätzt. In der zweiten Schwangerschaftshälfte beträgt die Grundumsatzsteigerung ca. 20%, was eine Erhöhung des Energiebedarfs von etwa 1250 kJ bzw. 300 kcal pro Tag bedeutet. Da die Menschen der hochzivilisierten Länder sich sowieso überenergetisch ernähren, kann dies vernachlässigt werden. Die häufig überhöhte Energiezufuhr führt zu einer unphysiologischen Gewichtszunahme mit unerwünschtem Fettansatz. Übergewichtige Gravide haben eine erhöhte Komplikationsrate und sind in erhöhtem Maße gestosegefährdet. Es kann deshalb empfohlen werden, den Fettanteil der Nahrung auch in der Schwangerschaft zu beschränken.

Unerläßlich ist hingegen eine ausreichende Proteinzufuhr von ca. 80 bis 100 g/Tag, wobei ein genügend hoher Anteil hochwertiger tierischer Proteine gesichert sein sollte. Die Gravide zeigt wie der wachsende Organismus eine positive N-Bilanz. Da der mütterliche Organismus ständig Aminosäuren an den Feten abgibt, hat er in Wirklichkeit bereits eine negative Bilanz, wenn sich die Gravide noch im Stickstoffgleichgewicht befindet.

Eiweißmangel in der Frühgravidität erhöht die Abortrate. In der Spätschwangerschaft bestehen auffallende Beziehungen zur Entwicklung des Kindes. Die Jungen proteinarm ernährter Ratten haben etwa 20% weniger Hirnzellen und zeigen auch veränderte Verhaltensweisen. Solche Resultate müssen zu denken geben.

Neben dem Eiweiß stellt Calcium einen weiteren Engpaß in der Schwangerenernährung dar. Die wünschenswerten 1,5 g Calcium pro Tag werden in der europäischen Kost kaum erreicht.

Auch der Eisenbedarf ist in der Schwangerschaft beträchtlich erhöht (Tabelle 9.13). Es wird für die zweite Schwangerschaftshälfte eine tägliche Zufuhr von 25 mg Eisen gefordert.

Die Thiaminversorgung, welche durch Bevorzugung von vitaminfreien oder -armen Kohlenhydratquellen in der modernen Industriegesellschaft an und für sich problematisch ist, stellt schließlich eines der zentralen Probleme der Schwangerenernährung dar.

Tabelle 9.13. Eisenbedarf in der Schwangerschaft (in mg)

Fetus	400–500
Placenta	60–110
Uterus	40–50
Vermehrung des mütterlichen Hb-Bestands	400–500
Blutverlust sub partu	100–200
Gesamtbedarf	1000–1360

Tabelle 9.14. Thiaminbedarf (in mg/Tag)

	Deutsche Gesellschaft für Ernährung		Recommended Daily Dietary Allowances	
Erwachsene	m	w	m	w
	1,4	1,2	1,4	1,0
Schwangere ab 6. Monat		1,5		1,4
Stillende		1,7		1,5

9.4 Ernährungsformen für spezielle Leistungen

Am Beispiel der Ernährung beim Sport oder bei Expeditionen in extremen Klimazonen seien einige Fragen angeschnitten, die sich bei besonderen Leistungen ergeben.

Primär stellt sich hier natürlich das Problem der energetischen Versorgung. Der spezielle Bedarf leitet sich vom unterschiedlichen Leistungszuwachs (Tabellen 3.5 und 3.6) ab.

Der Kohlenhydratvorrat des Körpers ist mit 400 g entsprechend 6700 kJ (1600 kcal) recht begrenzt, und selbstverständlich ist man bestrebt, nicht bis an die Grenze der Kapazität zu gehen. Die Kohlenhydrate sind jedoch das unmittelbar verfügbare „Kleingeld" des Energiestoffwechsels, während Fett entsprechend dem auf der Bank liegenden Guthaben erst aus seinen Depots mobilisiert werden muß. Es ist deshalb günstig, vor und während größeren Leistungen geeignete Kohlenhydrate zuzuführen. Stärke bedarf noch des ganzen Abbaus. Glucose hingegen wird außerordentlich schnell resorbiert und führt leicht zu reaktiven Hypoglykämien. Am günstigsten sind die leicht, aber etwas protrahiert assimilierbaren Fraktionen abgebauter Stärke, die weniger osmotisch wirken und weniger Durst machen. Solche

Oligosaccharidgemische werden in sog. „pre-game" meals oder drinks verwendet.

Mit den genannten Getränken wird auch während der Leistung der Wasserverlust kompensiert. Der Körper besteht zu ⅔ aus Wasser, und das normale Funktionieren aller Stoffwechselvorgänge ist von der Intaktheit des wäßrigen „milieu intérieur" abhängig. Bereits Wasserverlust in Höhe von 5% des Körpergewichts bedeutet mittlere Dehydratation mit deutlicher Leistungseinschränkung; 10% bedeuten schwere Dehydratation und bei 20% tritt der Tod ein. Die Überlebenszeit bei Wassermangel und erhöhten Verlusten ist daher sehr limitiert und läßt sich nach der Formel

$$\frac{\text{Gewicht} \cdot 0{,}2}{\text{tägliche Verluste}} = \text{Überlebenszeit in Tagen}$$

errechnen. Es gibt wohl Hungerkünstler, aber keine Durstkünstler.

Die früher von vielen Trainern vertretene Forderung, den Sportler „trocken" zu halten, ist nicht mehr haltbar. Der erhöhte Wasserverlust durch die perspiratio insensibilis setzt sich zusammen aus Perspiration (abgeatmetes reines Wasser) und Transpiration (salzhaltiges Schwitzwasser). 1 l Schweiß enthält etwa 50–60 mmol Natrium und 10 mmol Kalium. Werden Schweißverluste (ein Fußballer verliert während eines Spieles 1–3 l Schweiß) durch salzfreie Flüssigkeit (Tee!) ersetzt, kann es zu den Symptomen der „Wasservergiftung" (Benommenheit, Hyperthermie und besonders die gefürchteten Wadenkrämpfe) kommen. Ein Getränk für Sportler sollte deshalb im Liter 50–60 mmol Natrium und eventuell 10 mmol Kalium enthalten. Werden ihm noch ca. 150 g/l Oligosaccharide zugesetzt, werden gleichzeitig die bei der Verdunstung von 1 l Wasser dem Körper entzogenen ca. 2500 kJ (bzw. 600 kcal) ersetzt.

Wichtig ist ein rechtzeitiger Flüssigkeitsersatz v. a. beim Aufenthalt in großen Höhen und trockenen Klimazonen, da man hier den „Schwitzverlust" nicht so unmittelbar empfindet.

Fette enthalten zwar in relativ kleinem Volumen viele Calorien, führen jedoch in größeren Mengen genossen zu schlechteren sportlichen Leistungen. Versuche am Fahrradergometer zeigten eindeutig, daß fettreiche Kost einen schlechten Wirkungsgrad hat. Auch Versuche an Bergsteigern (Energieverbrauch etwa 2100–2500 kJ/h bzw. 500–600 kcal/h) zeigten nach Fettmahlzeiten einen Leistungsabfall: es scheint, daß die nach der Fettmahlzeit auftretende Hyperlipidämie zu Störungen des Sauerstoffaustauschs an den Erythrocytenmembranen und des capillaren Flusses, insbesondere in den Lungencapillaren führt (ein Effekt, der übrigens auch nach der Infusion von Fettemulsionen beschrieben wurde). Andererseits: wie soll man 25000 kJ (6000 kcal) bei fettfreier Kost zuführen, ohne den Verdauungstrakt volumenmäßig und osmotisch enorm zu belasten? Um einen Kompromiß kommt man bei hohem Energiebedarf nicht herum. Man sollte jedenfalls den Fettanteil möglichst niedriger als in der Normalkost halten. Vielleicht helfen hier auch die MCT, welche keine Hyperlipidämie hervorrufen.

Daß das Eiweiß für den Sportler wichtig ist, wird allgemein anerkannt (die ihm z. T. zugesprochene „Wunderwirkung" kann es allerdings nicht erzielen). Tatsächlich führt ein erhöhtes Eiweißangebot zu einem Trainingseffekt und die Reduktion des Eiweißanteils in der Standardkost zu geringeren Fahrzeiten am Ergometer. Das Eiweißangebot hat sich jedoch nach Sportart und Trainingsphase zu richten.

Der Erfolg des Krafttrainings wird durch den Muskelansatz entschieden. In der Phase des Muskelansatzes (positive N-Bilanz, anaboler Stoffwechsel) sind hohe Eiweißzufuhren von 2 g/kg und mehr angebracht. Für die Erhaltung der Leistung dürften meist 1,2–1,5 g/kg ausreichen.

Wichtig ist, daß nur biologisch hochwertige Proteine angeboten werden. Da z. B. der Methioninbedarf mit der Höhe des Eiweißangebots überproportional steigt, können Proteine, bei denen Methionin bereits limitierend ist (z. B. Sojaeiweiß), bei überhöhter Proteinzufuhr Disbalancen erzeugen und geradezu schädlich wirken. Leberschäden bei Kraftsportlern können vielleicht auf solche Faktoren zurückgeführt werden.

Interessant ist auch, daß extreme Kälte eine Streßsituation induzieren kann, welche zu erhöhter Stickstoffausscheidung führt. Allerdings entspricht dem höheren Energiebedarf z. B. in arktischen Gebieten unter normalen Umständen eine erhöhte Nahrungsaufnahme mit gleichzeitiger Erhöhung der Eiweißzufuhr.

Zu Stickstoffverlusten kann auch die Transpiration führen. Bei feuchter Wärme (37–39 °C, 65–73% Feuchtigkeit) hat man tägliche Verluste von 3 g N und mehr gemessen, welche nicht durch eine verminderte Harnstickstoffausscheidung kompensiert wurden.

Wassermangel und Eiweißzufuhr vertragen sich übrigens nicht, da Eiweißzufuhr zur Bildung harnpflichtiger Stoffe (besonders Harnstoff) führt – also zu einem Verbrauch freien Wassers. In Wassermangelsituationen sollte man Fette und Kohlenhydrate bevorzugen, welche zusätzliches Oxidationswasser bilden.

Die Frage, ob hohe Vitaminzufuhren (v. a. Ascorbinsäure) die sportliche Leistung steigern, ist noch nicht einwandfrei geklärt.

9.5 Diätformen bei verschiedenen Erkrankungen

Ernährung und Stoffwechsel sind – wie die vorangehenden Kapitel gezeigt haben – eng korreliert. Einerseits entscheidet die Stoffwechselsituation über die Verwertung der Nährstoffe, andererseits induziert wiederum die

Nahrung, je nach Zusammensetzung, bestimmte Stoffwechselreaktionen. Bei vielen Erkrankungen kann durch gezielte Zufuhr bestimmter Nährstoffe bzw. Nährstoffgemische der Stoffwechsel gesteuert werden.

9.5.1 Diabetes

Eines der augenfälligsten und bekanntesten Beispiele ist die Diätbehandlung des Diabetes mellitus. Hier ist die Diät auch die Basis aller eventuellen weiteren therapeutischen Maßnahmen. Über die Hälfte aller manifesten Diabetiker können allein mit Diät behandelt werden. Ziel einer modernen Diabetestherapie ist, den Kranken für sein ganzes Leben so einzustellen, daß sich seine Stoffwechsellage ohne größere Schwankungen des Blutglucosespiegels der des Gesunden weitgehend nähert. Ermöglicht wird eine solche „Einstellung" nur durch die Einnahme einer gleichmäßigen, nach bestimmten Gesichtspunkten bilanzierten Kost. Überernährung und Fettsucht verschlechtern den Stoffwechsel des Diabetikers. Die alte Empfehlung, fettreich sowie kohlenhydrat- und eiweißarm zu leben, kann nicht mehr aufrechterhalten werden. Einerseits kann der Stoffwechsel bei gleichmäßiger (natürlich nicht überhöhter) Kohlenhydratzufuhr mit Insulin gut eingestellt werden, andererseits sind gegen eine hohe Fett- und niedrige Eiweißzufuhr Bedenken anzumelden. Im Grunde handelt es sich bei der Diabetesdiät um nichts anderes als um eine energiegerechte, gleichmäßige, bilanzierte Ernährung. Die Gleichmäßigkeit ist dabei von größter Bedeutung. Diätfehler kann man nicht einfach „wegspritzen". Auch hier wird die gleichmäßige Nährstoffzufuhr durch das ganz allgemein zu empfehlende Verteilen der Nahrung auf möglichst viele (mindestens 5–6) kleinere Mahlzeiten erreicht. Von den Kohlenhydraten sind solche, welche Glucose nur langsam freigeben (Stärke), vorzuziehen, größere Mengen Glucose, Malzzucker und Rohrzucker hingegen zu vermeiden: dem Süßungsbedürfnis kann durch künstliche Süßstoffe oder durch begrenzte Mengen der sog. „Zuckeraustauschstoffe" (Fructose, Xylit, Sorbit) entsprochen werden. Die langsamere Resorption der letzteren ist einerseits ein Vorteil für den Diabetiker, führt aber andererseits bei Überdosierung zu osmotischen Durchfällen.

9.5.2 Leberkrankheiten

Gewandelt hat sich die diätetische Behandlung von Lebererkrankungen. Die früheren eiweißarmen Diätformen wurden verlassen, seitdem man die große Bedeutung der adäquaten Proteinversorgung für die Leberfunktion kennt. Eiweiß hat einen ausgesprochenen Leberschutzeffekt. Ungenügende Eiweißzufuhr führt zu einer meßbaren Verschlechterung der Leberfunktion und macht die Leber besonders anfällig gegenüber verschiedenen Noxen. Bei eiweißreichen Kostformen aber ist wiederum zu bedenken, daß der Proteinmetabolismus durch das Ausmaß der Parenchymschädigung und die verringerte Durchblutung limitiert sein kann. Bei fortgeschrittener Leberinsuffizienz können deshalb zu hohe Eiweißmengen gefährlich werden (unter anderem durch Hyperammonämie) und zum Coma hepaticum führen. Der Arzt steht vor der schwierigen Aufgabe, den Patienten zwischen der Skylla einer insuffizienten Eiweißversorgung und der Charybdis einer „Eiweißvergiftung" hindurchzusteuern. Dies wird durch einen Eiweißtoleranztest erleichtert, wobei der Anstieg des arteriellen Blutammoniaks durch eine Eiweißmahlzeit gemessen wird. Venöse Werte sind weniger aussagekräftig.

Spielen im genannten Zusammenhang besondere Eiweißabbauprodukte, hier das Ammoniak, eine wichtige Rolle, so ist nach neueren Befunden bei fortgeschrittenen Lebererkrankungen auch der Homöostase der Aminosäuren in der Extracellulärflüssigkeit besondere Bedeutung beizumessen. Aufgrund eines Mißverhältnisses der Aminosäurenverwertung zwischen Leber und Muskulatur kommt es in solchen Fällen zu abnormen Abnahmen bei den verzweigtkettigen Aminosäuren Isoleucin, Leucin, Valin und gleichzeitigem Anstieg aromatischer Aminosäuren (Phenylalanin, Tyrosin) im Blut. Dieses veränderte Angebot läßt im ZNS ein verzerrtes Muster von Überträgersubstanzen entstehen, welche normalerweise daraus gebildet werden, was wiederum erhebliche Störungen des Bewußtseins bewirkt. Der ganze Prozeß kann durch diätetische (orale) oder noch besser parenterale Korrektur der veränderten Aminosäurenverhältnisse korrigiert werden, indem man die verzweigtkettigen Aminosäuren im Überschuß oder gar allein verabreicht.

Die bei ⅔ der Patienten mit Lebercirrhose diagnostizierbare, z. T. latente Encephalopathie (PSE = portosystemische Encephalopathie) kann durch Zulage eines Gemisches der verzweigtkettigen Aminosäuren zu einer normalen Kost mit ca. 60 g Eiweiß günstig beeinflußt werden. Neben erhöhter Proteintoleranz (Vermeidung des Eiweißmangels!) kann dabei eine Verbesserung der Hirnfunktion (Konzentration und Reaktionsvermögen) und des psychischen Verhaltens (Depression/Euphorie) beobachtet werden. Wir haben hier ein eindrucksvolles Beispiel sich anbahnender neuer Therapieformen vor uns, die auf Substanzen beruhen, die mehr den Nährstoffen als den Arzneimitteln zuzurechnen sind. Ein weiteres Beispiel hierfür ist der Einsatz von Tryptophan (Serotoninvorstufe) zur Behandlung von Schlaflosigkeit und Depressionen.

9.5.3 Nierenkrankheiten

Große Fortschritte zeigte in den letzten Jahren auch die diätetische Behandlung Nierenkranker. Früher geübte Hunger- und Durstkuren haben sich als gefährlich erwiesen. Die diätetische Therapie richtet sich verständlicherweise nach dem Stadium der Niereninsuffizienz.

Die Anwendung ernährungsphysiologischer Erkenntnisse führt auch hier zu einer entsprechend der pathophysiologischen Situation bilanzierten Ernährung. Besonders wirksam hat sich dieses Prinzip bei der streng eiweißarmen „Urämiediät" gezeigt, die zuerst von Giordano (1963) und Giovanetti u. Maggiore (1964) angewandt wurde. Durch hohe Calorienzufuhr mit möglichst eiweißarmen Grundnahrungsmitteln und einem Zusatz des biologisch hochwertigen Eiproteins erreicht man bei einer Gesamteiweißmenge, die dem Bilanzminimum entspricht (20–25 g), eine Bilanzierung des Stickstoffhaushalts ohne vermehrte Retention von Eiweißabbauprodukten auf der einen Seite (Rest-N) und Eiweißmangelzuständen auf der anderen Seite. Durch Kluthe et al. (1967) wurde eine den deutschen Eßgewohnheiten adaptierte Kostform als „Kartoffel-Ei-Diät" eingeführt.

Neuerdings fand man jedoch, daß diese Diätform nicht nur von vielen Patienten als eine Einbuße an Lebensqualität empfunden wurde, sondern v. a. eine Verschlechterung des Eiweißhaushalts zu beobachten war. Günstiger erwies sich die sog. „Schwedendiät", die eine schmackhafte, freizügige Diät ermöglicht, welche trotzdem den Eiweißhaushalt aufrechterhalt. Diese Kostform beschränkt sich nicht auf die Zufuhr von Eiweiß mit hoher biologischer Wertigkeit und gestattet auch den Genuß von schmackhaften Proteinquellen mit geringer biologischer Wertigkeit. Die Funktion des Eiweißhaushalts wird dabei durch eine Supplementierung mit essentiellen Aminosäuren gesichert.

Solche diätetischen Maßnahmen führen nicht nur zur Lebensverlängerung, sondern oft sogar zur Rehabilitation. Es ist wichtig, auf spezielle Stickstoffverluste zu achten. So führt z. B. die Hämodialyse oder auch die Peritonealdialyse insbesondere zu Aminosäurenverlusten, die durch Erhöhung der Eiweißzufuhr kompensiert werden müssen. Eine optimale Einstellung des Urämikers in der akuten Phase wird durch spezielle Formuladiäten erleichtert werden.

Die Zufuhr essentieller Aminosäuren parenteral oder per os hat sich bei der Urämiebehandlung bewährt. Man erreicht damit eine Positivierung der Stickstoffbilanz mit Senkung des Serumharnstoffs und Normalisierung des Eiweißstoffwechsels, verbunden mit einer deutlichen Verbesserung des klinischen Bilds und des Allgemeinzustands.

Besonders aussichtsreich bei der diätetischen Behandlung von „Stickstoffassimilationskrankheiten" ist ohne Zweifel die Anwendung der einfa-

Tabelle 9.15. Beispiel eines Supplementgemischs für chronische Niereninsuffizienz

α-Ketoisoleucin, Calciumsalz	2,80 g
α-Ketoleucin, Calciumsalz	3,50 g
DL-α-Hydroxymethionin, Calciumsalz	2,10 g
α-Ketophenylalanin, Calciumsalz	1,90 g
α-Ketovalin, Calciumsalz	3,70 g
L-Histidin	0,54 g
L-Lysin	0,64 g
L-Threonin	0,67 g
L-Tryptophan	0,33 g
Entsprechend Aminosäuren und -analoga	16,18 g

chen stickstofffreien Vorstufen der essentiellen Aminosäuren in Form ihres Kohlenstoffskeletts als α-Keto- und α-Hydroxysäuren. In einer Langzeitstudie konnte gezeigt werden, daß es gelingt, bei Supplementierung einer calorienreichen, aber eiweißarmen (0,5 g Eiweiß/kg) Diät mit einem Gemisch gemäß Tabelle 9.15 die Progredienz von chronischen Nierenerkrankungen um den Faktor 2–3 zu verlangsamen.

Diese neuen diätetischen Ansätze zur Behandlung von Nierenerkrankungen zeigen deutlich, wie die Ernährungstherapie ihre Anstöße zunehmend aus der Biochemie erhält.

Selbstverständlich ist die Wirksamkeit der diätetischen und therapeutischen Maßnahmen durch laufende Bestimmungen der Nichteiweiß-N-Fraktionen im Serum (besonders Harnstoff und Kreatinin) ständig zu kontrollieren. Zur Erfassung subklinischen Eiweißmangels erscheint die Bestimmung kurzlebiger Serumproteine (s. 8.6) geeignet.

9.5.4 Übergewicht

Bei Fachleuten wie Laien am meisten diskutiert wird heute die Behandlung von Übergewicht und Fettsucht. Wie auf anderen Gebieten der Diätetik wurden auch hier die verschiedenen „Kuren" entwickelt, welche meist von Schlagworten leben und einer ernährungsphysiologischen Basis entbehren.

Es ist allgemein anerkannt, daß Übergewicht und Fettsucht letztlich auf eine positive Energiebilanz zurückzuführen sind. Es ergibt sich deshalb für die Diätetik die klare Aufgabenstellung, die Energiezufuhr einzuschränken bei gleichzeitiger Versorgung des Organismus mit genügenden Mengen der essentiellen Stoffe. Im Vordergrund steht das Ziel, die Fettdepots abzubauen unter Schonung lebenswichtiger Substrate, v. a. der an und für sich begrenzten Eiweißreserven. Da eine genaue Berechnung von Diäten, die alle Forderungen nach der optimalen Versorgung mit essentiellen Nahrungsbestandteilen bei Energiereduktion in der gewünschten Höhe erfüllen, nicht nur dem Laien Schwierigkeiten bereitet, ist hier ein großes Feld für Formuladiäten. Die meisten Formuladiäten des Markts erfüllen die gestellten Forderungen bei einer Energiezufuhr von 4200 kJ (bzw. 1000 kcal)/Tag, haben jedoch meist den Nachteil, organoleptisch recht einförmig zu sein, so daß leicht Widerwillen auftritt. Das reine Caloriendenken, wie es neuerdings durch Hersteller verschiedener quellstoffhaltiger und calorienarmer – aber sonst nicht bilanzierter – Produkte kreiert wird, ist gefährlich. Nährstoffe können nicht einfach durch Quellmittel ersetzt werden. Gefährdet sind in dieser Beziehung besonders ältere Menschen, da hier durch Ersatz vollwertiger Nahrung durch „Sättigungsmittel" die ausreichende Eiweißversorgung unterbleibt.

Die neue Diätverordnung berücksichtigt die Bedeutung einer Sicherung der Eiweißzufuhr bei der Adipositasdiät. Nach § 14a darf bei Lebensmitteln, die zur Verwendung als Mahlzeit oder anstelle einer Mahlzeit für Übergewichtige bestimmt sind, der Gehalt an Eiweiß pro Mahlzeit nicht 25 g, bei Tagesrationen nicht 50 g unterschreiten. Weiterhin muß der Eiweißanteil überwiegend aus hochwertigem tierischem Eiweiß oder diesem biologisch gleichwertigen Eiweiß bestehen. Vorgeschrieben ist auch ein Gehalt an essentiellen Fettsäuren, der pro Mahlzeit 3 g, bei Tagesrationen 7 g „berechnet als Linolsäure" nicht unterschreiten darf. Berücksichtigt man noch, daß nach den klassischen Versuchen von Gamble (1950) eine tägliche minimale Kohlenhydratzufuhr von 100 g ratsam ist, ergibt sich eine sichere Minimaldiät, welche etwa aus 3 Mahlzeiten bestünde (Zusammensetzung s. Tabelle 9.16).

Zu ergänzen wären noch Mineralstoffe (K, Na, Ca, Mg, Fe) sowie Vitamine. Auch hierfür bestehen bereits Angaben für Mindestmengen (Tabelle 9.17). Ein Zusatz von Ballaststoffen ist zumindest für längere Diätkuren günstig.

Bei extremer Fettsucht wird auch die sog. „Nulldiät" durchgeführt. Dabei handelt es sich um ein absolutes Fasten unter Zufuhr von Wasser,

Tabelle 9.16. Zusammensetzung einer Minimaldiät

	Einzelmahlzeit	Tagesration
Eiweiß (mit hoher biologischer Wertigkeit)	25 g	75 g
Pflanzliche Öle (mit hohem Anteil an essentiellen Fettsäuren)	5 g	15 g
Kohlenhydrate (Oligo- und Polysaccharide)	35 g	105 g
kJ (kcal)	1224 (293)	3670 (880)

Tabelle 9.17. Mindestzufuhrmengen pro Tag für Vitamine und Mineralstoffe

	Mahlzeit	Tagesration
Vitamin A (Retinol)	0,3 mg	0,9 mg
Vitamin B_1	0,5 mg	1,6 mg
Vitamin B_2	0,7 mg	2,0 mg
Vitamin B_6	0,6 mg	1,8 mg
Vitamin C	25 mg	75 mg
Vitamin D	0,8 µg	2,5 µg
Vitamin E (α-Tocopherol) oder α-Tocopherol-Äquivalente	4 mg	12 mg
Calcium	300 mg	800 mg
Eisen	6 mg	18 mg

Mineralstoffen und Vitaminen. Es zeigte sich, daß eine solche „Kur" relativ lange durchgehalten werden kann, wobei sich der endogene Proteinmetabolismus (durch Rezirkulation der Aminosäuren) rationalisiert und das Gehirn „lernt", Ketokörper zu utilisieren. Die Nulldiät ist in mancher Hinsicht riskant und bedarf einer genauen Kontrolle. Sie sollte deshalb nur in wirklich extremen Fällen und in besonders eingerichteten Kliniken von erfahrenen Ärzten durchgeführt werden. Für die übliche Fettleibigkeit ist eine bilanzierte Reduktionskost vorzuziehen, zumal die erzielten Gewichtsabnahmen bei Minimaldiäten nahezu so groß sind wie beim absoluten Fasten.

Tatsächlich ist bei einer bilanzierten Diät der Eiweißverlust am geringsten. Yang u. Van Itallie (1976) stellten bei Fasten, ketogener Diät und isocalorischer (800 kcal) „mixed diet" tägliche Eiweißverluste von 50 g, 18 g, und 10 g fest. Daß die Aufrechterhaltung des Eiweißhaushalts den kritischen Punkt bei extremen Diätformen darstellt, haben schwerste, ja tödliche Zwischenfälle gezeigt. Als schwerwiegendste Reaktion konnte die Entwicklung einer Herzinsuffizienz beobachet werden. Dies ist nicht erstaunlich, wenn man bedenkt, daß Untersuchungen mit isotopenmarkierten Aminosäuren zeigten, daß die Halbwertszeit (HWZ) der Herzmuskelproteine ⅓ der HWZ der Skelettmuskelproteine beträgt bzw. umgekehrt der Umsatz (und damit der Substratbedarf) beim Herzmuskel 3mal so hoch ist.

Es gibt zum Zwecke der Gewichtsreduktion eine nicht mehr überschaubare Fülle sektiererischer Rezepte mit z.T. extremen Nährstoffrelationen oder anderen ernährungsphysiologisch unerwünschten Verhaltensregeln. Fast alle führen zu einer Gewichtsabnahme, da jede Schädigung des Organismus Gewichtsverluste zur Folge hat. Man sollte sich deshalb bei

Abmagerungsdiäten vor Augen halten, daß das Ziel ist, abzunehmen, um gesund zu bleiben und nicht etwa krank zu werden, um abzunehmen.
Die Bedeutung der Fettsuchtbehandlung wird durch eine Berechnung Jelliffes (1966) verdeutlicht: Die Entdeckung eines Krebsmittels würde die Lebenserwartung in den USA um 2 Jahre verlängern, die Normalisierung des Körpergewichts jedoch um 4 Jahre. Geeignete Maßnahme sind deshalb eine dringliche Aufgabe nicht nur der Forschung, sondern besonders auch der praktischen Medizin. Es wurden schließlich enge Korrelationen zwischen Fettsucht und vielfältigen Erkrankungen (insbesondere: Herz-, Kreislauf- und Gefäßleiden sowie Diabetes mellitus) erwiesen. Ein Übergewicht von 30% erhöht laut Statistik die Sterblichkeit um mehr als 50%.

9.5.5 Enzymbedingte Stoffwechselstörungen

Verschiedene, meist angeborene, durch Enzymdefekte bedingte Stoffwechselstörungen wurden durch die biochemische Forschung diagnostisch und therapeutisch zugänglich. Als Beispiel solcher Störungen im Kohlenhydratstoffwechsel seien Fructoseintoleranz, Galaktoseintoleraenz und Lactosemalabsorption angeführt.

Bei der seltenen hereditären Fructoseintoleranz liegt ein Defekt der 1-Phosphofructaldolase vor, welche das in der Leber durch Phosphorylierung der Fructose entstehende Fructose-1-phosphat spaltet. Der Fructose-1-phosphat-Stau nach Fructosezufuhr führt zu schweren Störungen des Glucosestoffwechsels bis zum hypoglykämischen Schock. Da das Gehirn gegen Glucosemangel besonders empfindlich ist, führen frühkindliche Hypoglykämien bei Fructoseintoleranz zu cerebralen Schäden. Bei rechtzeitiger Diagnose ist die Prognose gut. Es ergibt sich die diätetische Konsequenz, Fructose, Saccharose und Sorbit aus der Nahrung zu eliminieren.

Häufiger sind die beiden Formen der Galaktoseintoleranz. Hier fehlt entweder die spezifische Galaktokinase oder die Uridyltransferase. Als Folge eines solchen Ausfalls wird entweder die Galaktose nicht phosphoryliert oder das Galaktose-l-phosphat nicht mehr zu UDP-Galaktose umgesetzt. Es treten hohe Blutgalaktosewerte und Hypoglykämien auf. Die Galaktose kann unter diesen Umständen in andere Stoffwechselwege münden, z. B. zum Galaktit reduziert werden. In der Linse angereichert, kann Galaktit zu Katarakten führen, im Gehirn den Inositstoffwechsel stören, was wiederum Intelligenzdefekte zur Folge haben kann. Auch hier ist die frühzeitige Diagnose wichtig. Unter Milchnahrung schlecht gedeihende Kinder mit postprandialen Schocksymptomen sind verdächtig, insbesondere wenn gleichzeitig ein Ikterus beobachtet wird. Zur Diagnose mißt man Enzymaktivitäten der Erythrocyten: Auch hier bedeutet es diätetisch keine besondere Schwierigkeit, den unverträglichen Nährstoff, die Galaktose (Milch!) zu meiden.

Angeborene Lactosemalabsorption ist selten, viel öfter tritt eine erworbene Lactoseunverträglichkeit auf. Die beim Säugling notwendigerweise hohe Lactaseaktivität nimmt später schnell ab. Erwachsene vertragen deshalb nicht mehr so große Lactosemengen und reagieren oft auf einen Lactosegehalt der Nahrung von mehr als 15% mit osmotischen Diarrhöen. Bei Systemerkrankungen, wie Sprue, fällt die Lactase meist früh aus; überhaupt kann bei den meisten Malabsorptionssyndromen – insbesondere nach Darmresektionen – Lactose nicht in genügendem Maße resorbiert werden, was bei der Diät berücksichtigt werden muß. Der Verlust der Lactaseaktivität ist besonders bei Asiaten und Negern verbreitet, was auch bei Entwicklungshilfeprogrammen berücksichtigt werden muß.

Besonders vielfältig sind die angeborenen Enzymdefekte des Aminosäurenabbaues. Etwa bei der Hälfte der bekannten Aminosäuren kennt man heute entsprechende Störungen. Die bekanntesten Beispiele sind die Ahornsirupkrankheit und die Phenylketonurie.

Tabelle 9.18. Beispiel einer synthetischen Diät für Ahornsirupkrankheit

Komponenten	Menge (g)	Energetischer Anteil (%)
l-Aminosäurengemisch	100,0	12
l-Alanin	2,67	
l-Arginin	4,58	
l-Asparagin	8,78	
l-Cystin	2,14	
l-Glutaminsäure	17,56	
l-Glycin	2,06	
l-Histidin	1,76	
l-Isoleucin	Variierend	
l-Leucin	Variierend	
l-Lysin, HCl	7,10	
l-Methionin	1,68	
l-Phenylalanin	4,89	
l-Prolin	6,11	
l-Serin	5,34	
l-Threonin	4,58	
l-Tyrosin	4,58	
l-Tryptophan	1,68	
l-Valin	Variierend	
Maiskeimöl	160,0	43
Dextromaltose	375,0	45
Mineralgemisch, Vitamin-B-Gemisch, Vitamine A, C und D		

Der Stoffwechseldefekt bei der Ahornsirupkrankheit liegt bei der oxidativen Decarboxylierung der von den verzweigtkettigen Aminosäuren stammenden α-Ketosäuren. Die verzweigtkettigen Aminosäuren (Leucin, Isoleucin und Valin) und ihre entsprechenden α-Ketosäuren akkumulieren deshalb im Plasma, der Cerebrospinalflüssigkeit, den Erythrocyten und im Harn. Von dem charakteristischen Geruch des Harns, für den offenbar das Isoleucin bzw. seine Ketosäure verantwortlich ist, hat schließlich die Erkrankung auch ihren Namen. Im Vordergrund des Krankheitsbilds stehen das ZNS betreffende Symptome. Da die Erkrankung außerordentlich schnell fortschreitet, ist der eventuelle Erfolg therapeutischer Maßnahmen von dem prompten Einsetzen abhängig. Die wirksamste Maßnahme ist eine synthetische Diät (Tabelle 9.18).

Man beginnt die Therapie mit dieser speziellen CDD bei vollkommener Abwesenheit der verzweigtkettigen Aminosäuren. Wenn der Plasmaspiegel dieser Aminosäuren normalisiert ist, wird das Gemisch mit Leucin, Isoleucin und Valin in einer Dosierung supplementiert, die eine Konstanz der entsprechenden Plasmawerte ermöglicht. Nach Stabilisierung der Plasmaspiegel kann das Supplementgemisch durch eine entsprechende Menge Milch ersetzt werden. Später kann ein größerer Teil des Aminosäurengemischs durch Gelatine ersetzt werden, die relativ wenig verzweigtkettige Aminosäuren enthält. Diese Anwendung einer CDD wurde bewußt ausführlich geschildert, da sie typisch für eine biochemisch gesteuerte Substratversorgung bei Stoffwechselstörungen ist.

Die häufigste angeborene Störung (inborn error) des Aminosäurenstoffwechsels ist die Phenylketonurie. Es handelt sich um einen Defekt der Phenylalaninhydroxylase. Da infolgedessen kein Tyrosin gebildet werden kann, wird diese Aminosäure essentiell. Phenylalanin häuft sich im Körper an, der Plasmaspiegel steigt von 0,8–2,0 mg/100 ml auf 15–100 mg/100 ml mit entsprechender Ausscheidung im Harn. Durch Transaminierung entstehen Phenylpyruvat, Phenyllactat, Phenylacetat und Phenylacetylglutamin, die im Harn ausgeschieden werden. Folgen der Akkumulation von Phenylalanin sind Störungen in der Entwicklung des ZNS, die zu Imbecillität und Idiotie führen.

Die Behandlung erfolgt nach dem gleichen Prinzip wie bei der Ahornsirupkrankheit. Es existieren verschiedene phenylalaninarme Proteinhydrolysate. Eine optimale Steuerung kann auch hier durch eine CDD erfolgen. Man strebt einen Phenylalaninspiegel im Plasma von 1,5–3 mg/100 ml an. Auch unzureichende Zufuhr ist schädlich. Wenn die Erkrankung frühzeitig erkannt und konsequent diätetisch behandelt wird, kann eine zumindest annähernd normale geistige Entwicklung des Kindes garantiert werden.

Eine ausführliche Besprechung der vielfältigen Stoffwechselstörungen in diesem Bereich kann an dieser Stelle nicht erfolgen: es muß auf spezielle

Literatur verwiesen werden (s. Bachmann et al. 1978; Przyrembel u. Bremer 1976; Thalhammer 1977).

9.5.6 Maldigestion und Malabsorption

Bei Maldigestion und Malabsorption ist das Leitsymptom die Stearrhoe, d. h. das Auftreten von massiven Fettstühlen und Fettdurchfällen. Das bedeutet: sie sind meistens mit Störungen der Fettverdauung verbunden. Wie auf S. 23/24 gezeigt, haben Fette mit mittelkettigen Fettsäuren (MCT) gegenüber den üblichen Fetten mit langkettigen Fettsäuren (LCT) Eigenschaften, die eine Resorption und Verwertung auch bei solchen Zuständen zulassen (Abb. 9.1). Sie sind nicht atherogen und ermöglichen eine gute

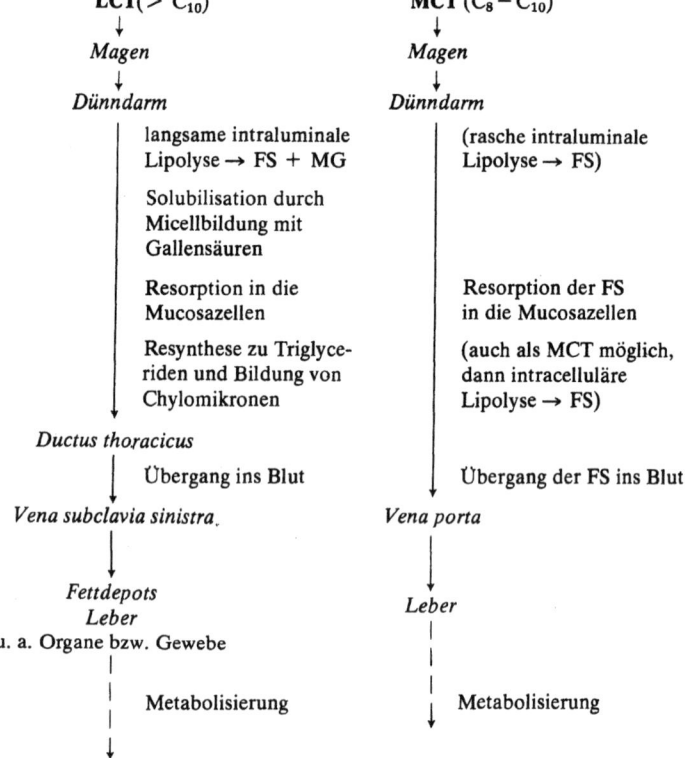

Abb. 9.1. Resorption von langkettigen (LCT) und mittelkettigen (MCT) Triglyceriden. *FS* Fettsäuren; *MG* Monoglycerid

calorische Versorgung ohne osmotische oder volumenmäßige Belastung auch bei Pankreasinsuffizienz und Gallensäuremangel, nach Resektionen und anderen Zuständen, die zu Maldigestion und/oder Malabsorption führen. Da sie nicht über den Ductus thoracicus, sondern über die Pfortader abtransportiert werden, sind sie auch angezeigt bei Lymphstauungen im Mesenterialbereich und bei krankhaften Veränderungen des Ductus thoracicus. Da die küchentechnische Verarbeitung unter besonderen Kautelen zu erfolgen hat, wird ihre Anwendung durch ihren Einsatz in Formuladiäten erleichtert.

Klinisch erreicht man durch Einsatz MCT-haltiger Formuladiäten, evtl. in Verbindung mit Enzymsubstitution, deutliche Nährstoffretention, welche sich beispielsweise in einer Reduktion des Stuhlgewichts und des Stuhlfettgehalts zeigt (Abb. 9.2).

Es existieren aber auch brauchbare MCT-haltige Streichfette, die es ermöglichen, einen Teil der LCT in der Nahrung durch MCT zu ersetzen. Essentielle Fettsäuren sind allerdings durch MCT nicht zu ersetzen und müssen in Kombination oder separat in Form geeigneter Fette mit der Nahrung verabreicht werden.

Da das Transportsystem für Peptide gegen Resorptionsstörungen wenig anfällig ist, ist der Einsatz von Oligopeptiden bei Maldigestion und Malabsorption insbesondere angezeigt (s. S. 20/21).

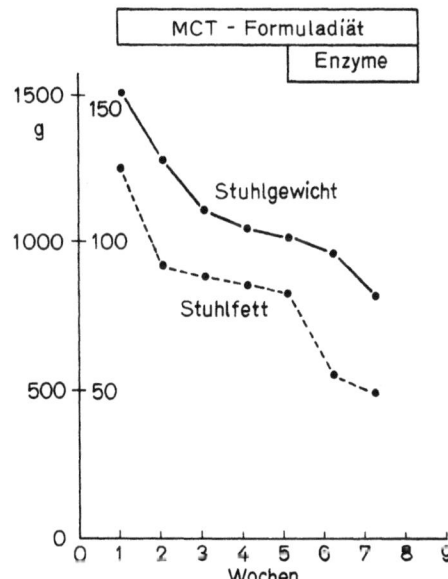

Abb. 9.2. Erfolg einer MCT-haltigen Diät bei Stearrhoe nach Dünndarmresektion

9.5.7 Allgemeine Betrachtungen

Es konnte gezeigt werden, daß es meist auch unter recht extremen Bedingungen möglich ist, mit Hilfe neuer Ernährungstechniken (Sondenernährung, parenterale Ernährung) eine Versorgung des Kranken mit Nährstoffen durchzuführen. Man fragte sich zu Recht, ob dies auch unter allen Umständen anzustreben ist. Speziell in der Chirurgie galt es lange Zeit geradezu als Dogma, daß es unsinnig sei, in der sog. katabolen Phase Substrate zuzuführen, und daß Nahrungskarenz geradezu eine Schonung des Organismus bedeute. Heute wissen wir, daß der Stoffwechsel in den Organen nur dann optimal abläuft, wenn ein kontinuierlicher Strom an Nährsubstraten aufrechterhalten wird. Bereits eine kurzfristige Unterbrechung der Nährstoffversorgung resultiert z. B. in auffallenden Veränderungen des Enzymmusters und drastischer Reduktion des RNS-Gehalts der Leber. Anabolismus und Katabolismus, d. h. Aufbau und Abbau von Geweben, Enzymen etc., existieren gleichzeitig und nebeneinander. Was als katabole oder anabole Phase bezeichnet wird, bedeutet nur das relative Überwiegen der einen oder anderen Tendenz. Wird die anabole Tendenz nicht durch adäquate Substratversorgung unterhalten, kommt es zum absoluten Überwiegen der Katabolie mit hohen Verlusten an stickstoffhaltigen Metaboliten.

Es ist bekannt, daß auch bei unterbrochener Eiweißzufuhr der Körper ständig Stickstoff ausscheidet, der vorwiegend aus dem Abbau körpereigener Proteine stammt. Ein Stickstoffverlust von 8 g ist äquivalent mit 50 g Eiweiß, und diese Menge entspricht wiederum 250 g Muskel. Vier Tage Fasten entsprächen dem erduldbaren und ohne Zweifel reversiblen Verlust von 1 kg Muskelmasse. Vorausgesetzt allerdings, der Muskel würde als Eiweißreserve in dieser Phase mobilisiert werden. Wie Tabelle 9.19 zeigt, ist das jedoch keineswegs der Fall.

Die primären Stickstoffverluste bei Nahrungskarenz entstammen nicht den Muskelproteinen, sondern kommen vom Katabolismus der Proteine

Tabelle 9.19. Anteil der verschiedenen Gewebe am gesamten Stickstoffverlust bei Ratten unter Eiweißentzug. (Waterlow u. Stephen 1966)

Gewebe	Eiweißverlust	
	Nach 3 Tagen Eiweißentzug	Nach 5–6 Wochen Eiweißentzug
Leber	8%	4%
Eingeweide	16%	10%
Muskel	0%	26%

mit kurzer Halbwertszeit, das sind v. a. die Enzyme der Leber, des Pankreas und der Darmmucosa. Es gehen also nicht strukturelle Proteine, sondern solche mit wichtigen Funktionen gerade in der anscheinend unwichtigen Frühphase verloren. Man darf die sog. „labilen Proteine" nicht mit einem Eiweißreservoir identifizieren. Die Muskelproteine werden erst relativ spät mobilisiert. Auf der Basis dieser Vorgänge kann sich ein Circulus vitiosus entwickeln (Abb. 9.3), den man mit parenteraler Ernährung unterbrechen sollte. Die Wiederherstellung der Darmfunktion hängt nicht – wie man früher glaubte – vom Vorhandensein von Nahrung und Ingesta im Darmlumen ab, da diese Funktion auch im völlig ruhenden Darm bei parenteraler Ernährung wiederhergestellt werden kann. Die Aminosäuren erreichen bei intravenöser Applikation über den systemischen Kreislauf beispielsweise die Mucosazellen und können das Enzymsystem nicht nur intakt halten, sondern auch ggf. regenerieren. Die frühere Meinung, daß einige Tage Nahrungskarenz uninteressant wären, da lediglich etwas Muskelprotein verlorenginge, ist heute jedenfalls nicht mehr aufrechtzuerhalten. Wenn nicht ganz besondere pathophysiologische Gründe dagegensprechen, sollte man den Nährstoffstrom nicht unterbrechen und so einen optimalen

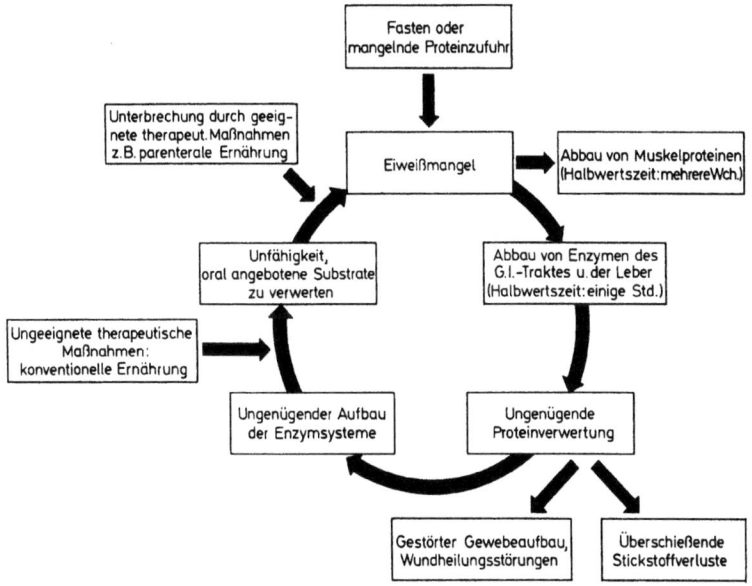

Abb. 9.3. Induktion eines Circulus vitiosus im Verdauungstrakt durch ungenügende Eiweißversorgung

Metabolismus aufrechterhalten, der es dem Organismus ermöglicht, auch mit besonderen Belastungen fertig zu werden.

Was demonstrieren die in dem vorliegenden Abschnitt kurz umrissenen Beispiele moderner diätetischer Therapie? Wohl dieses, daß es heute möglich ist, durch gezielten Substrateinsatz in der Ernährung ganz bestimmte Stoffwechselvorgänge zu beeinflussen und sie unter Kontrolle zu halten. Beispiele für einen gezielten Einsatz wären quantitativ die Urämiediät und die Leberdiät, qualitativ besonders der Einsatz von MCT bei gestörter Fettverdauung. Beispiele für die Kontrolle wären die Bestimmung von Blutzucker beim Diabetes, von Harnstoff bei Urämie, die NH_3-Bestimmung bei Lebererkrankungen und von Phenylalanin bei Phenylketonurie.

An die Stelle von unspezifischer Schonung, Umstellung und Entgiftung etc. sind in der modernen Diätetik gezielte Maßnahmen getreten, deren Erfolg nicht mehr allein am „klinischen Eindruck", sondern zunehmend an chemischen Daten gemessen wird. Darüber hinaus ermöglichen es moderne Ernährungstechniken auch unter schwierigen Umständen, eine adäquate Substratzufuhr – die für einen ungestörten Stoffwechsel essentiell ist – aufrechtzuerhalten.

Literatur

Adibi SA, Fekl W, Langenbeck U, Schauder P (Hrsg) (1984) Branched chain amino and keto acids in health and disease. Karger, Basel München Paris London New York Tokyo Sydney

Ahnefeld FW, Burri C, Dick W, Halmagyi M (Hrsg) (1975) Infusionstherapie II: Parenterale Ernährung. Klinische Anästhesiologie und Intensivtherapie, Bd VII. Springer, Berlin Heidelberg New York

Ahnefeld FW, Bergmann H, Burri C, Dick W, Halmagyi M, Rügheimer E (Hrsg) (1977) Fortschritte in der parenteralen Ernährung. Klinische Anästhesiologie und Intensivtherapie, Bd XIII. Springer, Berlin Heidelberg New York

Anonymus (1978) The nature of weight loss during short-term dieting. Nutr Rev 36:72–74

Bachmann KD, Ewerbeck H, Joppich G, Kleihauer E, Rossi E, Stadler GR (Hrsg) (1978) Pädiatrie in Praxis und Klinik, Bd I. Thieme, Stuttgart

Bäßler KH, Fekl W, Lang K (Hrsg) (1977a) Der therapeutische Einsatz von essentiellen Aminosäuren und deren Analoga. Z Ernährungswiss [Suppl] 19

Bäßler KH, Fekl W, Lang K (Hrsg) (1977b) Die Anwendung von Aminosäuren und Oligopeptiden in der Diätetik. Z Ernährungswiss [Suppl] 20

Bray GA, Bethune JE (1974) Treatment and management of obesity. Harper & Row, Hagerstown/Maryland

Caspary WF (1978) Peptide oder freie Aminosäuren – ein Problem der Elementardiät. Dtsch Ärzteblatt 75:243–247

Egberts EH (1985) Latente portosystemische Enzephalopathie – Behandlung mit verzweigtkettigen Aminosäuren. Klinikarzt 16

Fekl W, Löhlein D (1982) Indikation und Praxis der perioperativen parenteralen Ernährung. Infusionsther Klin Ernähr 9:56–93

Fischer B (1976) Biochemie hepatischer Enzephalopathien. Witzstrock, Baden-Baden Brüssel Köln

Gamble J (1950) Chemical anatomy, physiology and pathology of extracellular fluid. Harvard University Press, Cambridge/Mass

Gerok W (1984) Hepatische Enzephalopathie. Therapie mit adaptierten Aminosäuren- und Ketosäurengemischen. Therapiewoche 34:49–62

Giordano C (1963) Use of exogenous and endogenous urea for protein synthesis in normal and uremic subjects. J Lab Clin Med 62:231–235

Giovanetti S, Maggiore Q (1964) A low nitrogen diet with protein of high biological value for severe chronic uremia. Lancet I:1000–1004

Jelliffe DB (1966) The assessment of the nutritional status of the community. WHO Monogr Ser 53

Kaunitz H, Lang K, Fekl W (Hrsg) (1974) Mittelkettige Triglyceride (MCT) in der Diät. Z Ernährungswiss [Suppl] 17

Kluthe R, Lindenmaier K (1974) Praxis der Ernährungstherapie bei Niereninsuffizienz. Nieren Hochdruckkrankh 1:1–5

Kluthe R, Quirin H, Oechslen D, Wenig A (1967) „Kartoffel-Ei-Diät" bei fortgeschrittener Niereninsuffizienz. Med Klin 62:1020

Kominos SD, Copeland ChE, Delenko CA (1977) Pseudomonas aeruginosa from vegetables, salads and other foods served to patients with burns. In: Young VM (ed) Pseudomonas aeruginosa ecological aspects and patient colonization. Ravens, New York

Müller-Wecker H, Kofranyi E (1973) Die biologische Wertigkeit verschiedener Aminosäurenlösungen nach oraler und parenteraler Verabreichung. Hoppe Seylers Z Physiol Chem 354:527–542

Nöcker J (1974) Die Ernährung des Sportlers. Hoffmann, Schondorf

Przyrembel H, Bremer HJ (1976) Hereditäre Stoffwechselanomalien mit Bedeutung für das Erwachsenenalter. Internist 17:348–353

Strauch M, Gretz N, Meisinger E (1984) Bedeutung neuer Diätverfahren für die Progressionsrate der chronischen Niereninsuffizienz. Klinikarzt 12

Thalhammer O (1977) Früherfassung angeborener Stoffwechselanomalien. Med Klin 72:1423–1427

Verordnung über diätetische Lebensmittel (Diätverordnung). 5. VO zur Änderung der Diät-VO vom 20.12.1977

Waterlow JC, Stephen JML (1966) Adaptation of the rat to a low-protein diet: The effect of a reduced protein intake on the pattern of incorporation of L-(^{14}C)-lysine. Br J Nutr 20:461–484

Wewalka F, Dragosics B (1978) Aminosäuren, Ammoniak und hepatische Enzephalopathie. Fischer, Stuttgart

Yang MU, Van Itallie TB (1976) Composition of weight loss during short-term weight reduction. J Clin Invest 58:722–730

10 Physiologie und Pathophysiologie des Hungerstoffwechsels

Werden Energie- und Stoffbedarf des Organismus nicht durch Nahrungszufuhr gedeckt, so verzehrt sich der Organismus selbst, da die Abbauvorgänge wegen der Instabilität der Körperbausteine weiterlaufen und nicht mehr durch Synthesevorgänge kompensiert werden können. Diese Tatsache ist an einer Gewichtsabnahme sichtbar und meßbar. Andererseits ist bekannt, daß ein gesunder, normal ernährter Mensch lange Hungerperioden ohne Schaden ertragen kann. Es stellt sich die Frage, wie dies möglich ist, und welche Regulationsvorgänge bei einer Anpassung an Hunger ablaufen.

Die Problematik wird besonders deutlich, wenn man die Vorräte eines erwachsenen Menschen dem Verbrauch unter Ruheumsatzbedingungen gegenüberstellt. Tabelle 10.1 zeigt die Brennstoffvorräte.

Auffallend dabei ist der geringe Kohlenhydratvorrat, der nicht einmal ausreichen würde, um den Grundumsatz eines Tages zu decken. Protein kann im eigentlichen Sinn nicht als Vorrat angesehen werden, da alle Proteine Funktionen haben und eine Verringerung des Proteinbestands rasch zu Funktionseinschränkungen führen muß.

An Tabelle 10.2 fällt der relativ hohe Kohlenhydratverbrauch auf. Wenn wir nun wissen, daß allein das Gehirn etwa 120 g Glucose pro Tag benötigt, der Kohlenhydratvorrat bei Hunger aber nach wenigen Stunden erschöpft sein muß, so können wir folgern, daß in dieser Phase ganz entscheidende Stoffwechselumstellungen erfolgen müssen, um ein Überleben bei Hunger zu ermöglichen. Diese Umstellungen haben das Ziel, den Energiebedarf des

Tabelle 10.1. Brennstoffreserven eines „durchschnittlichen" Menschen (Mann, 70 kg, 1,73 m^2)

Brennstoff	Organ	Vorrat	Energiegehalt in kJ	(in kcal)
Triglyceride	Fettgewebe	11 kg	400 000	(100 000)
Glykogen	Leber	50–100 g	800–1600	(200–400)
	Muskel	100–200 g	1600–3200	(400–800)
	Körperflüssigkeit	5 g	80	(20)
[Protein	Muskel	6–7 kg	1 000 000	(25 000)]

Tabelle 10.2. Anteil der Organe am Grundumsatz des durchschnittlichen Menschen

Organ	Brennstoff	Gramm
Gehirn	Glucose	120
Leber	Aminosäuren	70
Niere	Fett	11
Übriges Gewebe	Glucose	100
	Fett	49

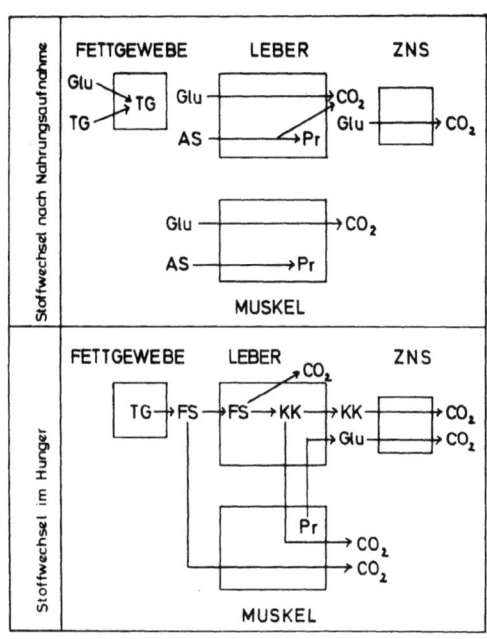

Abb. 10.1. Metabolische Koppelung von Organsystemen im Hungerzustand

Gehirns zu decken und durch Verringerung des Glucoseverbrauchs den Proteinverbrauch zu drosseln. Dies wird durch ein sinnvolles Zusammenarbeiten verschiedener Organe und Gewebe möglich, wie es in Abb. 10.1 vereinfacht skizziert ist. Während sich, wie aus der oberen Hälfte ersichtlich, die einzelnen Organe nach Nahrungsaufnahme die bevorzugten Substrate aus dem Blut entnehmen und zur Energiegewinnung abbauen oder bei genügendem Angebot speichern, werden diese Organe bei Hunger metabolisch verkoppelt. Nach dem kurzfristigen Verbrauch der Kohlenhydratvorräte ist nur noch Fett als Vorrat vorhanden. Dies wird durch Lipolyse aus dem Fettgewebe in Form unveresterter Fettsäuren freigesetzt und ans Blut abgegeben. Signal für diesen Vorgang ist ein Absinken des Blutglucosespiegels, welches zu einer Verringerung des Insulin/Glucagon-Quotienten führt. Die Fettsäuren verringern den Glucosetransport in die Zellen und werden nun von der Muskulatur anstelle von Glucose als Brennstoff verwandt. Auch die Leber oxidiert Fettsäuren; sie produziert aber gleichzeitig aus einem Teil der aufgenommenen Fettsäuren Ketonkörper, die nun ihrerseits als Brennstoff für Muskulatur und Gehirn verwendet werden. Der Glucosebedarf des Gehirns wird damit von 120 g auf etwa 40 g reduziert. Dieser Restbedarf an Glucose muß durch Gluconeogenese aus Aminosäuren gedeckt werden, die in erster Linie in der Leber erfolgt. Diese Aminosäuren stammen aus dem Abbau von Proteinen verschiedener Herkunft (im Schema ist vereinfacht nur Muskelprotein gezeigt). Überleben ist nur möglich, bis der Proteinbestand des Organismus auf einen bestimmten Grenzbereich – etwa $\frac{2}{3}$ – abgesunken ist. Da Protein für die Glucosesynthese benötigt wird, kommt es also ganz entscheidend darauf an, den Glucoseverbrauch auf ein Minimum zu drosseln. Dem dienen zunächst die oben beschriebenen Vorgänge, die alle darauf hinauslaufen, Glucose als Brennstoff durch Fettsäuren oder Ketonkörper zu ersetzen. Dies würde aber noch nicht genügen, denn selbst ein geringer Glucoseverbrauch von 40 g würde einem Proteinverbrauch von rund 80 g entsprechen, weil nur etwa die Hälfte der Aminosäuren eines Proteins glucoplastisch ist, d. h. als Glucosevorstufe dienen kann. Deshalb wird der Glucoseverbrauch dadurch noch weiter eingeschränkt, daß Rezirkulationsprozesse in Gang gesetzt werden: Glucose wird zum großen Teil nur bis zu Lactat abgebaut, als solches ans Blut abgegeben und in der Leber wieder zu Glucose aufgebaut (CORI-Cyclus). Auf diese Weise wird in extrahepatischen Geweben Glucose zwar energieliefernd (Substratphosphorylierung) umgesetzt, dank der Tätigkeit der Leber aber in der Gesamtbilanz nicht verbraucht. Natürlich braucht die Leber Energie, um aus Lactat wieder Glucose herzustellen. Diese Energie stammt aus der Fettsäureoxidation, und so leben dank dieser Vorgänge letzten Endes auch die glucoseverbrauchenden peripheren Gewebe aus der im Fett gespeicherten Energie. Ein wichtiger Effector bei diesen Stoffwechselumstellungen ist Acetyl-Coenzym A, welches infolge der gesteigerten Fettsäureoxidation – im Gehirn durch Ketonkörperoxidation – in erhöhtem Umfang anfällt. Acetyl-Coenzym A hemmt die Pyruvatoxidase und damit die Endoxidation von Glucose und stimuliert die Pyruvatcarboxylase, ein Schlüsselenzym der Gluconeogenese in der Leber. So werden alle Glucosevorstufen, die Pyruvat liefern, in die Glucosesynthese einbezogen. In den Organen, die keine Pyruvatcarboxylase besitzen, wie u. a. Muskel oder Nervensystem, wird der Glucoseabbau auf der Stufe Lactat/Pyruvat unterbrochen und es kommt zur Ausbildung des oben beschriebenen CORI-Cyclus, wie in Abb. 10.2 dargestellt.

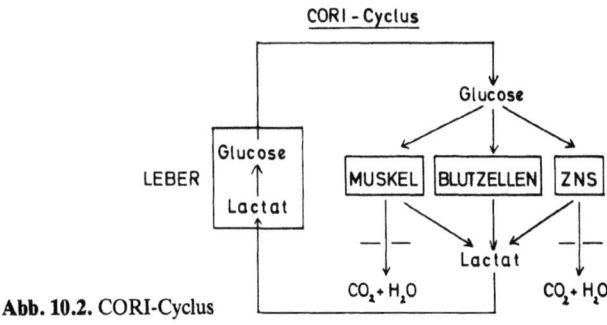

Abb. 10.2. CORI-Cyclus

Eine wichtige Rolle spielt im Hungerstoffwechsel die Ketogenese in der Leber. Ketonkörper ersetzen im Gehirn die Fettsäuren als Brennstoff, die nicht durch die Blut-Liquor-Schranke dringen können. Sie haben dort über die Bildung von Acetyl-Coenzym A dieselben regulativen Funktionen, wie in anderen Organen die Fettsäuren. Mit zunehmendem Fettsäureangebot an die Leber nimmt dort der Anteil der Ketonkörperbildung in Relation zur Fettsäuretotaloxidation zu. Die Ursachen für diesen sinnvollen Vorgang sind vermutlich Änderungen des intracellulären Redoxzustands als Folge der gesteigerten Fettsäureoxidation, die zu einer Drosselung des Citronensäurecyclus und einer Verringerung von Oxalacetat führen und damit die Endoxidation von Acetyl-Coenzym A zugunsten der Ketonkörperbildung drosseln. Quantitative Messungen über diese Stoffwechselumstellungen sind v. a. von Cahill u. Owen (1968) und von Dietze et al. (1975) durchgeführt worden.

Das Prinzip der Regulationsvorgänge, die ein Überleben bei Hunger ermöglichen, beruht also darauf, daß durch Einsparung von Glucose der Proteinverbrauch auf ein Minimum reduziert wird. Es muß aber festgehalten werden, daß eine vollständige Drosselung des Proteinverbrauchs nicht möglich ist. Hier setzt nun die Pathophysiologie des Hungerns ein. Eine deutliche Grenze zwischen Physiologie und Pathophysiologie gibt es nicht. Es hängt von den Belastungen ab, denen ein Organismus ausgesetzt ist, ob eine kurze Hungerphase schon pathologische Bedeutung haben kann oder nicht. Pathologische Folgen sind verursacht durch Proteinverluste. Bei einer Proteinverarmung nehmen die verschiedenen Proteine nicht mit gleicher Geschwindigkeit ab, sondern entsprechend ihren Halbwertszeiten. Proteine mit kurzer Halbwertszeit gehen rascher verloren als Proteine mit langer Halbwertszeit. Dieser Prozeß limitiert sich zu einem gewissen Grad selbst, weil mit der Verarmung die Umsatzgeschwindigkeit sinkt, so daß bei länger anhaltendem Proteinmangel Gewebe mit langsamem Umsatz, wie die Muskulatur, die Hauptlast übernehmen. Dies spiegelt sich in Tabelle

9.19. Proteine mit kurzen Halbwertszeiten sind u. a. verschiedene Bestandteile des Immunsystems, Verdauungsenzyme, Darmschleimhaut, Tubulusepithel der Nieren und Enzyme, an denen wichtige Regulationen angreifen. So ist es verständlich, daß man schon bei kurzfristigem Proteinmangel Einschränkungen bestimmter Leberfunktionen, verringerte Resistenz gegen Infekte und verschlechterte Wundheilung feststellen kann. Bei längerem Proteinmangel kommen dann Muskelatrophie, Anämie und Hypoproteinämie hinzu, wobei die Albuminfraktion die stärkste Einbuße erleidet.

Literatur

Cahill GF Jr, Owen DE (1968) Some observations on carbohydrate metabolism in man. In: Dickens F, Whelan WJ, Randle PJ (eds) Carbohydrate metabolism and its disorders, vol I. Academic Press, New York

Dietze G, Wickmayr M, Mehnert H (1975) Physiologie des Hungerstoffwechsels. In: Ahnefeld FW, Burri C, Dick W, Halmagyi M (Hrsg) Infusionstherapie II: Parenterale Ernährung. Klinische Anästhesiologie und Intensivtherapie, Bd VII. Springer, Berlin Heidelberg New York

11 Postaggressionsstoffwechsel

Exogene Einwirkungen wie Infektionen, Traumen oder Operationen stellen einen Angriff auf das Binnenklima des Organismus dar. Zur Abwehr einer solchen Gefährdung bedient sich der Organismus relativ gleichförmiger unspezifischer Reaktionen, die im Laufe der Evolution erworben worden sind. Solche primär sinnvolle, dem Überleben dienenden Vorgänge können im weiteren Verlauf oft auch einen eigenen pathogenen Stellenwert erhalten.

Die Stoffwechselreaktionen auf Traumen zeigen einen phasenhaften Ablauf (Abb. 11.1). Die von Catecholaminen beherrschte „Akutphase" wird nur bei schweren Traumen und ausgedehnten operativen Eingriffen

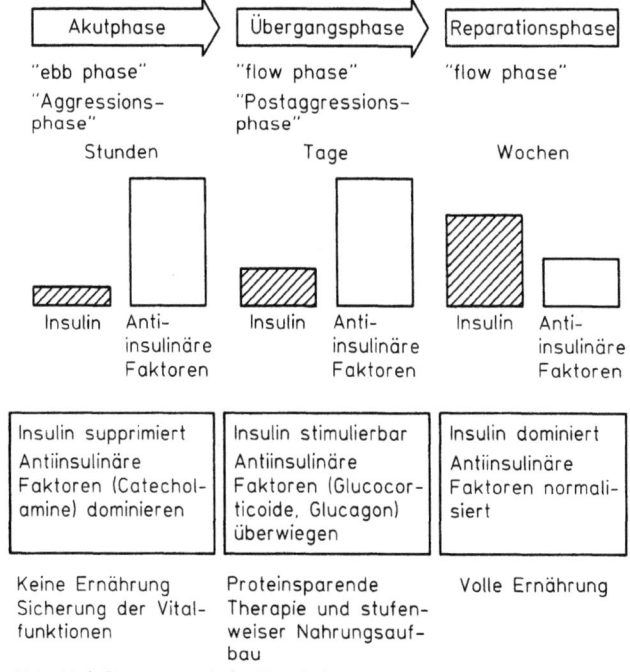

Abb. 11.1. Posttraumatische Regulation

voll entwickelt. In dieser Phase steht die Sicherung der Vitalfunktionen wie Herz, Kreislauf, Atmung, Wasser-Elektrolyt- sowie Säure-Basen-Haushalt im Vordergrund. Die darauf folgende „Übergangsphase" zeigt den typischen Postaggressionsstoffwechsel. Vom günstigen Verlauf dieser Phase hängt das Schicksal des Patienten weitgehend ab. Deshalb hat hier die Stoffwechselführung mit einer an die Situation adaptierten Ernährung eine große Bedeutung. Bei günstigem Verlauf geht diese Phase schließlich über in die „Reparationsphase", in welcher der Organismus bestrebt ist, Verluste auszugleichen und Depots wieder aufzufüllen. Durch entsprechende Ernährung muß ihm das ermöglicht werden. Um richtig handeln zu können, muß man also wissen, in welcher Phase sich ein Patient befindet.

Der Postaggressionsstoffwechsel ist gekennzeichnet durch gesteigerte Lipolyse und Ketogenese, durch Eiweißkatabolie mit erhöhten renalen Stickstoffverlusten und durch Hyperglykämie und Glucoseintoleranz, welche in erster Linie das Resultat einer gesteigerten Glucoseproduktion aus Aminosäuren ist, u. U. auch einer gestörten peripheren Glucoseverwertung. Der biologische Sinn dieser Stoffwechselumstellung ist in dem Versuch zu sehen, Energie aus eigenen Vorräten bereitzustellen (Lipolyse) und Muskelprotein zu opfern, zugunsten der Synthese überlebenswichtiger visceraler Proteine wie Leberenzyme, Serumproteine, Transportproteine, Immunproteine und dgl. Es findet sich also ein Strom von Aminosäuren aus der Muskulatur, die in dieser Situation keine entscheidende Funktion hat, zur Leber. Negative Auswirkungen können bei längerem Andauern dieser Stoffwechselsituation die Stickstoffverluste haben, besonders wenn sich der Patient bei Einwirkung des Traumas bereits in einem reduzierten Ernährungszustand befunden hat. Therapeutisches Ziel muß daher sein, die Stickstoffverluste so gut wie möglich zu ersetzen, ohne im übrigen die sinnvollen Abläufe zu blockieren. Dies kann man erreichen, indem man im Rahmen einer kurzfristigen postoperativen periphervenösen Ernährung Aminosäuren in ausreichender Menge substituiert und ihre Verwertung zur visceralen Proteinsynthese durch geeignete Energielieferanten begünstigt. Hierzu ist Glucose ungeeignet, weil sie über eine Stimulierung der Insulinsekretion die Proteinsynthese in der Muskulatur auf Kosten der visceralen Proteinsynthese begünstigt und damit den sinnvollen biologischen Abläufen in dieser Phase entgegenwirkt. Dagegen hat sich Xylit bewährt, der in der hierbei erforderlichen niedrigen Dosierung von 2 g/kg und Tag keine nennenswerte Insulinsekretion stimuliert und im Gegensatz zu Glucose die Gluconeogenese in der Leber unterdrückt, so daß die Aminosäuren für die hepatische Proteinsynthese verfügbar sind.

Nach Normalisierung der Stoffwechselverhältnisse in der „Reparationsphase" ist dann eine bedarfdeckende parenterale (s. 9.2.2) oder enterale Ernährung erforderlich.

Literatur

Altemeyer KH, Seeling W, Schmitz JE, Koßmann B (1984) Posttraumatischer Stoffwechsel – Grundlagen und klinische Aspekte. Anaesthesist 33:4–10

Blackburn GL, Wolfe RR (1981) Clinical biochemistry and intravenous hyperalimentation. In: Alberty KGH, Price B (eds) Recent advances in biochemistry. Churchill Livingstone, Edinburgh London Melbourne New York, pp 197–228

Fekl W (1986) Pathophysiologie des posttraumatischen Stoffwechsels. Beitr Intensiv-Notfallmed 4:172–187

Georgieff M (1982) Theorie und Praxis der perioperativen traumaadaptierten parenteralen Nährstoffzufuhr. Z Ernährungswiss 21:279–298

Georgieff M, Moldawer LL, Bistrian BB, Blackburn GL (1985) Xylitol, an energy source for intravenous nutrition after trauma. JPEN 9:199–209

Heberer G, Schultis K, Hoffmann K (Hrsg) (1976) Postaggressionsstoffwechsel – Grundlagen, Klinik, Therapie. Schattauer, Stuttgart New York

Löhlein D (1984) Proteinsparende Mechanismen in der parenteralen Ernährung. II. Mitteilung: Klinische Aspekte. Infusionstherapie 11:114–128

Selye H (1951) Das allgemeine Adaptationssyndrom als Grundlage für eine einheitliche Theorie der Medizin. Dtsch Med Wochenschr 76:965–1001

12 Probleme der Welternährung

Die meisten Ernährungsprobleme, die sich heute für uns – als Bewohner von Industrieländern – ergeben, sind Fragen der Wohlstandsgesellschaft. Zwei Drittel der Erdbevölkerung leben jedoch in Entwicklungsländern, in welchen bereits heute eine adäquate Nahrungsversorgung für breite Teile der Bevölkerung nicht gewährleistet ist.

Alle diese Probleme werden verschärft durch das rapide, explosionsartige Wachstum der Erdbevölkerung.

Um 1650 lebten nur etwa eine halbe Milliarde Menschen mit einer Wachstumsrate von 0,3% (entsprechend einer Verdoppelungszeit von 233 Jahren). 1970 hingegen zählte die Erdbevölkerung 3,6 Milliarden mit einer Wachstumsrate von 2,1% (entsprechend einer Verdoppelungszeit von 33 Jahren). 1975 haben wir 4,75 Milliarden Erdenbürger zu verzeichnen. Zwar ist die Wachstumsrate zurückgegangen auf 1,7% (entsprechend einer Verdoppelungsrate von 41 Jahren), doch werden wir bei gleichbleibendem Trend im Jahre 2000 eine Erdbevölkerung von 6,1 Milliarden zu ernähren haben. Fatal ist dabei der Umstand, daß der Rückgang der Wachstumsrate im wesentlichen auf die Zurückhaltung der Menschen in den Industriestaaten und die disziplinierte Geburtenplanung von einer Milliarde Chinesen zurückzuführen ist, während in vielen Entwicklungsländern weiterhin schwindelerregendes Wachstum festzustellen ist.

Afrika weist 3% Wachstumsrate auf, wobei die Kenianer mit 4% an der Spitze stehen. Kenias Einwohner werden sich ohne Katastrophen in 16 Jahren verdoppelt haben.

Tabelle 12.1 zeigt deutlich die Ungleichmäßigkeit der Entwicklung in verschiedenen Erdteilen. Die mit dem exponentiellen Wachstum verbundenen Probleme der Nahrungsmittelversorgung können *nicht* allein durch die Ernährungsforschung gelöst werden. Jeder nur einigermaßen klar denkende Mensch muß einsehen, daß das dringlichste zu lösende Problem die Reduzierung des Bevölkerungswachstums, insbesondere in den Entwicklungsländern, ist. Für eine langfristige Sicherung der Welternährung sind natürlich auch ökologische Fragen, wie Erhaltung der Ressourcen (Kampf gegen Erosion, Gewässerschutz etc.) von großer Bedeutung.

Die Ernährungsforschung selbst bietet eine ganze Reihe von Möglichkeiten an:

Tabelle 12.1. Geschätzte Zunahme der Bevölkerung in verschiedenen Regionen

	Stand 1958 (Mill.)	Schätzung 2000 (Mill.)	Zunahme (%)
Europa	624	954	51
USA	192	325	69
Südasien	510	1271	149
Mittelamerika	57	181	217

1. Intensivere Nutzung vorhandener Nahrungsquellen (Agrikultur in Wüstengebieten durch Bewässerung und Düngung, Ausbau von Fischzucht und Fischfang etc.) und Verringerung von Verlusten (z. B. durch Schädlingsbekämpfung);
2. qualitative und quantitative Verbesserung herkömmlicher Nahrungsquellen (z. B. Tier- und Pflanzenzüchtung, Supplementierung mit Aminosäuren, Vitaminen etc.);
3. Erfassen neuer Nahrungsquellen und Schaffung unkonventioneller Nahrungsmittel (Algenzucht, Einzellerproteine, Fischproteine, gesponnene Pflanzenproteine etc.);
4. Nährstoffsynthese.

Ohne Zweifel wird die Ausschöpfung dieser Möglichkeiten zwar sehr hilfreich, jedoch ohne Lösung prinzipieller Fragen nicht ausreichend sein. Bereits heute stehen wir vor anscheinend unlösbaren Problemen. Zwar hat neuerdings die FAO für die Gesamtheit der Entwicklungsländer für die Zeit um 1980 festgestellt, daß die durchschnittliche Versorgung dem physiologischen Durchschnittsbedarf entsprach, doch reicht dies nicht im Hinblick auf die ungleichmäßige Versorgung innerhalb der Regionen und Nationen.

Die FAO schätzt, daß augenblicklich etwa 350–400 Millionen Menschen ernsthaft mangelernährt sind. Welthunger ist v. a. ein Verteilungsproblem – die Versorgung der Industrieländer liegt etwa ⅓ über dem Bedarf.

Da in vielen Ländern Transport und Lagerung kritisch sind, wäre eine Produktionssteigerung für Nahrungsmittel am Ort des Verbrauchs anzustreben; zumal andauernde Importe die Entwicklung einer selbständigen Versorgungsstruktur nur behindern.

Schließlich ist natürlich Hunger auch ein soziales Problem. Ungerechte Verteilung und hohe Marktpreise von Nahrungsmitteln spielen eine entscheidende Rolle. An hohen Produktionskosten könnten auch manche der vorgeschlagenen ehrgeizigen Zukunftsprojekte schließlich scheitern.

Es wäre wirklich unangebracht, die bestehenden und die auf uns zukommenden Probleme der Welternährung einfach den Ernährungsforschern aufzubürden. Diese Fragen gehen jeden Menschen an. Nur in intensiver internationaler Zusammenarbeit mit Politikern, Ökonomen, Ökologen, Technikern, Ärzten und den naturwissenschaftlichen Disziplinen können die Zukunftsprobleme der Ernährung der Menschheit gemeistert werden. Ziel aller Maßnahmen sollte nach wie vor sein, nicht nur jedem Menschen die physiologische Existenz, sondern auch ein würdiges Dasein zu sichern.

Literatur

Einführung in die Biochemie

Buddecke E (1985) Grundriß der Biochemie, 7. Aufl. De Gruyter, Berlin New York
Buddecke E (1983) Pathobiochemie, 2. Aufl. De Gruyter, Berlin New York
Karlson P (1984) Kurzes Lehrbuch der Biochemie für Mediziner und Naturwissenschaftler, 12. Aufl. Thieme, Stuttgart
Karlson P, Gerok W, Groß W (1982) Pathobiochemie, 2. Aufl. Thieme, Stuttgart
Harper HA, Löffler G, Petrides PE, Weiß L (1979) Physiologische Chemie, 2. Aufl. Springer, Berlin Heidelberg New York
Siegenthaler W (1976) Klinische Pathophysiologie, 3. Aufl. Thieme, Stuttgart

Ernährungslehre

Cremer HD, Heilmeyer L, Holtmeier HJ, Hötzel D, Kühn HA, Kühnau J, Zöllner N (Hrsg) (1972) Ernährungslehre und Diätetik. Ein Handbuch in 4 Bänden. Thieme, Stuttgart
Davidson St, Passmore R, Brock JF, Truswell AS (1979) Human nutrition and dietetics, 7th edn. Churchill Livingstone, Edinburgh London New York
Förster H (1978) Grundlagen von Ernährung und Diätetik. Govi, Frankfurt
Kasper H (1985) Ernährungsmedizin und Diätetik, 5. Aufl. Urban & Schwarzenberg, München Wien Baltimore
Lang K (1979) Biochemie der Ernährung, 4. Aufl. Steinkopff, Darmstadt

Nahrungsbedarf

Deutsche Gesellschaft für Ernährung (1985) Empfehlungen für die Nährstoffzufuhr. 4., erweiterte Aufl. Umschau, Frankfurt
National Academy of Sciences (1980) Recommended Dietary Allowances, 9th edn. Washington

13 Sachverzeichnis

absolutes N-Minimum 72
Acceptable Daily Intake 148-149
Acidose 89
Aflatoxine 146-147
Ahornsirupkrankheit 188-189
Alginsäure 56
Alkalose 90
Aminopeptidasen 6
Aminosäuren, ATP-Gewinn 45
-, essentielle 74, 77-79
-, Homöostase 21-22
-, limitierende 78
-, nichtessentielle 74
-, Transportsysteme 20
Aminosäurenantagonismus 78
Aminosäurenimbalance 78
Aminosäurentoxizität 78
Äpfelsäure 70
Arachidonsäure 61-65
Arbeit, chemische 2
-, mechanische 1
-, osmotische 2
Armmuskelumfang 159
Ascorbinsäure 137-140, 146
Aspirin 64
Avidin 132, 142
Avitaminosen s. Vitaminmangelzustände

Ballaststoffe 56-57
Benzpyren 145
Beriberi 123-124
Betain 131
N-Bilanz s. Stickstoffbilanz
Bilanzminimum 72-73
Biocytin 132
biologische Wertigkeit 71-75, 77-78, 164, 171, 175, 183
Biotin 132-133
Biotinsulfoxid 133
Brennstoffreserven 196

Brennwert, physikalischer 38-39
-, physiologischer 39-40

Calcium 90-91
Calorimetrie, indirekte 31
calorimetrisches Äquivalent 32
cancerogene Kohlenwasserstoffe 144-145
1-N-Carboxybiotin 132
γ-Carboxyglutaminsäure 120
Carboxypeptidasen 6
β-Carotin 110, 111, 113
Casomorphine 21
Catechin 143
Cellulose 9, 56-57
Chlorid 12-14, 83-86
Chlorogensäure 143
Cholecalciferol s. Vitamin D
Cholecystokinin/Pankreozymin 12
Cholesterin 59, 67-68
-, Elimination 67
Cholesterinesterase 10
Cholesterinspiegel, Wirkung der Polyensäuren 66
-, Risikofaktor 68
Cholestyramin 68
Cholin 130-131
Chrom 102
Chylomikronen 23
Chymotrypsin 6
Citronensäure 70, 115
Cobalamin s. Vitamin B_{12}
Coenzyme Q s. Ubichinone
Cöliakie 26
Conalbumin 142
Cori-Cyclus 198-199
Cynarin 143
Cystinurie 21

Darmschleimhautzellen, Umsatz 14
Dehydroascorbinsäure 139

7-Dehydrocholesterin 114
Desoxypyridoxin 130
Desoxyribonucleasen 10
Diät bei Ahornsirupkrankheit 188–189
–, chemisch definierte 166–170
– bei Diabetes mellitus 181
– bei Lebererkrankungen 181–182
–, nährstoffdefinierte 166–168
– bei Nierenkrankheiten 183–184
–, parenterale 166
– bei Übergewicht 184–187
Diätetik 163–194
Dicumarol 120
Dihomo-γ-linolensäure 61–65
1,25-Dihydroxycholecalciferol 115
3,4-Dihydroxyzimtsäure 143
2,3-Diketogulonsäure 139
Dipeptidasen 6, 20–21
Dipeptide 21, 171
Disaccharidalkohole 19, 55–56
Disaccharidintoleranz 26
Docosahexaensäure 61–62, 64–65

Eikosanoide 62–66
Eikosapentaensäure 61, 64–65
5,8,11-Eikosatriensäure 64, 65
Eisen 96–98
Eisenbedarf in der Schwangerschaft 177–178
Eiweiß 71–82
–, biologische Wertigkeit 71–77, 164, 171, 175, 183
Eiweißbedarf 71–77
Eiweißmangel 81–82
–, Erfassung 161
–, Stickstoffverluste 192–193
Eiweißquellen, neue 82
Elektrolyte in Sekreten 85
–, Verteilung 84
Encephalopathie, portosystemische 182
Energie der Nährstoffe, Verwertung 37–38
Energiebilanz 28
Energiegewinnung 1
Energieverbrauch 34–37
Enteroglucagon 12
Enteropeptidase 8
Ergocalciferol 114
Erhaltungsumsatz 29
Ernährung im Alter 175–177
–, bilanzierte 164–174

–, Engpässe 158
–, parenterale 170–174
–, periphervenöse 202
– im Säuglingsalter 174–175
– in der Schwangerschaft 177–178
– beim Sport 178–180
– und Therapie 158–159
Ernährungszustand, Erfassung 159–161
Erucasäure 66
essentielle Nahrungsbestandteile 48–49
E/T-ratio 75
Exorphine 21

Faserstoffe 56–57
Fehlernährung 156–157
Fette 58–60
–, thermisch belastete 153
Fettsäuren 59–66
Fettsäurereihen 64
–, Stoffwechsel 65
Fettsäurezusammensetzung, Nahrungsfette 60
Flavonoide 143
Fließgleichgewicht 3
Fluor 103–104
Folsäure 133–135
Fructose 52, 54, 172–173
Fructoseintoleranz 54, 187
Fructoselysin 152
futile cycles 44

Galaktose 51
Galaktoseintoleranz 187
Gallensäuren und Cholesterinsynthese 68
gastric inhibitory polypeptide 12
Gastrin 12
Gastrointestinalhormone 12
Glucose 9, 13–14, 18, 50, 172, 196–198
Glykosidasen 8
Goitrogene 146
Grundumsatz 29–34
–, Anteil der Organe 30, 197

Halbwertszeit 3
Harnstoffproduktionsrate 160–161
Hartnup-Krankheit 21
Hungerstoffwechsel 196–200
25-Hydroxycholecalciferol 115

Infusionsgeschwindigkeit, Richtwerte 172
Intrinsic-factor 136
Inulin 56
Isodynamiegesetz 41–42
Isoxanthopterin 134

Jod 104–105

Kalium 12–14, 83–86
Kartoffel-Ei-Diät 73, 183
5-Ketoascorbitol 140
kohlenhydratfreie Ernährung, Stoffwechselumstellungen 49
Körpergewicht, optimales 159
Körpermasse, metabolische 33
Kostformen, säuernde oder alkalisierende Wirkung 89
Kreatininindex 160
Kupfer 98–99
Kynurensäure 130

Lactose 51
–, laxierende Wirkung 19
Lactulose 19, 52
langkettige Triglyceride 23–24, 190
LCT s. langkettige Triglyceride
Lebensmittel, Veränderung durch Zubereitung 150–153
Lebensmittelzusatzstoffe 147–149
Leistungszuwachs 34–37
Leukotriene 62, 64
Linolensäure 60–62
Linolsäure 60–62
Lipasen 9
Lipide 58–68
Lipoproteine 67
Lysozym 142

Magnesium 83–86
Maillard-Reaktion 151–152
Malabsorption 26, 190–191
Maldigestion 190–191
Maltit 19, 55
Mangan 100–101
Mangelernährung 157
Marcumar 120
MCT s. mittelkettige Triglyceride
Megavitamintherapie 140–141
Menachinon s. Vitamin K
Menadion 120

3-Methylhistidin 82
N^1-Methylnicotinsäureamid 126, 127
Micellen 10, 16
Milchsäure 69
Mineralstoffe 83–93
mittelkettige Triglyceride 23–24, 59–60, 190–191
Molybdän 101
Motilin 12
Muskelmasse, Schätzung 160
Mykotoxine 146–147

Nährstoffrelationen 156–157
Nährstoffzufuhr, Empfehlungen 154–155
Natrium 12–14, 83–86
Niacinäquivalent 126
Nicotinsäure 126–127
Nicotinsäureamid 126–127
Nitrat 145–146
Nitrit 146
N-Nitrosoverbindungen 145
Nucleosidphosphorylasen 11

Ochratoxin 147
Oligopeptide 169, 191
–, Resorption 20
Oligosaccharide 179
Ölsäure 60, 61
Ovomucoid 142
Oxalsäure 139, 140, 144

Palatinit 19, 55–56
Palmitinsäure 60, 61
Pantothensäure 127–128
Pectine 56–57
Pellagra 126–127
Pepsin 6
Peptidasen 6
Pflanzenphenole 143–144
Phenylketonurie 189
Phyllochinon s. Vitamin K
Phosphat 92–93
Phosphate, kondensierte 93
Phosphatidasen 10
Phosphodiesterasen 11
Phytinsäure 91, 92
Phytosterine 67–68
Polyensäuren 60–66
, Autoxidation 117
Postaggressionsstoffwechsel 201–202

209

pre-game drinks 179
Prostacycline 62–64
Prostaglandine 62–66
Proteaseninhibitoren 142
Proteine (s. a. Eiweiß), Ergänzung 80–81
–, Halbwertszeit 71
– labile 80
–, toxische 142
Protein-Efficiency 73
Proteinstoffwechsel, Regulation 79–80
Proteinzufuhr, Empfehlungen 76
Pteroylglutaminsäure s. Folsäure
2-Pyridon des N^1-Methylnicotinsäureamid 126, 127
Pyridoxal 128–130
Pyridoxal-5-phosphat 128–129
Pyridoxamin 128–129
Pyridoxin 128–130
Pyridoxinsäure 129
Pyridoxol 128–130
Pyrophosphat 93

Quercetin 143
P/S-Quotient 66

Reisediarrhö, Behandlung 13–14
Resorption 14–26
–, Aminosäuren und Peptide 19–22
–, Cholesterin 24, 67
–, Fette 22–24
–, Kohlenhydrate 18–19
–, Methoden zur Untersuchung 17–18
–, Transportmechanismen 16
–, Wasser und Elektrolyte 13–14, 25
respiratorischer Quotient 31–32
Retinal s. Vitamin A
Retinol s. Vitamin A
Retinoläquivalent 113
Retinsäure s. Vitamin A
Rhodanid 146
Riboflavin 125
Ribonucleasen 10
Rohfaser 57
Rutin 143

Saccharose 51
Säure-Basen-Haushalt 88–90
Schwedendiät 183
Secretin 12
Selen 101–102, 118

Semidehydroascorbinsäure 138–139
Skorbut 140
Sorbit 52–55, 172–173
Speisesalz, jodiertes 105
spezifisch dynamische Wirkung 43, 46
Sprue 21
Spurenelemente 99–105
Stärke 50–51
Stearinsäure 60, 61
Sterculsäure 61, 66
Steroide, entzündungshemmende 64
Stickstoffbilanz, Bestimmung 74
Stoffwechselstörungen, enzymbedingte 187–190
Sulfit, toxische Wirkung 124

Tannine 144
5,6,7,8-Tetrahydrofolsäure 133–134
thermogener Effekt 43–46
Thiamin 122–124
Thiaminbedarf in der Schwangerschaft 178
Triacylglycerin s. Triglyceride
Triglyceride 23–24, 58–60, 190–191
Thromboxane 62–64
Tocopherol 116–119
Tocopheroläquivalente 119
Tocopheronolacton 119
Trans-Fettsäuren 66
Tricepshautfalte 159
Trien/Tetraen-Quotient 64
Trinkwasser, Fluoridierung 104
Tripeptidasen 6
Trypsin 6

Überernährung 156
Ubichinone 121–122
Umsatzgeschwindigkeit 3
Umsatzzeit 4
unstirred water layer 16

Vanadium 102–103
Vanillinsäure 143
vasoactive intestinal polypeptide 12
Verdauung 5–11
Verdauungssekrete, Regulation 12
–, Zusammensetzung 12–13
L-5-Vinylthiooxalidon 146
Vitamine 106–141
–, Beständigkeit 108
Vitamin A 109–113
Vitamin B_1 s. Thiamin

Vitamin B_2 s. Riboflavin
Vitamin B_6 s. Pyridoxin
Vitamin B_{12} 135-137
Vitamin C s. Ascorbinsäure
Vitamin D 114-116
Vitamin E s. Tocopherol
Vitamin K 119-121
Vitaminmangelzustände, Ursachen, Tests 109
Vitaminzufuhr, Empfehlungen 108

Wachstumsrate der Bevölkerung 204-205

Wasser 86-88
Wasservergiftung 179
Weinsäure 70
Welternährung, Probleme 204-206

Xanthurensäure, Ausscheidung 130
Xylit 52-53, 55, 172-173

Zink 99-100
Zucker s. Saccharose
Zuckeraustauschstoffe 52-56, 172-173

H. Sauer

Diabetestherapie

2., überarbeitete Auflage. 1987. Etwa 28 Abbildungen, 87 Tabellen. Etwa 465 Seiten. (Kliniktaschenbücher). Broschiert DM 46,-. ISBN 3-540-16298-4

Bereits drei Jahre nach dem Erscheinen dieses Praxisbuches kann der Verlag eine erweiterte Auflage vorlegen. Sehr rasch hat sich der ‚Sauer' als Standardwerk der Diabetestherapie etabliert, wovon auch die vielen positiven Reaktionen zeugen.
Die zweite Auflage wurde entsprechend der inzwischen gewonnenen Erkenntnisse erweitert. Besonders in Kapitel 6, Insulintherapie, und auch in Kapitel 3, Stoffwechselführung, wurden umfangreiche Änderungen und Ergänzungen vorgenommen.

Aus den Besprechungen:
„Die ‚Diabetestherapie' von Heinrich Sauer, imponiert von der ersten bis zur letzten Seite als eine ausgezeichnete Darstellung des Stoffes." *Zeitschrift für ärztliche Fortbildung*

H. Daweke, J. Haase, K. Irmscher

Diätkatalog

Ernährungstherapie, Indikation und klinische Grundlagen

Unter Mitarbeit von F. A. Gries, D. Prüstel, G. Strohmeyer

3., neubearbeitete Auflage. 1985. XII, 258 Seiten. (Kliniktaschenbücher). Broschiert DM 38,-
ISBN 3-540-13799-8

Auch die 3. Auflage dieses beliebten Taschenbuches schildert in 8 Abschnitten Indikation, klinische Grundlagen und Prinzip der ernährungswissenschaftlich anerkannten Diäten einschließlich der Sonderernährung und enthält eine Zusammenstellung der industriell hergestellten Ernährungsformen. Über 60 detaillierte Diät-Tagesspeisepläne kann der Benutzer dieses Buches mit Leichtigkeit abwandeln.

Aus den Besprechungen:
„...Der Katalog zeichnet sich durch seine Übersichtlichkeit aus und ist ein aktueller Ratgeber für Arzt und Diätassistent in der Klinik und bei der Diätberatung." *Die Nahrung*

Springer-Verlag
Berlin Heidelberg New York
London Paris Tokyo

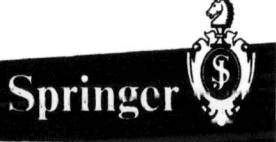

P. Hürter

Diabetes bei Kindern und Jugendlichen
Klinik Therapie Rehabilitation
Mit einem Geleitwort von Z. Laron
3., vollständig überarbeitete und erweiterte Auflage. 1985.
53 zum Teil farbige Abbildungen, 64 Tabellen. XIV, 347 Seiten.
(Kliniktaschenbücher). Broschiert DM 36,-
ISBN 3-540-15587-2

Die 3., vollständig überarbeitete Auflage berücksichtigt die Vielzahl neuer diagnostischer und therapeutischer Methoden, die das Bild der praktischen Diabetologie schnell verändert haben. Auf dem Gebiet der Aufklärung der Ätiologie und Pathogenese des Typ-I-Diabetes sind in den letzen Jahren viele neue Erkenntnisse zusammengetragen worden. Sie haben zur Identifikation des Typ-I-Diabetes als Autoimmunerkrankung beigetragen und zur Erprobung präventiver Maßnahmen zur Verhütung des Diabetes geführt.
Die HbA_1-Bestimmung zur Beurteilung der Qualität der Stoffwechseleinstellung, die Verfeinerung der Methoden der Insulinsubstitution sowie die weite Verbreitung der Methoden der Stoffwechselselbstkontrolle und die Intensivierung der Diabetikerschulung haben die Langzeitbehandlung diabetischer Kinder und Jugendlicher sowie Informationsgespräche mit den Eltern komplizierter und aufwendiger, aber auch effektiver gemacht.

R. Ferstl

Determinanten und Therapie des Eßverhaltens
Theorie der Sättigung, Verhaltensdeterminanten des Essens und Therapien des Eßverhaltens
1980. 46 Abbildungen, 17 Tabellen. XII, 140 Seiten.
Broschiert DM 46,-. ISBN 3-540-09915-8

Die physiologischen Mechanismen der Hungerregulation sind die biologische Basis für die Konstanterhaltung des Körpergewichts. Die Veränderung des Eßverhaltens sowie die Dysfunktionen der psychophysiologischen Sättigungsfunktion sind in der Literatur ausführlich beschrieben. Im ersten Teil des Buches wird ein Überblick über die zentralnervösen und peripheren sowie über die psychologischen Theorien der Sättigung gegeben. Es folgt eine Einführung in die experimentellen Befunde zu Unterschieden zwischen Eßverhalten Übergewichtiger und Normalgewichtiger sowie in die gängisten verhaltenstherapeutischen Behandlungstechniken und deren Ergebnisse. Anhand von Ergebnissen experimenteller Therapiestudien wird schließlich die Möglichkeit diskutiert, aufgrund einzelner Verhaltensparameter eine Vorhersage des Therapieerfolges zu treffen.

Springer-Verlag
Berlin Heidelberg New York
London Paris Tokyo

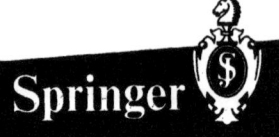

MIX
Papier aus verantwortungsvollen Quellen
Paper from responsible sources
FSC® C105338

If you have any concerns about our products,
you can contact us on
ProductSafety@springernature.com

In case Publisher is established outside the EU,
the EU authorized representative is:
**Springer Nature Customer Service Center GmbH
Europaplatz 3, 69115 Heidelberg, Germany**

Printed by Libri Plureos GmbH
in Hamburg, Germany